临床检验质量指标
——危急值和周转时间

U0391816

主　编　赵海建　费　阳
主　审　王治国
编　者　（按姓氏笔画排序）
　　　　万海英（同济大学附属同济医院）
　　　　王治国（北京医院　国家卫生计生委临床检验中心）
　　　　王　薇（北京医院　国家卫生计生委临床检验中心）
　　　　叶圆圆（北京协和医学院研究生院）
　　　　李婷婷（北京协和医学院研究生院）
　　　　赵海建（北京医院　国家卫生计生委临床检验中心）
　　　　段　敏（北京协和医学院研究生院）
　　　　费　阳（华中科技大学同济医学院附属同济医院）
　　　　秦　莉（北京大学人民医院）
　　　　黄钰竹（北京协和医学院研究生院）
　　　　曾　蓉（四川大学华西第二医院）

人民卫生出版社

图书在版编目（CIP）数据

临床检验质量指标:危急值和周转时间/赵海建,费阳主编.
—北京:人民卫生出版社,2017
ISBN 978-7-117-24788-7

Ⅰ.①临…　Ⅱ.①赵…②费…　Ⅲ.①临床医学-医学检验-
质量指标　Ⅳ.①R446.1

中国版本图书馆 CIP 数据核字(2017)第 163776 号

人卫智网	www.ipmph.com	医学教育、学术、考试、健康,
		购书智慧智能综合服务平台
人卫官网	www.pmph.com	人卫官方资讯发布平台

临床检验质量指标
——危急值和周转时间

主　　编：赵海建　费　阳
出版发行：人民卫生出版社（中继线 010-59780011）
地　　址：北京市朝阳区潘家园南里 19 号
邮　　编：100021
E - mail：pmph @ pmph.com
购书热线：010-59787592　010-59787584　010-65264830
印　　刷：三河市宏达印刷有限公司（胜利）
经　　销：新华书店
开　　本：787×1092　1/16　　印张：23　　插页：2
字　　数：560 千字
版　　次：2017 年 9 月第 1 版　2017 年 9 月第 1 版第 1 次印刷
标准书号：ISBN 978-7-117-24788-7/R · 24789
定　　价：62.00 元
打击盗版举报电话：010-59787491　E-mail：WQ @ pmph.com
（凡属印装质量问题请与本社市场营销中心联系退换）

内容提要 ····

　　本书对临床检验质量指标：危急值和周转时间从理论和实践上作了详细的阐述。由于危急值报告和全程周转时间（turnaround time，TAT）监测非常重要，国内外许多文件，包括美国医疗机构评审联合委员会的患者安全目标，美国临床实验室改进修正法案（CLIA'88）以及我国《患者安全目标手册》《医疗机构临床实验室管理办法》《综合医院评价标准》，国家卫生和计划生育委员会（原卫生部）办公厅印发"三好一满意"活动和国家卫生计生委《进一步改善医疗服务行动计划考核指标（医疗机构）》等都对危急值报告和 TAT 监测有要求。2015 年，国家卫生计生委组织麻醉、重症医学、急诊、临床检验、病理、医院感染 6 个专业国家级质控中心，制定了相关专业的质控指标（国卫办医函〔2015〕252 号），其中临床检验专业的 15 项质量指标中也有 4 项指标与危急值和 TAT 相关。虽然有这些文件要求，但目前规范化实验室危急值报告和全程 TAT 监测仍需努力。《中国医院协会患者安全目标（2017 版）》中目标五就是落实临床"危急值"管理制度。《医疗质量管理办法》（中华人民共和国国家卫生和计划生育委员会令第 10 号）18 项医疗质量安全核心制度之一就有"危急值报告制度"。

　　全书共十二章，既有危急值和周转时间定义和概念，又有实验室内部质量监测建议和国内外实验室间质量评价结果介绍。系统地介绍了如何在实验室内建立危急值报告制度以及如何监测危急值质量指标，如何进行全程 TAT 的监测以及如何改进 TAT，并详细地介绍了我国危急值和 TAT 相关质量指标的调查及研究结果。为临床实验室提供了科学可靠、切实定量的指导。

　　本书主要适用于各级医疗部门从事医学检验的专业人员和相关行政部门的工作人员，也可作为基础医学和临床实验室工作者、管理者和相关的医学教学人员及医学检验专业学生的参考书。

前　言

ISO 15189：2012 中将危急区间定义为提示患者存在伤害或死亡紧急风险的警戒（危急）试验的检验结果区间，并要求当检验结果处于规定的"警戒"或"危急"区间内时应立即通知医师（或其他授权医务人员），包括送至委托实验室检验的样品的结果。而周转时间（TAT）则被定义为贯穿检验前、检验和检验后过程中的两个规定点之间所用的时间。要求实验室在咨询用户后，应为每项检验确定满足临床需求的 TAT 并应定期评审是否满足其要求。

由于危急值报告和全程 TAT 监测非常重要，国内外许多文件，包括美国医疗机构评审联合委员会的患者安全目标，CLIA'88 以及我国《患者安全目标手册》《医疗机构临床实验室管理办法》《综合医院评价标准》，国家卫生计生委（原卫生部）办公厅印发"三好一满意"活动和国家卫生计生委《进一步改善医疗服务行动计划考核指标（医疗机构）》等都对危急值和 TAT 监管提出了要求。2015 年，国家卫生计生委组织麻醉、重症医学、急诊、临床检验、病理、医院感染 6 个专业国家级质控中心，制定了相关专业的质控指标（国卫办医函〔2015〕252 号），其中临床检验专业的 15 项质量指标中也有 4 项指标与危急值和 TAT 相关。在这些文件的推动下实验室对危急值报告和全程 TAT 的监测也越来越重视，我们需要努力规范化实验室危急值报告和全程 TAT 监测政策以提升实验室服务质量。

全书共十二章，既有危急值和周转时间定义和概念，又有实验室内部质量监测建议和国内外实验室间质量评价结果介绍。系统地介绍了如何在实验室内建立危急值报告制度以及如何监测危急值质量指标，如何进行全程 TAT 的监测以及如何改进 TAT，并详细地介绍了我国危急值和 TAT 相关质量指标的调查及研究结果。期望能帮助实验室理解危急值和TAT，并促进相关质量指标的监控。

王治国编写第一章，曾蓉编写第二章，费阳编写第三章，秦莉编写第四章，赵海建编写第五章和第六章，王薇编写第七章，万海英编写第八章，李婷婷编写第九章，叶圆圆编写第十章，段敏编写第十一章，黄钰竹编写第十二章。王治国对全文进行了审核。

本书得到北京市自然科学基金资助项目（7143182）和北京医院课题（BJ-2015-025）的资助。

本书的编写目的，是希望能对广大检验人员有所帮助，但由于编者知识、水平有限，书中难免存在缺点和错误，恳请广大读者批评指正。

编　者

2017 年 5 月

目 录 ...

第一章

危急和重大-风险结果的管理

及时报告需要临床紧急处理的结果是医学实验室的基本责任。它对患者安全至关重要且是实验室、医疗卫生机构监管和认可的强制要求。当实验室结果显示出患者健康和安全有高风险时，即需要临床紧急处理结果。而当检测结果表明有立即危及生命的风险时，就需要立即将结果报告给负责患者的医护人员以便做出紧急患者评估和管理，建议将这类结果称为"危急-风险"结果。此外，患者风险的概念适用于更广范围的结果，这些结果可能并不立即危及患者生命，但是它们仍然表明患者处于风险之中，除非在特定时间内（短于常规报告时间）对患者进行临床评估和管理，建议将这类结果称作"重大-风险"结果。

由于危急和重大-风险结果对患者安全的高风险性且需及时报告，其报告一般包括特定的程序：需个人与个人之间的直接交流；需验证信息的准确接收；需在临床适当时间框架内报告并在患者病历中记录。很多监管和认可机构都要求医院有报告需要紧急临床处理的结果的程序和监测系统，并且有保证报告及时性和有效性的质量目标。在实验室和医疗卫生机构现场检查中，是否遵从这些监管和认可要求通常是关注的焦点。

报告需要紧急临床处理的实验室结果最初是由 Lundberg 提出的，他定义危急实验室结果为如果没有立即采取适当措施则可能对患者有紧急危害的实验室结果。自此开始，医院和实验室广泛地接受了系统的识别和报告这类实验室结果的实践，并且使用了多种描述语，例如危急、恐慌、警示、异常和红/橙/黄区域等。很多监管和认可机构目前都要求医学实验室建立危急和重大-风险结果的报告过程作为患者医疗标准的一部分。

需要紧急临床处理的结果报告错误或延迟可能会导致严重患者医疗和法医学后果。因此需要仔细设计和监控报告系统来保证患者安全和最有效的沟通。报告的可靠性是实验室质量的重要度量方面，因为它显著影响临床有效性、患者安全和运作效率。

第一节　基本概念和定义

目前没有与需要紧急临床处理的实验室结果相关的国际一致术语，并且在文献中有些术语都是替换使用的（详见附录1）。这类实验室结果的核心贡献是表明患者健康和安全风险。可以通过降低患者风险需要的临床处理时间框架来将这类风险分为两个等级。为了清楚地区分这两类风险和标准化目前使用的这些术语，本章推荐使用以下两种新术语：

危急-风险结果（critical-risk results）是一类预示重大不良后果直接风险的实验室定

量，半定量或定性结果。这些结果需要立刻报告给负责患者的医护人员而不能延误，以保证紧急的临床评估和医疗干预。本章使用术语危急-风险结果而不是危急值为了强调关注患者的风险水平而不是结果异常的程度。

重大-风险结果（significant-risk results）是一类表明如果不在一定时间框架（明显短于常规报告时间）内进行临床处理，就会有重大不良后果风险的实验室定量、半定量或者定性结果。这些患者结果可能并不会立即危及患者生命，但是它们仍然表明患者处于风险之中，除非在特定时间内对患者进行了临床评估和管理。

警示阈值（alert thresholds）为推荐的行动界限，如检验结果超出上或下界限则认为是危急和重大-风险结果。警示阈也可以是检验结果在已规定时间框架内产生可以行动的定量改变［即差值（delta）改变］。例如，警示阈值可以是血红蛋白浓度低于下界限，也可以是其浓度在一定时间内明显降低而不考虑其绝对浓度。

警示清单（alert lists）为急需临床处理政策的实验室检验清单，包括危急和重大-风险结果的警示阈值。警示清单应该是实验室和临床人员对需要在先前规定的时间框架内以正规报告程序进行结果沟通的共识。

第二节 危急和重大-风险实验室结果管理过程

以下的危急和重大-风险实验室结果管理建议来自关于实验室结果表明危急或重大患者风险的大量文献。这些文献包括国际和国家标准、指南、综述以及研究和基线数据。这些建议代表目前制定和实施识别、报告和管理危急和重大-风险结果政策、程序的最佳实践。图1-1简要描述了管理危急和重大-风险实验室结果的过程。

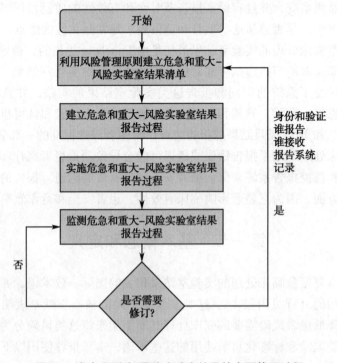

图1-1 危急和重大-风险实验室结果的全面管理过程

一、制定危急和重大-风险警示清单和阈值

(一) 风险管理原则

组织机构应该使用正式的风险管理实践来为需要紧急临床处理的危急和重大-风险实验室结果的报告制定本地的政策、过程和质量程序。风险管理原则可参考发布的标准。这些原则也可参考美国临床和实验室标准化研究院（Clinical and Laboratory Standards Institute，CLSI）文件 EP23。风险管理的关键组成包括：

风险分析/危害识别：风险分析的第一步是识别可能的危害及其原因。组织机构应该识别危急和重大-风险结果识别和报告中的常见系统失效（故障）点。确定危急和重大-风险结果的过程应该由实验室和临床共同协作完成。虽然使用常见可接受的范围之外检验结果是好的开始，对任何患者试验结果需要询问的重要问题包括：①发现此结果后临床医生会对患者进行怎样的后续处理？②除了常规的报告过程外，实验室和临床医生的联系是否会避免对患者的严重危害或者是否会促进更好的患者医疗？

风险估计：风险分析的下一步是评估风险程度，通过给危害出现概率以及危害的严重程度赋值（定量或半定量）来完成。要注意，危害的发生概率可能低于系统的失效概率，因为实验室和临床会实施控制过程来减少或避免报告失败及对危急和重大-风险结果采取措施。

风险评估：此步骤涉及将估计的风险（即失效导致危害的可能性和危害的严重程度）与临床可接受风险进行比较。可接受的风险应该基于文献综述、专家讨论和当地实践经验，由实验室、临床和风险管理者共同决定。评估与结果相关的风险等级时，不用为每个患者查找详细临床信息，以下信息就可能有用。对患者来说，风险与发生概率和危害的严重程度成正比。注意：危害的概率与检验失效概率并不一样。

风险是定性的并且不习惯被视为数学概率（即计算是基于患者群体而不是患者个体）。

除了检查常规人群外，通常考虑有特殊风险的患者群体（例如，儿童、早期患者、孕妇）。

风险控制：应该设计过程（包括警示清单和警示阈值的制定）来保证估计的风险低于临床可接受的风险。

风险监测：应该定期监测报告危急和重大-风险结果的过程以确定新的或意料外的失效模式。此外，组织机构应该审查与实验室结果有关的不符合的患者事件以确定是否需要修订警示清单和警示阈值，从而将风险降低到临床可接受的水平。

风险管理的关键活动见表 1-1。这些活动在后述章节中将更详细地说明。

1. 风险分析（risk analysis）　所有实验室都在从事评估从标本采集到结果报告过程的质量。CLSI 文件 EP18 描述了有助于识别、理解和管理失效来源以确保正确结果的风险管理技术。CLSI 文件 EP23 建立在 CLSI 文件 EP18 基础之上，提供了如何使用风险管理技术来满足发布标准中要求的指南。风险管理技术可以用做实验室使用的传统方法的补充，来决定在报告延迟时哪些检验结果对患者危害具有重大的临床风险。传统实验室方法倾向于将历史地区性政策和同行组织政策、先前的投诉、文献和其他来源都包含在内。正规的风险分析，重点在风险的定量程度和过程失效的可能点上，有可能会形成循证政策，允许实验室优先安排需要在正常过程之外报告的结果（例如，根据对报告及时性的不同需求，

将结果分类为危急-风险与重大-风险)。

表 1-1 危急和重大-风险结果的风险管理实例

风险管理阶段		异常实验室结果	
风险分析	危害识别	新生儿低血糖（<2.2mmol/L）	常规解剖病理学标本中出现意外的恶性肿瘤
	与实验室或解剖病理学结果相关的潜在危害	不可逆的神经系统损伤	影响治疗和预后的疾病进展
	可以降低危害风险的临床干预	低血糖纠正	转诊到专家治疗
风险估计	概率：在没有干预的情况下，是否有合理的危害的可能性？	是	是
	严重程度：如果危害发生，是否有产生严重损伤的一定可能性？	是	是
	紧急程度：为降低危害风险是否有必要立即进行干预？	是	否
	过程失效风险：常规报告是否有导致干预不及时的一定可能性？	是	可能
风险评估	考虑潜在危害的估计，过程失效的风险是否高于临床可接受风险？	是	是（除非组织机构有过程来识别临床医生未审查常规报告）
风险控制	异常实验室结果的种类（危急-风险与重大-风险）	危急-风险结果	重大-风险结果
风险监测	结果是否在预期的时间框架内报告？结果是否支持警示意阈值？报告结果是否有可替代的系统？	不适用	不适用

医疗行为定义为：①改变临床行为：可能有重大的医疗风险，可能会影响临床结果，对临床后果几乎没有或没有影响；②对临床行为没有影响。

危害是特定的被测量（例如，由于低血钾处理失效导致的心律不齐）。

危害的严重程度定义为：①危及生命（死亡已发生或可能发生）；②导致机体功能永久性损伤或机体器官永久性损害；③需要医疗或外科干预；④暂时或可逆（不需要医疗干预）；⑤有限的（短暂的、轻微的损害或投诉）；⑥无不良健康后果。

危害的概率定义为：①每次，即每次行动（或缺乏行动）都会引起不良事件；②行动（或缺乏行动）导致不良事件有一定概率；③行动（或缺乏行动）导致不良事件概率很低；④行动（或缺乏行动）不太可能会导致不良事件。

实验室和临床协商可以采用上述行动/严重程度/概率列表的前两个等级作为危急报告

的基础。

2. 风险评估（risk assessment）　CLSI 文件 EP23 广泛用于医学实验室并且可以作为风险分析的基础，用以决定和保证将紧急患者结果提前于常规报告周期报告给医护人员。报告危急和重大-风险实验室结果的主要目的是允许医护人员采取措施降低患者风险。

很多标准将风险定义为危害的概率和严重程度。报告危急和重大-风险结果的大多数标准或指南对概率和危害已采取定性的度量，这也适用于实验室结果报告延迟。与工程风险评估常见的数值分数相比，这些定性度量更容易与临床环境相关联。可以构建风险表格，按照医护人员不采取措施发生伤害的概率（例如，频繁、偶尔和很少）和伤害的严重程度（例如，永久的、医学可逆的、暂时的和可忽略不计的损伤）进行划分。在发布的标准和指南中有概率和危害的定义。

工业风险管理表格将风险分为"可接受的"或"不可接受的"。类似的，在重大-风险报告中，可以使用术语"紧急的"和"较不紧急的"，如表 1-2 所示。也可插入更加复杂的概率和危害等级，但是此表格可以作为区分哪些结果需要紧急报告而哪些结果不那么紧急的一个实例。

表 1-2　分类报告用的风险评估表格实例

概率/危害	频繁	偶尔	很少
永久性损伤	紧急的	紧急的	紧急的
医学可逆损伤	紧急的	紧急的	较不紧急的
暂时性损伤	紧急的	较不紧急的	较不紧急的
可忽略的损伤	较不紧急的	较不紧急的	较不紧急的

关键建议：

（1）当制定危急和重大-风险结果报告的政策和过程时，应该采用正式的风险管理措施（详见 CLSI 文件 EP23）。

（2）风险分析应该通过实验室人员、临床医生和管理人员的合作来完成。

（二）制定危急和重大-风险结果警示清单和警示阈值

目前发表的多数警示清单和警示阈值都是通过临床和实验室专家的共识和经验制定的。警示阈值可根据患者人群和条件（例如，年龄和性别，特定病区）进行定制。由于溯源性和法律原因，建议实验室明确他们参考警示清单的来源并记录所有的商议过程和选择清单项目及阈值的理由。

最近已提出一种层级模型来规定警示清单。警示阈值应该基于精心设计且良好实施的临床结果研究，或者基于异常检验结果和临床终点如患者危害或死亡率之间的关联。在没有适当的结果数据时，可以依据临床医生的共识、专业机构发表的推荐，或者多国调查数据为本地建立警示清单。

虽然没有强制要求每个组织机构采用一致的危急或重大-风险结果清单，但是实验室应该将未及时干预就有发生严重危害风险的实验室结果包含在内。例如，血清钾水平特别异常预示着有危及生命的心脏功能障碍的风险。有可用于纠正异常的有效临床措施，但是可能需要立即通知负责的医护人员以保证及时提供医疗服务。患者风险和对及时报告的依赖性适用于所有的临床环境。因此，大多数实验室都将特别异常的血清钾结果包含在他们的危急-风险结果政策中。

除了风险检查外，特定被测量的值的分布的内部研究也可在警示阈值选择中提供额外信息。通过评估结果超出一定界限的频次，实验室可以根据统计学截断值对警示阈值做出合理的选择。此外，这些研究对在不同的警示阈值下展现出大量的危急和重大-风险结果是非常有用的。理想情况下，警示阈值也应该源自正式的风险分析，虽然将患者后果与特定检测结果相关联的数据通常是不可获得的。

美国病理学家学会（College of American Pathologists，CAP）组织了超过 100 家不同类型不同大小的机构进行了质量探索（Q-Probes）研究计划来描述制定警示清单的过程。在澳大利亚、亚洲和欧洲也进行过类似的调查。表 1-3 包含了 90% 以上参加者政策上列出的被测量。附录 2 中提供了更加详细的清单。

表 1-3   参加调查实验室警示清单中的常见被测量

被测量：标本类型	参加调查实验室所占比例（%）
钾：血清或血浆	98.8
钠：血清或血浆	97.5
总钙：血清或血浆	97.5
血小板计数：全血	96.9
血红蛋白：全血	95.1
激活部分凝血活酶时间：血浆	94.4
白细胞计数：全血	92.0
凝血酶原时间：血浆	90.7

此外，美国马萨诸塞州医疗差错预防联盟和马萨诸塞州医院协会，以及英国皇家病理学家学院推荐了危急和重大-风险结果的"初始设置"。这些结果被描述为"足够异常被广泛同意被认为是危急的"，并且包含了不同研究中最普遍报告的危急和重大-风险结果。这些基线资源可能适用于大多数的实验室和医疗机构。

修正后的结果需要迅速地报告是另一结果类型。对于修正的结果，及时地与医护人员进行沟通并清楚地识别修改后报告的修改性质是有监管要求的。修正过的结果不在危急和重大-风险结果范围内，同时也不包含在危急或重大-风险结果警示清单中。然而，若危急或重大-风险结果被修正，或者是非危急-风险结果被修改为危急-风险结果，此结果需要及时地记录并报告给负责患者医疗的医护人员。鉴于报告不准确危急-风险结果很可能会危害患者，这类差错可作为关键事件，要求进行根本原因分析（root cause analysis，RCA）并且要采取措施降低重复出现的风险。

实验室偶尔会产生临床医生未申请的危急或重大-风险结果，例如操作血气分析仪、床旁设备或其他的仪器按预先规定的试验组进行检测，而没有考虑实际上是否申请。按照仪器的设置，医务人员、实验室操作者或两者是可以阻止未申请的结果。然而，禁止危急或重大-风险结果可能会影响患者后果。目前没有专业指南或认可标准在这种伦理挑战的情况下指导实验室。然而，很多机构建立了将未申请的危急-风险结果报告给负责患者的医务人员的政策，给临床提供选项增加试验的服务，并用文件记录此结果，或者如果试验没有临床保证则不增加此试验。

1. 特定服务或特定环境下的警示阈值　为了区别检验结果在不同环境中的不同临床意义，组织机构可以选择应用特定服务或特定环境的警示阈值。例如，较低的白细胞计数警示阈值在肿瘤服务中会更好，因为血细胞减少在这类患者中非常常见并且是可预见的。类似的，肾透析科可能证明较高的血清肌酐警示阈值是正当的。如果考虑使用此类方法，实验室应该与临床医生在适当阈值方面达成一致并且只有在当地信息系统可以可靠识别出适当患者亚群的时候才能应用，否则就很难区分应该或不应该报告的结果。报告政策应该基于患者因素而不是个别提供者的偏好。此政策也不应该允许临床医生根据个人偏好"退出"接受危急或重大-风险结果通知。

2. 同一患者多次出现危急和重大-风险结果　重症患者可能会有稳定和可预见的重复出现危急和重大-风险结果。组织机构可以选择不报告同一患者在特定时间间隔内所有的多次出现的危急和重大-风险结果。这种方法应该包括报告意外改变的规则。例如，危急和重大-风险血小板计数在住院患者中每天可以仅报告一次，除非血小板减少症发生严重恶化。应该注意的是，在质量-探索（Q-Probes）基线研究中，没有报告多次出现的危急-风险结果与较高的报告失败率相关（见附录2）。

3. 修改现有政策中的警示清单和警示阈值　实验室可能被要求修改在他们报告危急和重大-风险结果政策中的警示清单和警示阈值。通常，这类要求来自于关心结果而未报告给他们的临床医生。在评估这些要求时，实验室应该采用此前描述的相同原则，通过审查监管要求，将当前的政策与附属机构和基线组织机构的政策进行比较，估计根据报告结果数量所推荐改变的影响，并进行正式的风险分析。

关键建议：①各机构应自行制定需要紧急临床处理并应直接报告给负责患者的医护人员的实验室结果清单。监管或认可机构没有普遍强制执行统一的清单，也没有某个清单可以适用于所有临床环境。②应该对建议的警示清单和警示阈值进行评估以确认为了临床干预和患者安全实现及时的、主动的沟通。这应包含清楚的过程来说明如何处理特定患者人群的危急值和重大-风险结果以及当同一患者多次出现这类结果应如何处理。③应该基于与附属机构和同行机构数据以及相关基准数据的比较来进行定期审核，并更新警示清单和警示阈值。建议采用大多数同行实验室使用的警示阈值，因为它们普遍反映专业人员的共识。④应该文件记录警示清单的信息来源。⑤在某些机构中，制定特定条件或环境的警示阈值和规则以避免报告同一患者多次出现的危急和重大-风险结果可能是适当的。然而，这类阈值和规则应该有广泛组织机构共识，并且只应在信息系统能可靠的识别出适当患者和结果时才应考虑。⑥组织机构不应支持允许个别临床医生"退出"危急和重大-风险结果通知的政策。

（三）报告危急和重大-风险结果的适当时间框架

危急和重大-风险结果的报告时间框架应该根据结果对患者安全带来的风险程度，以及接收到结果能采取适当临床措施的可能性来设定。报告时间应从实验室知道最终结果开始到结果报告给负责患者的医务人员为止进行测量。此识别-到-报告时间是一个重要的概念，因为很多危急和重大-风险结果是临床意料外的并且不在实验室的紧急（"STAT"）处理范围内。例如，危及生命的结果可能出现在常规门诊申请标本中，此类标本在采集几小时后才会到达实验室。因此，识别-到-报告时间比申请-到-报告时间更能评估危急和重大-风险结果的报告。美国马萨诸塞州联盟作为开端设置给结果分配不同的严重度类别（按红色、橙色和黄色紧急程度依次下降），并且不同类别有不同的推荐报告时间框架。红色类别即相当于危急-风险结果。而橙色和黄色类别则等同于危急和重大-风险结果（表1-4）。

表1-4　美国马萨诸塞州联盟作为开端设置的危急和重大-风险结果类别

类别	建议报告时间框架
红色（例如，血清钾）	1h 内
橙色（例如，MRSA-阳性拭子）	8h 内
黄色（例如，解剖病理学危急诊断）	3 天内

美国 CAP Q-Probes 提供了美国几百家不同医疗结构危急和重大-风险结果报告时间的基线数据。多数参与实验室能够很好地满足报告时间中位数小于美国马萨诸塞州联盟中推荐的 1h（见表1-5）。

表1-5　CAP Q-Probes 研究中列出的危急-风险结果时间框架

指标	性能百分数		
	第 25 百分位数	第 50 百分位数	第 75 百分位数
从实验室识别出结果开始到将结果报告给医务人员的时间中位数（min）（百分位数排名越高表明报告越迅速）	8	5	1.5

注：Q-Probes 研究中的报告时间框架信息详见附录 2

根据基线数据，实验室应该尝试立即而不耽误报告危急-风险结果。报告应该在 1h 内完成，虽然更迅速地报告可能更好，并且在很多情况都能完成。

重大-风险结果可能比危急-风险结果的报告时间框架更长，因为它们不会立即危及生命。合理的报告时间包括美国马萨诸塞州联盟作为初始设置中推荐的"黄色"和"橙色"类别。例如，在解剖病理学、微生物和分子诊断中的许多重要的发现都可在第二个工作日安全报告，此时最佳的实验室人员和临床医生均在岗。危急和重大-风险结果的不同报告时间框架有利于维持组织机构的共识，其过程在临床上是合理的。

关键建议：①制定的报告时间框架应该反映危急和重大-风险结果的临床重要性。②立即危及生命的危急-风险结果应该在识别或结果可得到后的 1h 内报告，尽管在很多机构内更快的报告时间是更可取的并可实现的。③建议对不是立即危及生命的重大-风险结果设定较长的报告时间目标（例如，在第二个工作日报告）。④推荐使用大多数同行实验室使用的报告时间，因为此报告时间框架通常反映了医疗标准。⑤组织机构应该将自己的报告时间与附属机构和同行机构数据以及相关基准数据进行比较。⑥应该追踪危急和重大-风险结果在特定时间框架内报告的百分比，并且设计过程改进来改善此指标。

（四）全球一致化

国际调查显示由实验室规定警示阈值和危急和重大-风险结果报告过程的明显不一致

和变化。虽然国家和国际指南的目的是规范实践，应该承认在危急和重大-风险结果沟通上的"一刀切"的心态最有可能失败。在患者安全最高风险处对过程进行一致化是合理的。因此，建议应更规范。例如，一些过程差异，比如谁将结果报告给谁以及用什么方式报告，或者如何沟通重复出现的危急和重大-风险结果很容易解释，并很会受到地方法规、教育水平、组织机构政策，法律后果和文化条件的影响。其他过程的变化为了患者安全原因就不太容易解释和接受，例如：①在设计警示清单和程序时没有让临床医生参与。②没有规定报告的时间框架。③当结果没有在预定的时间框架内报告给负责患者的医护人员时，没有达成一致的逐步升级的过程。④缺少口头报告结果的记录和回读。

因此，本章推荐报告危急和重大-风险结果的一致化术语、政策和过程。虽然组织机构应该建立反映特定地方要求的危急和重大-风险结果的政策，目前全球一致化的趋势有助于基于循证最佳实践规范报告和管理危急和重大-风险结果。全球一致化也应该通过向组织机构提供一致的术语和明确的国际基准来简化地方政策和过程的建立。最近的调查确定了世界范围内危急和重大-风险结果的报告和管理的共性，但是他们也证明了很多关键过程参数都有更大一致化的机会，例如，定义不同的风险类别、警示清单、警示阈值和报告时间框架。目前也发表了关于危急和重大-风险报告的进展总结。

（五）患者特定的危急和重大-风险结果

个体患者特定的危急和重大-风险结果（连同患者特定的参考区间）越来越倾向于高度个体化医疗（例如，药物代谢）。然而，虽然有前景，这种方法直到某些做法变得更加广泛和规范化后才能普遍实施。例如：①来自不同医疗机构的患者数据应该更加一体化，这样在不同机构检查的患者其实验室结果就可以跟踪②不同实验室的检测方法应该更加一致化。③不同学科的实验室结果应该与其他类型的临床数据整合，以便容易得出患者特定的结果解释。举例说明，肾功能或肝功能检查的某些结果可能表明具有特定基因检测结果，临床病史或药物清单的患者有危急或重大-风险。

二、危急和重大-风险报告过程

危急和重大-风险报告过程中的重要活动如图 1-2 所示。

（一）建立危急和重大-风险报告过程

建立适用的过程保证将表明危急和重大患者风险的实验室结果在临床适当的时间区间内有效地报告给负责患者的医护人员是必不可少的第一步。然而，这一步是具有挑战性的，因为没有通用的方法适用于每个实验室和临床环境。因此，组织机构需要建立他们自己的过程，最好是根据当地沟通障碍风险因素的正式分析来制定。（注：许多监管和认可组织需要当地的政策和过程）。

为了在危急和重大-风险结果的适当性上达成共识，应该由实验室人员、临床医生和管理人员共同建立此过程。该过程应该考虑法规遵循的要求，且最重要的是需要确保患者安全。

此过程应包含共识的警示清单、警示阈值、报告时间框架、授权谁报告和接收危急和重大-风险结果的报告，以及如何记录这些报告。实验室应该在全面质量管理体系的框架下管理此过程。这个过程应该由实验室人员、临床医生和管理人员进行审核作为初步批准，并根据需要或监管和认可组织要求进行定期的复审或修订。以下参考材料对于建立和

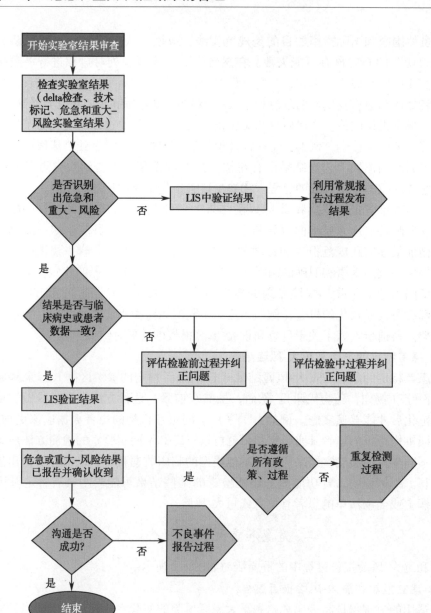

图 1-2 危急-和重大-风险结果报告过程

注：LIS 指为实验室信息系统（laboratory information system）

维持共识是有用的：①监管和认可要求：这些标准定义无论资源限制都必须达到的最低要求。②附属机构的过程：许多实验室在有共同的医务人员的附属医疗机构网络中发挥作用。虽然对于附属组织机构不要求共同的危急和重大-风险结果过程，但是对规范化患者医疗这可能是适当的。③类似机构的过程：有关基准数据对于证明被测量、警示阈值、报告时间框架和报告机制的正当理由是有帮助的。基线材料可以在指南、临床和科学文献和个别实验室网站中找到。基线数据在附录 2、附录 4 和附录 6 中进行了汇总。附录 3 提供了某个医疗实验室中制定警示清单的实例。注：此清单仅供说明。每个组织机构都应该根据患者人群和临床医生需求制定自己的警示清单和警示阈值。

关键建议：①组织机构需要建立报告危急和重大-风险实验室结果的过程。②此过程必须遵循监管和认可要求。由实验室领导者、临床医生和管理人员之间的合作制定，并当做出重大改变或认可指南提示时，在开始前应经医务人员的审核和批准。

(二) 工作量对报告危急和重大-风险结果的影响

危急和重大-风险结果的报告和管理对临床和实验室人员构成重大的工作量。大型医院和受委托实验室产生大量的危急和重大-风险结果，并且很多都是出现在一周中人员匮乏的那些天。由于临床和实验室工作人员的局限性增加了无效沟通和不良患者后果的风险。此外，大量的结果需要沟通会导致信息过载的风险，这减少医务人员对紧急发现的关注。此外，持续审核危急和重大-风险结果以确保及时报告行政人员的重要时间。因此，此过程需要进行权衡以保证：①最重要的结果能迅速报告。②避免不必要的报告。③绝对遵循患者安全和法规。

控制工作量对危急和重大-风险结果影响的常见方法包括：①对不那么立即危及生命的结果设置较长的报告时间框架。②特定服务或特定环境的警示阈。③不报告同一患者在特定时间框架内全部多次出现的危急和重大-风险结果的规则。

这些方法中的每一种都可以减少需要沟通的结果数量，但需要权衡未能传达临床紧急信息的风险。

关键建议：①在某些机构中，控制危急和重大-风险结果数量的过程可能是有用的，这样确保及时方式报告最紧急的信息，没有受到不必要沟通的干扰。②建立控制报告数量的过程同时应关注报告临床上紧急信息失败的风险。

(三) 在实验室内识别和验证危急和重大-风险结果

1. 实验室中的标记结果　为了防止报告延迟，在实验室内应该设计当危急和重大-风险结果出现时可以快速地识别和管理它们的过程。来自自动化仪器的危急和重大-风险结果应该对负责的实验室人员产生立即的警示，因为这些结果通常较少会让操作者验证。自动警示在检测数量非常大的学科如化学和血液学特别重要，然而，它们在所有的自动化分析领域都有用的。例如，如果革兰染色阳性为危急-风险结果，则自动血培养系统应该为有意义的微生物生长产生警示，以确保在检测到生长后就能进行革兰染色。此外，实验室信息系统（laboratory information system，LIS）应该为从手工或非接口方法输入的危急和重大-风险结果生成标记。这些标记应该能立即由负责报告危急和重大-风险结果的实验室人员接收到，这样此信息才能立即传达给临床人员。

2. 在实验室信息系统中验证结果后发布到病历中　危急和重大-风险结果需要尽快输入到 LIS 中并进行验证，这样才能将其立即发布到患者病历中。实验室不能等到记录了与临床人员的口头交流后才验证结果。

一些组织机构在 LIS 对危急或重大-风险结果进行验证并将其发布到患者病历之前会要求对其重新检测的过程。这些过程基于的假设是非常异常的结果与正常结果相比在分析学上较不可靠，目的在于降低医务人员按照不准确数据采取措施的风险。然而，这些过程通常是在实验室自动化和标准化普遍存在之前就已建立了。在早些年，检验全过程的检验中阶段与目前相比是误差的较大来源之一。在大多数现代化实验室，危急和重大-风险结果都很有可能是有效的除非存在其他不良事件（例如，标本贴错标签，delta 检查规则未通过，或者分析测量范围之外的结果）。重复检测这些结果可能只有很小的帮助，但是会增加需要临床紧急评估结果的整体周转时间。几个研究小组已确定自动化的危急和重大-风险结果在使用现代化设备和方法时是准确的，然而重复检验会导致报告的显著延迟。基于这些发现，组织机构应该在实验室仪器上评估危急和重大-风险结果的准确性，并确定验证之前重复检测是否对患者安全有帮助或是否会导致不必要的延迟。

3. 停机过程中识别和验证结果　当自动化用于生成、验证或标记危急和重大-风险结果时，需要建立停机过程并定期进行实践。停机过程确保当自动系统无法运行时报告不中断。附录 3 提供记录在自动化系统停机时危急和重大-风险结果沟通的样表。

关键建议：①实验室应该有系统能迅速提醒适当的工作人员有新的危急和重大-风险结果出现；②对在电子病历（electronic medical record，EMR）上可获取危急和重大-风险结果，结果应尽快输入并验证，不应在完成报告和电话呼叫/回读前滞留结果；③采用现代化仪器获取的危急和重大-风险结果，当它们落在仪器可报告范围内及没有未通过 delta 检查规则时，则认为是有效的。为验证这类危急和重大-风险结果而进行重复试验可能会导致报告延迟且没有重大益处，并应仔细评估这种做法它的用处；④当自动化系统用于产生、验证和标记危急和重大-风险结果时，应建立停机过程并定期进行实践。

（四）确定报告危急和重大-风险结果的人员

实验室需要确定授权人员给临床医生报告危急和重大-风险结果并文件记录适当的职责、培训需求和能力评估。报告结果的人员不一定是执行检验和验证结果的人员。监管和认可组织没有规定执行报告结果任务人员的最低资格要求。

许多实验室会指派检验人员在常规工作中如果出现危急和重大-风险结果就去报告它们。利用此种途径可能不需要额外的人员并且执行试验的分析员非常适合接收警示和回答与结果或标本相关的技术问题。然而，报告过程可能给检验人员带来混乱并且会降低工作效率。

越来越多的实验室已建立客户服务中心，有专职工作人员报告危急和重大-风险结果，这些中心在有更大、更灵活员工数量的实验室里会更加普遍。客户服务中心依赖于系统立即警示报告人员危急和重大-风险结果。客户服务中心提高了检验人员的工作效率，并且允许结果由在专业沟通技巧上训练有素的工作人员报告。有客户服务中心的实验室需要有过程识别出有资格和能力回答与结果或标本相关的临床和技术问题的人员。客户服务中心在美国疾病控制和预防中心医学实验室最佳实践计划中被确定为住院医疗环境中的"循证最佳实践"。

关键建议：①实验室需要确定授权人员给临床医生报告危急和重大-风险结果，并明确指出他们的职责、培训需求和能力评估。②为了更加有效地报告危急和重大-风险结果，特别是在工作量较大的大型实验室，进行适当的沟通培训的专职人员的客服中心是可接受的做法。

（五）确定接收危急和重大-风险结果报告的人员

1. 负责患者的医务人员定义　危急和重大-风险结果应该报告给有权治疗患者的临床专业人员。术语"负责的持证医务人员"指的就是这类经授权的临床专业人员。负责的医务人员通常包括执业医师、执业护师和（或）医师助理，他们授权申请实验室检验。对特定的检验结果，负责的医务人员通常定义为申请检验的持证医疗卫生专业人员。然而，如果负责患者医疗的责任定期轮转（例如，按照换班、天、周或月），组织机构可以让负责卫生专业人员作为负责的医务人员，授权其接收危急和重大-风险结果的报告。

如果临床需要，医务人员可以委派其他医务人员（例如，中间服务提供者、药师或护士）接收危急和重大-风险结果并进行相应的患者管理。应该记录授权委托并且此委托仅限于批准医务人员管理无医嘱患者的情况。例如，一些组织机构批准了护士执行抗凝方案并且同意实验室人员将肝素监测分析的非治疗性结果直接报告给护士，其批准护士独立调整肝素剂量。

实验室将全部危急和重大-风险结果直接报告给负责患者的医务人员不总是可行且实际的。在一些情况中，实验室联系中间人例如接听电话服务，护士或中间服务提供者，可能是更加有效的。这些中间人员并未得到授权来根据结果采取措施，因此需要将这些结果转达给负责患者的医务人员。在这种情况中，整条沟通链都需要进行记录并且需要保持及时性和可靠性的整体目标。监测这些沟通链可能需要来自非实验室服务的输入数据。

实验室应该制定政策来定义可以接收危急和重大-风险结果报告的人员头衔，包括负责的医务人员和中间人员，如果存在这样的沟通链。此外，实验室应该与医务人员协作发布负责范围时间表，以便报告能及时传递给适当人员。

2. 延迟沟通的升级方案　实验室应该与全部可能涉及的团队协作建立升级过程和时间框架来处理负责的医务人员不能及时联系的情况。此过程应该确保临床领导层迅速地评估患者及调查沟通延迟。实验室应该与临床医生协商制定结果最终报告允许的最长时间以及升级方案。附录5提供了阐明一部分患者医疗环境中升级方案的流程图。以下提供了医院住院患者的升级方案实例。

（1）一旦验证结果就立即报告：当前负责患者的医务人员。

（2）如果在规定定时间内没有联系上（例如，15min）：负责患者的护士。

（3）如果在另一个规定时间内没有联系上（例如，15min）：负责患者的较高级别医务人员，实习医生或主治医生。

（4）如果在另一个规定时间内没有联系上（例如，15min）：实验室住院医师或主治实验室医师待命。

（5）如果在另一个规定时间内没有联系上（例如，15min）：实验室医疗主任和（或）首席医疗官。

（6）如果临床或实验室专业人员都无法联系：如果可行话，直接联系患者。如果有必要直接与患者沟通，后续也应该同样报告给负责的临床医生。

关键建议：①监管和认可机构要求将危急和重大-风险结果报告给负责患者的医护人员，他们是授权治疗患者的临床人员。②此过程需要确定可能接收来自实验室的危急和重大-风险结果报告的人员。适当的接收人可能包括申请医生，管床医生或者在无医嘱情况下授权负责管理患者的其他医务人员。③虽然可以特许实验室将危急和重大-风险结果报告给中间人员，中间人员再将结果转达给负责患者的医护人员。然而，需要文件记录整个沟通链并需要评估整体的及时性。④当无法联系到负责患者的医护人员时，需要设置升级程序。

（六）用于沟通危急和重大-风险结果的报告系统

监管和认可组织需要负责患者的医务人员记录危急和重大-风险结果的接收。目前，最常见的报告系统是与期望的接收人进行电话沟通，通过手工记录和回读报告来验证准确性。然而，自动化的方法可能会变得普遍。为危急和重大-风险结果的自动化报告已创建几种数字的、非电话系统，并且它们能记录临床医生的准确接收。

另一种可接受的选择是直接将打印的实验室报告提供给负责患者的医务人员。然而，此选项可能仅在低工作量环境中适用，例如小规模的实验室、诊所、医生办公室或床旁检验。除非患者保密性能维持并且存在实时机制能保证医务人员接收和确认结果，否则传真结果是不可取的。

关键建议：①虽然自动化系统越来越普遍，并且在证实其应用能改进报告及时性和可靠性后通常会被推荐使用，但是最常见的危急和重大-风险结果报告系统仍然是电话沟通加回读确认。②应实时记录负责患者的医护人员对危急和重大-风险结果的接收。③传真危急和重大-风险结果通常是不可接受的，除非能保证患者隐私机密性并且存在能让负责患者的医护人员立即确认接收到报告的机制。

（七）记录危急和重大-风险结果报告

应记录危急和重大-风险结果的报告以确保完成和方便监测。在检查阶段需要可获取此记录。

所有危急和重大-风险结果应该记录的要素包括：①记录结果验证和回读时间（通常在自动化 LIS 中记录）；②患者身份信息；③检验和报告结果；④实验室内报告结果的人员；⑤报告结果的时间；⑥接收报告结果的人员；⑦核实接收人员准确地记录口头报告（回读）。

监管和认可组织没有规定需要文件记录危急和重大-风险结果的报告。合理的选项包括在 LIS 或 EMR 审核跟踪或在实验室里维护报告日志。患者医疗中涉及的临床医生更容易获取患者病历，但是报告日志可能对一些实验室来说更加容易实施并且可以用作检查记录。当使用报告日志时，应该按照实验室监管和认可组织规定的记录保存要求来进行维护。

如果实验室不直接将危急和重大-风险结果报告给负责的医务人员，组织机构通常需要证实在沟通的每个步骤中没有发生显著的、额外的延迟。因此，为了寻求解决方案，将讨论的界限放宽很重要，来自住院和门诊环境的护士和医务人员也应该加入到讨论中。当信息不是直接从实验室传递给临床医生时，组织机构需负责保证需要的全部下游记录都符合要求。报告传递的记录（例如，从护士到负责的临床医生）可以在 EMR 中或者利用监护病房日志来完成。

关键建议：①需要记录危急和重大-风险结果的报告以确保完成和监管。在检查期时需要提供文件。文件应包括患者或患者标本的标识、检验结果、报告人和接收人、报告时间和准确沟通的核实。②监管和认可机构没有规定文档必须驻留的地方。在患者病历中进行记录是有利的，因为治疗的医生可以审核沟通的历史。然而，对一些实验室来说，实验室报告日志可能更实用。

三、实施危急和重大-风险过程

报告危急和重大-风险结果的监管和认可要求可以应用于大多数医学实验室。然而，不同的环境设施可能面临着特殊的挑战。

（一）基于实验室类型或患者医疗环境的考虑

1. 医院实验室的挑战　医学实验室会检验来自不同临床环境的大量标本，包括急诊室不稳定患者，重症监护室的重症患者和门诊临床上稳定的患者。危急和重大-风险过程应该适用于全部患者医疗环境。

医院实验室应该计划：①管理大量的危急和重大-风险结果；决定是否应该按照患者所处的病房或临床服务对政策进行修改；决定来自同一患者的重复危急和重大-风险结果是否应该报告；管理来自受委托实验室的危急和重大-风险结果。②识别负责的医务人员：出院或其他过渡情况；下班后的门诊患者；负责患者范围的改变，特别是在教学医院；教学医院培训与主治医师；在门诊和住院地点的呼叫计划。③创建与医生和服务的升级过程。④将危急和重大-风险结果与其他报告要求整合到一起（例如，感染控制委员会的报告）。

2. 诊所或医生办公室实验室中的挑战　小诊所和医生办公室中的实验室通常执行少量的标本检验并且使用自动化程度较低的设备。分析员在实验室科学方面有不同的培训并且会在离患者和负责患者的医务人员很近的地方执行检测。

诊所或医生办公室中的实验室应该计划：①使用数量或经验较少的人员在实验室内识别和验证危急和重大-风险结果；②将危急和重大-风险结果报告给数量或经验较少的临床人员；③如果危急和重大-风险结果在临床工作时间外获取，需要联系医务人员；④应用不那么先进的信息系统识别危急和重大-风险结果和负责的医务人员；⑤文件记录在临床和实验室记录中沟通。

3. 受委托实验室的挑战　联系的受委托实验室通常会接收来自各地的大量标本进行检验，包括医院、医生办公室或患者。许多受委托实验室会提供包含大量常规和专业/深奥的检验程序目录。

受委托实验室应该设计：①管理大量的危急和重大-风险结果；②为大量独立客户创建报告系统和过程，从私人医生办公室到大型医院实验室。这些大量用户可能使用不同的临床和实验室记录、报告时间框架和联系机制；③描述报告流程：受委托实验室可直接与负责的医务人员沟通。或者，他们可以将结果提交给医院实验室，实验室再将结果报告给负责的医务人员；④如果是直接向消费者的检验，则直接向用户报告危急或重大-风险结果（如果可行）。

4. 直接向消费者检验的挑战　提供直接向消费者检验的实验室应该提供非专业人士易于理解的报告，包括检测结果、参考区间、结果解释、检测的局限性和帮助客户联系执业医务人员的信息，以便在出现有临床意义的检测结果时能指导客户。这些实验室应该进行正式的评估以确定是否有可能的检测结果表明存在危急或重大-风险，以及如何能帮助执业医务人员防止客户受伤害。在识别出风险时，实验室应该联系执业医师和客户以在临床适当时间区间内报告检测结果。应该记录任何此类的沟通，包括报告时间、报告了什么、谁进行的报告以及谁接收的报告。

提供直接向消费者检验的实验室应该计划：①确定是否有结果，或者哪些结果表明危急或重大-风险，需要执业医务人员紧急评估；②维持联系执业医务人员和客户的能力，以便在临床适当的时间间隔内报告危急和重大-风险结果。

5. 非实验室检验地点的挑战（床旁检验）　床旁检测是在医学实验室范围外在患者

的附近执行的检验。它们通常是在医院、诊所和非传统医疗环境中进行。在医院，当快速的结果对临床管理如在急诊、重症病房和手术室中非常重要时，床旁检测是有用的。此类检验可能由临床医生或其他负责患者的医务人员，或者拥有有限实验室培训经验或熟悉危急和重大-风险结果的辅助教员执行。此外，一些组织机构提供床旁检测设备给患者家用（例如，家用抗凝监测）。因此，组织机构应该确定全部执行床旁检验的人员都经过培训并且有能力识别危急和重大-风险结果，且能将它们在临床适当的时间段内报告给适当医务人员。

来自一些床旁仪器的危急和重大-风险结果可能不如来自自动化实验室分析仪的结果可靠。此外，某些床旁仪器的制造商说明书规定，仪器在患者医疗环境中使用之前需要用另一种检验或与临床相关进行确证。因此，在一些临床情况下，普遍的实践是，如果在床旁仪器中获取了危急和重大-风险结果，则需要在临床实验室中重复检测。

提供床旁检验的组织机构应该计划：①确保执行可能出现危急和重大-风险结果床旁检验的全部人员都有技术能力和解释能力。如果适当，培训和能力应该扩展到非实验室人员和患者。②在必要的时候，保证床旁检测的危急和重大-风险结果在医学实验室内重复检验以验证。③确保床旁检验结果在应用到临床环境中之前进行确证，并且如果没有实验室确证则需要谨慎。④建立程序来记录床旁检验危急和重大-风险结果报告给负责患者的医务人员的过程。

关键建议：

①不同的实验室检测环境在识别、报告和管理危急和重大-风险结果方面都有不同的挑战；因此，组织机构应建立适用于不同实验室类型和患者医疗环境的过程。②组织机构应该确证任何实验室或非实验室环境中的所有分析员都训练充足并且有能力胜任检验前、检验中和检验后程序。当临床人员或患者在医学实验室环境外执行检验程序时，培训和能力特别值得关注。③委托其他实验室执行标本检验的组织机构应该在与受委托实验室的服务协议中规定报告危急和重大-风险结果的过程。④如果适用，提供直接向消费者检验的实验室应该维持联系执业的医护人员和客户以报告危急和重大-风险结果的过程。

（二）基于病理学学科的考虑

1. 医学实验室　医学实验室的主要学科可以根据检验数量、临床紧迫性、自动化程度和其他因素进行划分。这些明显的特征对危急和重大-风险结果的报告和管理有相当大的影响。

（1）中心实验室（例如，化学、血液学、常规凝血）：这些实验室学科更可能会采用有快速周转时间的自动化仪器检验，并且会产生与立即患者风险相关的危急和重大-风险结果。这些学科具有大量检测工作量的实验室可能受益于客服中心，其可以加强快速沟通，并且可以降低报告工作量对整体效率的影响。

（2）专业实验室（例如，微生物学/传染疾病，分子/遗传实验室，血库）：这些实验室学科的自动化程度较低。此外，这些学科中许多试验结果在标本采集后可能需要几小时或几天内才能获取。在某些情况下，经验性患者管理可能在实验室数据之前就启动了，检验结果主要用于验证假定的诊断。这种类结果可能不需要定义为危急的，即便其明显异常。

与此相反，应该考虑将任何预示着需要紧急介入或改变治疗方案，或者必要的临床随访措施的结果都考虑为危急和重大-风险结果。这样的实例包括血液或无菌体液阳性培养或微生物病原体分子诊断检测。虽然超出了本章的范围，微生物和分子实验室的阳性结果也可能需要流行病学上的内部或外部报告。

2. 解剖病理学 外科病理学和细胞病理学学科可由几项独有的特征进行描述，其保证对危急和重大-风险结果的概念有独特的方法。例如，实验室接收了很多解剖病理学标本进行分析处理，并且在一天或者几天后给出病理诊断。因此，结果就不太可能立即危及生命或需要紧急沟通。此外，解剖病理学诊断直接由进行医学判断评估临床意义的医生做出（包括报告的及时性）。诊断可能是很复杂的并且结果的沟通涉及病理学家和其他医生之间的直接协商。

因此，组织机构应鼓励进行仔细的风险分析来决定是否有，以及哪些解剖病理学诊断应该直接报告给负责的医务人员。在本书的术语中，这些结果被定义为重大-风险结果，与危急（也就是非常紧急）截然不同。应该特别注意危及生命或改变生命但是申请医生没有预料到的诊断（例如，在常规阑尾手术切除标本中偶然发现癌细胞）。如果解剖病理部门不能验证提交医生及时审核和确认的书面诊断报告，则报告危急和重大-风险结果的过程可能是适当的。

关键建议：

解剖病理学不同学科和医学实验室在识别、报告和管理危急值和重大-风险结果上有不同的挑战和需求；因此，组织机构应该为他们执行的检验类型建立适当的警示清单、警示阈值和报告时间框架。

四、监测危急和重大-风险结果过程

组织机构需要为报告危急和重大-风险结果建立性能目标及为持续的性能评估建立过程。在许多情况下，实验室应该进行最详细的性能评估，因为它会非常了解报告过程并且经常可以获取大量的数据。然而，实验室评估应该辅以组织机构其他部门人员进行的独立审计（例如，负责风险管理或合规性的人员），以便确定性能在一定的层面上是足够的。内部独立审核也能帮助组织结构识别在为外部审计准备过程中可能的失效（故障）点。

性能监控的关键指标应该包括可靠性和及时性。可靠性应该量化为成功报告的百分比，分母应该是监测结果的总数而分子则应该是成功报告给医务人员的结果数。及时性可以量化为结果报告分钟的均值或中位数以及在目标时间框架内报告的百分比。

应鼓励实验室建立持续改进计划以监测报告危急和重大-风险结果的可靠性和及时性。虽然对必须监测结果的总量并没有要求，但是组织机构应该努力监测尽可能多并且评估在他们政策中的所有危急和重大-风险结果。质量改进计划应该定义所有沟通失败为关键事件，要求进行 RCA 和降低复发的风险。

成功报告危急和重大-风险结果可靠性的性能目标应该是 100%。此目标可以通过测量以下报告百分比来分层：①首次尝试报告成功；②第二次尝试报告成功；③需要升级过程；④不成功。

及时性能目标应该是具有挑战性但现实的。虽然监管和认可组织没有强制要求报告危急或重大-风险结果的规定时间，目前的最佳实践表明实验室应该 100% 立即报告直接危及生命的结果（例如，在尽可能短的时间，至少得在 1h 以内）。此目标可以利用表 1-6 中的指标示例进一步分层。

表 1-6 报告危急和重大-风险结果的时间示例

结果类型	报告时间*
危急-风险	
及时的	15min 内报告
可接受的	60min 内报告
不合适的	60min 后报告
重大-风险	
及时的	24h 内报告
可接受的	72h 内报告
不合适的	72h 后报告

* 推荐时间仅供参考并且是从结果可得到开始计时。具体时间应该根据机构政策来定

此外，应该使用基于沟通危急和重大-风险结果所需要时间间隔的统计资料评估及时性。适当的统计数字包括均值、中位数或其他百分位数（例如，第 75 位百分位数、第 90 位百分位数、第 95 位百分位数和第 98 位百分位数）。危急和重大-风险结果管理的质量监测工具实例详见附录 6。

应定期进行性能评估及文件记录。如果可行，应该辅以组织机构其他部门人员进行的独立内部审计。应该将危急和重大-风险结果的报告规定为关键质量指标，以及当报告的性能目标没有达到时，实验室应该记录性能改进。

在可能的情况下，应该以便利沟通失效 RCA 的方式编辑性能数据。例如，与危急和重大-风险结果的日期和时间相关性的性能可能会帮助实验室解决人员较少时期的问题。与执行实验室、患者所在病区、负责医务人员或临床服务相关的性能可能会发现实验室人员或临床医生面临着遵守地方政策和程序方面的挑战。

关键建议：①应该为危急和重大-风险结果的报告设定性能目标。最少的目标应包括报告的可靠性和及时性。②基本上 100% 的危急和重大-风险结果应成功地报告给负责患者的医护人员，以及 100% 实现应该在最短时间内报告立即危及生命的结果（从核实开始不超过 1h）。③应该定期文件记录性能评估。实验室应该将危急和重大-风险结果报告规定成关键质量指标，当报告的性能目标没有达到时，实验室应该记录性能改进。④实验室性能评估应该辅以组织机构其他部门人员进行的独立内部审计。⑤性能数据应该包含便于进行报告失效根本原因分析的因素。

第三节 管理危急和重大-风险结果的质量体系要素

在实验室检验前、检验中和检验后过程的背后有一系列的管理决策，如果在建立实验室过程中不加考虑，那么可能就会对完成技术目标的过程产生不利影响。12 项质量体系要素（quality system essentials，QSE）是质量的基本建筑模块，其包含了任何组织、部门、职能部门或计划的管理基础设施。本节包含与危急和重大-风险结果过程直接相关的每项

QSE 的重要信息。

一、组 织 机 构

组织结构应该根据危急和重大-风险结果性能目标监测结果，采用多学科方法做出决策。

组织机构也负责：①评估并提供必要的资源；②计划活动，包括医疗和行政领导的积极参与；③如果适用，组织实验室客服中心。

危急和重大-风险结果政策需要对外沟通及适当的实验室人员。

二、以客户为中心

临床医生、其他医务人员和患者是危急和重大-风险管理过程的客户和利益相关者。所有适当的利益相关者需要参与危急和重大-风险结果管理政策的制定。需要建立在规定危急和重大-风险结果界限、结果和报告给外部和内部客户沟通改变的过程。获取顾客反馈和处理抱怨的程序应该包含危急和重大-风险结果的报告。

三、人　　员

所有参与危急和重大-风险管理过程的人员需要了解他们在过程中的角色并履行各自的职责确保持续的成功。这应该包括对每个人在制定、管理、报告、追踪和测量危急和重大-风险结果过程和结果中特定责任的清楚理解。确认和报告危急和重大-风险结果的过程应该包含在实验室人员的培训中，并且与危急和重大-风险结果报告相关的培训和能力评估应定期执行。

四、采购和库存

现存的政策、过程和程序应该包含可能产生危急和重大-风险结果的检验过程中使用的供应商、承包商和材料。与受委托实验室的关系和合同需要管理，包括受委托实验室将危急和重大-风险结果报告给委托实验室或其客户。

五、设　　备

用于危急和重大-风险结果报告的设备（例如，客服中心电话系统或便携式通讯设备）应该在实验室设备管理计划中考虑。用于被测量检验或检验中可以产生危急和重大-风险结果的实验室设备也应该包括在实验室设备管理计划中。

（一）报告和管理危急和重大-风险实验室结果的信息技术

实验室信息系统（LIS）是集成了软件以及相关的硬件，设计为医学实验室的运作服务。LIS 的配置是可以定制的，其高度的可变性取决于特定实验室的需求。如果适用，当添加或改变危急和重大-风险结果界限或标记时，以及此后定期需要，检查在安装 LIS 的过程，以确保危急和重大-风险结果和危急界限的准确性。危急和重大-风险结果的口头报告过程也应该定义。

虽然 LIS 是大多数医学实验室不可分割的部分，并且可能有助于危急和重大-风险结果的报告，但是它不是必要的。然而，如果没有 LIS，危急和重大-风险结果报告仍然是必要的。此外，即便是在使用 LIS 的实验室中，当 LIS 由于计划或计划外停用而无法使用时，重要的是危急和重大-风险结果报告的整个过程能够及时继续。

（二）实验室信息系统的作用

信息技术是医学实验室的重要组成部分，LIS 在数据管理、工作流程标准化和数据交换方面起着关键的作用。对医学实验室结果，LIS 通常是负责标记出危急或重大-风险类别的结果，尽管在某些情况下，设备提供的中间件也可以用于设置这类结果标记。重要的是停机策略和 LIS 及中间件的人工结果输入模式进行精心设计与验证，因而在这些情况下维持结果标记。

对于数字结果的检验，LIS 通常具有可指定检验级别的参数，可针对每一检测设定警示阈值。此外，许多 LIS 可用于设计规则仅为特定时间段内首次出现危急和重大-风险结果（如：对于每 24h 仅一次出现低血小板计数需要警示）进行结果标记，或允许为不同病区的患者设置不同警示阈值。此外，可以应用其他运算法则比较当前结果和之前的结果，并且在出现特定差异时设置结果标记（例如，*delta* 检查结果）。也可以按照患者年龄、性别和地点设置警示阈值。利用 LIS 来标记结果可以提供高度自定义的、基于不同实验室的警示清单集。按照此方法使用 LIS 需要在 LIS 停机时仔细设计备用过程，以防此类结果在 LIS 不可用时出现。

许多 LIS 都有回拨模块以帮助有效处理需要紧急沟通的结果。LIS 中的这类功能主要关注危急和重大-风险结果，并且为实验室人员提供记录将危急-风险结果报告给医务人员过程的能力。使用 LIS 回拨模块可以帮助获取与危急和重大-风险结果报告程序相关的关键信息，包括电话时间、涉及的人员、回读和与回拨相关的任何备注。利用 LIS 回拨系统进行报告可以简化关键回拨指标的监测，并且允许采取措施对阈外值进行改进。这些系统也允许不同实验室部门回拨集中化，从而促进客户服务中心的发展。

关键建议：①如果可能，使用 LIS 标准化执行危急和重大-风险沟通的关键回拨政策。②如果可能，使用 LIS 回拨模块促进危急和重大-风险结果紧急沟通的及时性、文件化和监测。

（三）确定负责患者的医务人员的技术

高可靠性危急和重大-风险结果报告过程的关键组成部分是确定负责患者的医务人员，他们能够并且应该对危急和重大-风险结果采取行动。负责患者的医务人员准确采集详细信息对促进危急和重大-风险结果的沟通是重要的。带有电子申请通讯功能的计算机申请输入系统有助于高度可靠地将结果传递给负责患者的医务人员。然而，在许多情况下，申请试验的医学专家可能不是对危急和重大-风险结果做出反应的适当人员。在急诊环境中，负责患者结果的医务人员可能每次换班都会改变。此外，在很多临床环境中，以团队方式进行患者医疗是非常频繁的，并且许多情况下，结果的处理和管理可能是由没有申请试验的团队其他成员执行。一些机构都表示会生成负责患者的医务人员通讯录，持续更新清单以明确紧急临床问题（例如，危急或重大-风险结果）需要通知的医务人员。

关键建议：①在 LIS 中电子捕获所有检验申请的申请者。②如果可能，给实验室人员提供可应答医护人员的名单目录。

（四）危急和重大-风险结果的自动报告系统

鉴于口头沟通的大量和潜在的易出错的性质，危急回拨过程的自动化将显得非常可取。除了能改进报告及时性以外，从实验室工作人员的职责删除这项任务可以减轻人员的压力并允许工作人员专注于其他任务。可用的可靠的识别、可应答的医务人员应该是任何自动化方法的基石。此外，成功实施还需要很多额外的关键元素，包括可靠的寻呼、短信服务（SMS）、电子邮件或其他消息传送系统；允许负责患者的医务人员积极确认接收到危急和重大-风险结果的方法；特定时间框架内没有收到确认时的稳健升级程序；以及停机程序。总之，LIS 不能与寻呼机或 SMS 系统直接交互。因此，通常使用中间件或定制的解决方案来实现自动化通知系统。此外，必须确认下游的设备以确保整个结果信息的准确呈现，包括患者标识和结果数据（包括检验名称、值、单位、参考区间、标记、采集时间和结果评论）。

一些研究已表明使用各种自动化通知系统在危急和重大-风险结果报告及时性的改进。然而，2012 年关于住院患者危急和重大-风险结果通知的自动化系统的文献综述得出结论，没有足够的证据支持自动化的住院结果沟通作为检验医学最佳实践。当考虑将危急和重大-风险结果报告自动化时，对实验室来说重要的是检查沟通的及时性，以及系统在报告结果后采取措施方面的有效性。例如，自动寻呼申请医务人员的双向数字寻呼设备可以满足将结果报告给医务人员的监管和认可要求，但是只有医务人员能够可靠地将结果报告给采取措施的临床团队，迅速报告的临床益处才会呈现。一些研究报告医务人员（使用数字寻呼机）和基于科室单位的人员（使用护士站的电脑）双向或顺序通知的混合方法。这些方法可能代表医疗团队的重要的沟通工具。无论使用何种方法进行自动化的沟通，至关重要的是检查整个沟通过程以确保实施的系统能得到期望的结果。

关键建议：

在实施自动化通知系统之前，应评估以下条件：①有关回应临床医生和其他医护人员信息的可靠性；②报告及时性和自动化系统自动警示之后临床采取措施的效果；③系统在各种停机场景下的操作。

六、过程管理

管理危急和重大-风险结果过程包括持续维持本章第二节中描述的过程并且在需要修订时应该遵循改变管理过程。实验室检验前、检验中和检验后过程需要包含确证和报告危急和重大-风险结果的活动。

七、文件和记录

（一）记录报告过程

此项 QSE 包括维持危急和重大-风险结果报告过程文件记录以及实验室建立的文件管理过程相关程序。实验室文件和记录管理系统需要包含危急和重大-风险结果的文件和记录。

（二）基于危急和重大-风险实验室结果的临床决策文档

研究人员已经开始评估基于危急和重大-风险实验室结果的临床决策文档。一个共同的发现是对这些结果并不总是及时采取行动，即使实验室立即报告它们。一组研究人员研究新发生血糖、钠或钾危急和重大-风险结果的住院患者队列。虽然实验室向患者病房报告结果的时间没有延迟，但是结果转达给临床医生且开始治疗的平均时间中位数是 1.8～

2.8h。这同一研究小组表明，临床医生回应时间可以通过使用自动化警示系统直接报告给负责的医务人员而得到显著改善。最近，一组不同的研究人员证实可以通过使用带有故障保险通知、及时的文件、自动跟踪、升级和电子警示自动确认功能的自动数字寻呼系统来获取更快的临床反应时间和更高效的临床医生文件记录。与此相反，另一组发现实时临床警示系统，能提供危急-风险结果的短信功能并且有决策支持工具，仅仅对临床干预率和不良患者事件有极小的影响。

当前的监管和认可组织没有将临床对危急和重大-风险结果反映的及时性和记录作为质量指标，可能部分因为临床医生不能直接获取患者医疗记录（例如，常规在岗时间以外），记录存在障碍。然而，随着EMR不断发展和日益普及，特别是通过便携式设备远程访问，临床反应可以成为更实际的质量指标。

八、信息管理

关于危急和重大-风险结果信息的质量可以由准确度、及时性、可靠性、易读性、保密性和安全性来定义。信息质量应该管理以确保患者安全、保密和有效和高效的服务。

LIS中需要包括用于管理危急和重大-风险结果的纸质和电子的信息过程和程序。

一些认可机构要求LIS要具有将结果标记为危急或重大-风险及将此标记传递到EMR的能力，并且重要的是启动下游的通知系统。在许多的EMR系统中标记为危急或重大-风险的结果可能在EMR的结果管理模块中会有不同的处理。例如，一些EMR可以同时突出强调和要求积极确认标记为危急或重大-风险的结果。将重大-风险结果和从危急-风险结果和大量异常结果中区分出来在LIS和EMR中是具有挑战性的。

在系统停机期间也应该有管理危急和重大-风险结果报告的过程。在LIS停机期间实验室使用手工程序应该确保适当地确认和沟通危急和重大-风险结果。如果在自动消息中提供患者的危急和重大-风险结果，应考虑隐私和安全性，因为使用非安全通讯手段传输或者储存在缺乏加密的设备上的患者数据就有风险。

关键建议：①当将结果发送到EMR时，LIS应该包含带有特殊标记的试验结果信息来表明这是危急或重大-风险结果。②EMRs应该保留来自LIS的标记为了强调危急和重大-风险结果，并降低这些结果被忽视的风险。③应制定详尽的LIS停机计划来确保在LIS无法使用时能有效识别和报告危急和重大-风险结果。④需要确保在移动和中间设备上传输和可能存储危急和重大-风险结果报告的安全性和隐私性。

九、不符合事件管理

当危急和重大-风险结果延迟报告、没有报告，或者报告不完整的情况下，需要作为关键事件进行报告，这样就可以调查、跟踪和进行趋势分析这些不符合项，并可以识别出改进的机会。实验室不符合事件的政策、过程和程序应覆盖在产生危急和重大-风险结果过程中导致不符合事件的服务中断、差错或疏忽。实验室需要建立调查不符合事件的过程。

十、评　　估

需要监测是否遵从危急和重大-风险管理过程。需要定期评审过程的合规性、有效性，以及与需求和组织机构目标的一致性。

内部审核过程应该包括危急和重大-风险结果过程的评估和数据审核，以确保适当的记录、传递和储存结果。同时还应监测危急和重大-风险结果报告的及时性和可靠性。

外部监管或认可组织的评估可能会揭示出实验室需要解决的危急和重大-风险管理过程的缺陷或不足。

十一、持续改进

应该从客户反馈、抱怨、不符合事件、内部监测结果及任何外部评估的发现或缺陷确定改进危急和重大-风险结果报告过程的机会。当有严重的患者安全问题时，识别出的改进机会需要给予优先考虑。需要进行组织机构管理评审以决定组织的决策和行动。

医疗机构最终负责确保整个实验室检验过程的质量和安全。本章规定了两种类型的实验室结果需要特别关注，即危急和重大-风险结果，当这些结果没有迅速地报告给负责患者的医护人员时可能会有患者伤害的风险。危急-风险结果通常为危及生命的情况；重大-风险结果可能表示在时间框架内短于常规报告时间，当他们没有接受临床检查时会有不良结果的风险。

本章内容为组织过程的发展、警示清单、人员需求、文件记录、监测和实验室检验这种高风险后果方面的性能评估提供建议。当建立报告危急和重大-风险结果的政策和程序时应使用正式的风险管理实践。EMR 和信息学的普遍应用为改进危急和重大-风险结果报告，简化工作流程以及改进报告及时性提供新的工具。本章的目标是为组织机构提供一系列以风险管理原则为基础的建议，从而平衡评估风险和工作流程所需要的质量体系和文件。

第二章

我国质量指标调查——2011年危急值调查结果

50 年前 George D. Lundberg 博士报告了在美国洛杉矶南加州大学（USC）医疗中心检验科实施的第一个正式的危急值报告系统。他创造了术语"危急值"，指代表病理生理阶段的实验室试验结果，此结果异常，它需要及时采取有效的处理措施，否则会危及生命。他制定了一个危急值界限［也就是，一个结果的高和（或）低临界值，超出此范围的结果是危急的］的范围，一旦实验室技术人员发现了危急值，实验室就有责任及时将结果报告给负责此患者的临床医生。

危急值及时准确的报告对临床医生至关重要。国内外多个临床实验室管理机构都对危急值报告提出了相关要求。从 2003 年起，美国医疗机构评审联合委员会（Joint Commission on Accreditation of Healthcare Organizations，JCAHO）的患者安全目标（National Patients Safety Goals，NPSG）将危急值报告作为最受关注的目标，并对其提出了要求。联合委员会要求危急值结果应该在实验室制定的（与医护人员共同制定）规定时间内报告给"负责的持证医护人员"。我国从 2007 年开始出台的《患者安全目标手册》也明确规定了临床实验室必须要建立危急值报告制度。除此之外，ISO 15189、《医疗机构临床实验室管理办法》《综合医院评价标准》和国家卫生计生委（原卫生部）办公厅印发"三好一满意"活动中也要求实验室及时将危急值报告给临床。2015 年，国家卫生计生委组织麻醉、重症医学、急诊、临床检验、病理、医院感染 6 个专业国家级质控中心，制定了相关专业的质控指标（国卫办医函〔2015〕252 号），其中临床检验专业的 15 项质量指标（quality indicators，QI）也包含了危急值报告和报告及时性的相关指标。

第一节 基本概念和定义

危急值（critical values）是指一旦出现就应该立刻报告给临床的检测值，如未能及时报告，则会因为错过最佳治疗时机而威胁到患者的生命安全。这个概念是由美国 George D. Lundberg 教授于 1972 年提出，是临床实验室分析后阶段中的重要质量指标之一，其表现关乎客户对临床实验室服务的满意度。

尽管危急值报告历史已将近 40 年，但是国内外相关文献表明，在临床实验室实际操作中仍存在许多问题，主要包括以下几个方面：

1. 危急值项目的选择 不同的实验室间纳入的危急值项目差异很大。Kost 和 Howanitz

在美国的调查以及意大利的某全国性调查表明，除了常见的钙、钾、葡萄糖、血气、白细胞计数（white blood cell count，WBC）、凝血酶原时间（prothrombin time，PT）和活化部分凝血活酶时间（activated partial thromboplastin time，APTT）外，其他纳入危急值的项目种类和数量各不相同。

2. 危急值界限　目前危急值界限尚无统一的标准，国外的实验室多参考 Kost 教授发表的危急值界限表中的值，或是根据美国临床病理学家学会（American Society of Clinical Pathologists，ASCP）提供的危急值界限制定指南，但是就如何设定合理的危急值界限这个问题，我国尚缺乏一份标准指南。

3. 儿童危急值　儿童与成人的生理差异很大，因此如何根据其生理特点来纳入适宜的危急值项目，制定科学的界限值，是实验室应该考虑的重点。

4. 危急值报告与接收　包括接收人员的不统一、缺乏标准的危急值记录方案、对危急值报告制度知晓率较低等问题。

5. 报告及时性　一旦发现危急值，应该尽快报告给临床，以便其采取相应的治疗措施。但在缺乏医嘱、医生姓名和部门信息的情况下，从发现危急值到报告的时间可能长达半小时。因此，实验室应寻求用于改进报告时效的方案。

6. 假危急值　往往是由于分析前操作不规范所导致，例如在输液时采血、真空采血管抗凝剂问题和标本未及时送检等问题。

本章将对我国 2011 年临床实验室危急值报告的现况调查过程和结果进行介绍，并根据我国现状提供一些危急值报告建立与实施的建议，从而促进临床实验室质量的改进，以更好地保障患者安全。

第二节　危急值调查设计与统计方法

一、调查设计

调查均分两次进行。第一次为针对室间质量评价用户的调查，纳入了 2011 年参加国家卫生计生委临床检验中心（以下称"临检中心"）所开展的常规生化、心脏标志物、N 末端前脑钠肽、血气、全血细胞计数和凝血专业室间质量评价的所有临床实验室。第二次为抽样调查，采取完全随机抽样的方式，按照《中国医院名录大全》中的医院比例对我国不同地区等比例抽取 600 家医院。

（一）室间质量评价用户调查

危急值调查分为临床生化、血气和血液危急值三部分。其中，将 2011 年参加临检中心所开展的全国常规化学、心脏标志物、N 末端前脑钠肽三个专业室间质量评价计划的临床实验室作为临床生化危急值调查对象，将 2011 年参加血气专业室间质量评价的临床实验室作为血气危急值调查对象，将 2011 年参加全血细胞计数和凝血专业的临床实验室作为血液危急值调查对象，排除血站、疾病控制预防中心和独立的商业实验室。参与临床生化、血气和血液危急值调查的实验室总数分别为 1299、598 和 1238 家。

（二）随机抽样调查

随机抽取的 600 家医院中，三级医院占 15%，抽取 90 家；二级医院占 85%，抽取 510 家。所抽取医院覆盖我国华北、华中、华南、西北、东北、西南和东南七大地区。随机抽样调查的实验室仅需填写生化专业的危急值调查表。

二、调 查 内 容

临床生化、血气和血液危急值调查表分为两部分。第一部分为一般信息调查，包括医院基本信息和危急值报告制度建立与实施的相关信息。第二部分为生化、血气和血液三个专业住院、门诊和急诊部门中危急值项目的选择、危急值界限的来源、上限和下限值以及危急值发生率的相关信息。调查时间为从收到调查表开始的 2 个月。

（一）一般信息调查

1. 调查问卷中涉及的医院基本信息有：

（1）医院等级；

（2）医院类型；

（3）是否通过 ISO 15189 认可或者 CAP 认可；

（4）是否有实验室信息系统（laboratory information system，LIS）和医院信息系统（hospital information system，HIS）及是否有条码系统。

2. 危急值报告制度相关问题，包括如下内容：

（1）是否已制定危急值报告政策；

（2）是否对危急值采用重复检测进行验证；

（3）是否有确定危急值报告有效性的程序；

（4）是否对实验室人员进行危急值报告的相关培训；

（5）最常见的危急值报告接收人员；

（6）提醒实验室人员出现危急值的方式；

（7）最常见的危急值报告方式；

（8）危急值界限是否针对成人和儿童有所不同；

（9）针对同一患者一段时间内同一项目的检验结果重复出现危急值时的处理方式；

（10）是否针对不同的民族设定不同的危急值界限；

（11）是否针对不同科室或者不同疾病状态设定不同危急值界限；

（12）危急值的报告时间。

（二）各专业危急值检验项目

临床生化危急值调查包括钾、钠、氯、钙、葡萄糖、尿素、肌酐、N 末端前脑钠肽（NT-pro BNP）、肌酸激酶同工酶（creatine kinase-MB，CK-MB）、肌红蛋白（myohemoglobin，Myo）、肌钙蛋白-I（cardiac troponin-I，cTnI）和肌钙蛋白-T（cardiac troponin-T，cTnT），共 12 个检验项目；血气危急值调查包括 pH、pCO_2 和 pO_2，共 3 个检验项目；血液危急值调查包括白细胞计数（WBC）、红细胞计数（red blood cell，RBC）、血红蛋白（hemoglobin，Hb）、凝血酶原时间（PT）、活化部分凝血活酶时间（APTT）和纤维蛋白原（fibrinogen，Fbg），共 6 个检验项目。

三、信息采集与统计处理

（一）信息采集

实验室可通过如下三种方式来反馈调查表：

（1）通过临检中心与北京某公司共同开发的危急值报告室间质量评价网络平台来在线填报信息（www. clinet. com. cn）；

（2）通过电子邮件的形式将调查表收回；

（3）通过普通邮件方式来寄回调查表。

在调查问卷中提倡参与实验室尽量通过室间质量评价网络平台在线填报形式，以便统计。

（二）统计处理

采集的所有数据通过由临检中心与北京某公司（CLInet）共同开发的专用统计软件来进行分析处理。危急值界限统计时同时采用正态分布参数（平均值、标准差）和非正态分布参数（第 5% 位数值、中位数和第 95% 位数值），并按照不同医院等级和部门来进行分组比较，$P<0.05$ 视为有统计学意义。将超过（5%，95%）范围的离群值剔除掉。

第三节　危急值调查结果

一、一般信息调查

（一）室间质量评价用户调查

回收到的生化、血气和血液专业危急值调查表分别为 599、246 和 516 份，回收率分别为 46. 11%、41. 14% 和 39. 42%。参与调查的医院大多数为三级医院，在生化、血气和血液专业调查中分别占 78. 13%、85. 37% 和 79. 26%，二级医院分别占 19. 20%、13. 82% 和 17. 64%。综合性医院反馈信息最为积极，在生化、血气和血液调查中的比例分别 78. 30%、84. 96% 和 78. 29%。除此之外，其他常见的医院类型依次为中医医院、妇幼保健院、肿瘤专科医院、儿童医院和妇产科医院。

实验室认可状态方面的统计结果显示，生化、血气和血液危急值调查中通过 ISO 15189 或者 CAP 认可的实验室分别占 13. 52%、17. 48% 和 16. 28%。在信息建设方面，超过 75% 的实验室既有 LIS，又有 HIS，应用条码系统的实验室将近或者超过 70%。

（二）随机抽样调查

在所调查的 1 个月内，总共有 114 家临床实验室反馈了调查结果，其中三级医院 34 家，二级医院 77 家。

参与调查的大多数医院为综合型医院（占 71. 93%），通过 ISO 15189 或者 CAP 认可的实验室仅有 11 家。信息建设方面，有 LIS 和 HIS 的实验室占 40. 35%，同时还有近 30% 的实验室既无 LIS，也无 HIS。这部分实验室为那些信息系统建设不够理想的二级医院实验室。未采用条码系统的实验室占到了 58. 77%，这也反映了部分临床实验室的落后现状。由此可见，室间质量评价用户调查的实验室信息建设要好于随机抽样调查的实验室。

二、危急值报告制度建立及实施的相关情况

（一）危急值报告制度

1. 室间质量评价用户调查 几乎所有的室间质量评价用户都表明其已制定危急值结果报告制度，并且有超过 85% 的实验室在报告结果之前对危急值样本进行重复检测。已建立确定报告有效性程序，并对实验室人员进行相关培训的实验室居多，其比例超过 90%。见表 2-1。

表 2-1 危急值报告制度建立情况

分类特征	生化专业		血气专业		血液专业	
	实验室数	比例	实验室数	比例	实验室数	比例
是否已制定危急值结果报告的政策						
是	587	98.00%	240	97.56%	503	97.48%
否	10	1.67%	2	0.81%	10	1.94%
是否对危急值结果采用重复检测验证						
是	533	88.98%	207	84.15%	460	89.15%
否	58	9.68%	34	13.82%	47	9.11%
是否有确定危急值报告有效性的程序						
是	552	92.15%	232	94.31%	478	92.64%
否	37	6.18%	9	3.66%	28	5.43%
是否对实验室人员进行培训						
是	575	95.99%	237	96.34%	491	95.16%
否	17	2.84%	4	1.63%	15	2.91%

2. 随机抽样调查 106 家实验室表明其已制定危急值结果报告制度，并且有超过 85% 的实验室在报告结果之前对危急值样本进行重复检测。已建立确定报告有效性程序，并对实验室人员进行相关培训的实验室居多，其比例超过 86%。

（二）危急值报告方式

关于报告接收人员，在室间质量评价用户调查中的报告显示，一线医生和护士最为常见，各占 41.74% 和 53.92%。而报告的方式虽然包括电话报告、短信报告、传真等其他方式，排在首位的依然是电话报告，并且占了 94.99%。实验室中提醒实验室人员出现危急值结果的方式中，选择最多的为计算机提醒。见表 2-2。

在随机调查中，最常接收危急值的人员为护士和一线医生，其比例分别为 43.86% 和 49.12%；二线医生或者其他的比例低于 1%。提醒实验室人员出现危急值的方式主要为计算机提醒，占 57.02%。尽管有 94.74% 的实验室选择了电话报告，但短信报告方式也是存在的，占 4.39%。

表 2-2　报告方式（室间质量评价用户调查）

分类特征	生化专业		血气专业		血液专业	
	实验室数	比例	实验室数	比例	实验室数	比例
最常接获报告人员						
一线医生	250	41.74%	105	42.68%	222	43.02%
二线医生	5	0.83%	1	0.41%	8	1.55%
护士	323	53.92%	133	54.07%	270	52.33%
其他	12	2.00%	2	0.81%	7	1.36%
提醒出现危急值的方式						
计算机提醒	441	73.62%	187	76.02%	383	74.22%
大屏幕提醒	14	2.34%	6	2.44%	15	2.91%
其他	122	20.37%	46	18.70%	96	18.60%
危急值报告方式						
电话报告	569	94.99%	229	93.09%	485	93.99%
短信报告	3	0.50%	4	1.63%	3	0.58%
其他	18	3.01%	8	3.25%	1	0.19%
传真报告	0	0%	0	0%	17	3.29%

（三）特殊危急值界限

针对儿童和成人危急值界限是否不同的问题，仅有 60.60% 的室间质量评价用户的回答是肯定的。而针对不同民族来设置不同危急值界限的实验室非常少，不到 1%；针对不同科室，如血液科、肾内科、心脏科、消化科等，或者不同疾病状态设定不同的危急值界限的实验室将近 10%。

相比之下，65 家随机调查的实验室表明其设定的危急值界限存在成人与儿童/新生儿的差别，但是针对不同民族设定不同界限的仅有 2 家实验室，针对不同临床科室/疾病状态设定不同界限的也仅占 13.16%。

（四）重复危急值的处理方式

考虑到同一患者短时间内同一检验项目的结果重复出现危急值的处理问题，超过 70% 参与室间质量评价的实验室选择了一旦有危急值就报告结果，无论其是否为重复出现的值；其余的实验室则表示如果危急值次数达到临床预设的值，则不需要报告。这从某种意义上反映了实验室间成本效益观念中的差异。

在随机抽样调查中，有 76.32% 的实验室选择了一旦有危急值就报告结果，无论其是否为重复出现的值，18.42% 的实验室则表示如果危急值次数达到临床预设的值，则不需要报告。

（五）危急值报告及时性及意义

危急值报告及时性是临床关注的重点。在针对室间质量评价用户的调查中，在 30min 内报告危急值的实验室大于 80%，在 60min 内报告的有 10% 左右，3 家实验室在超过

60min 后报告。就危急值报告的意义而言，超过 80%的临床医生认为其具有很大的临床意义，但也有 10%左右的医生认为该值有帮助，但是帮助不大。没有医院认为危急值没有临床意义。

随机抽样调查的结果与室间质量评价用户调查类似。在 30min 内报告危急值的实验室占 80.70%，在 60min 内报告的占 14.91%，没有实验室在超过 60min 内报告。

三、危急值项目的选择

（一）生化专业

1. 室间质量评价用户调查　最常见的生化危急值项目依次为钾、葡萄糖、钠、钙、尿素、肌酐和氯，住院、门诊和急诊三个部门中这几个项目的百分比趋势相同。心脏标志物中肌酸激酶-MB（CK-MB）和肌钙蛋白-I（cTnI）选择的实验室数多于肌红蛋白（Myo）和肌钙蛋白-T（cTnT），但与钾、钠、钙等项目相比，其选择实验室的百分比较低。仅有不到或将近 6%的实验室选择 NT-pro BNP 作为危急值项目。见图 2-1～图 2-3。可见，危急值项目选择的室间差异还是很大的。

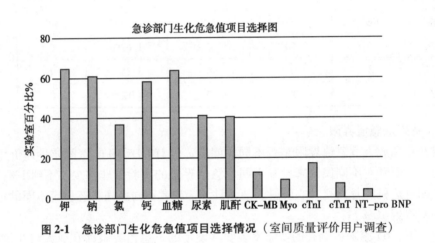

图 2-1　急诊部门生化危急值项目选择情况（室间质量评价用户调查）

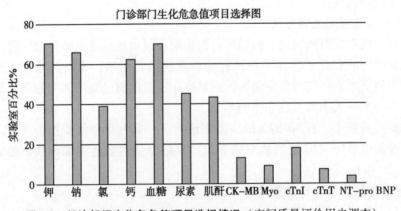

图 2-2　门诊部门生化危急值项目选择情况（室间质量评价用户调查）

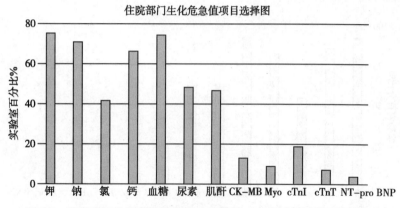

图 2-3　住院部门生化危急值项目选择情况（室间质量评价用户调查）

2. 随机抽样调查　选择钾、钠、钙和葡萄糖为危急值项目的实验室分别占 92.4%、85.8%、82.0% 和 92.4%。除此之外，有 60% 的实验室选择了尿素和肌酐。心脏标志物（肌酸激酶-MB 质量、肌红蛋白、肌钙蛋白-I）的选择实验室略低于 20%，仅有两家实验室选择了肌钙蛋白-T 和 NT-pro BNP。见图 2-4~图 2-6。

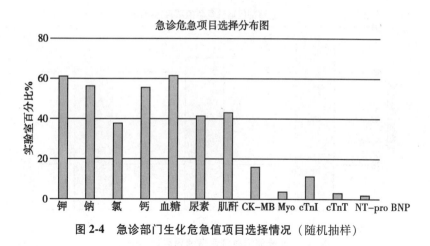

图 2-4　急诊部门生化危急值项目选择情况（随机抽样）

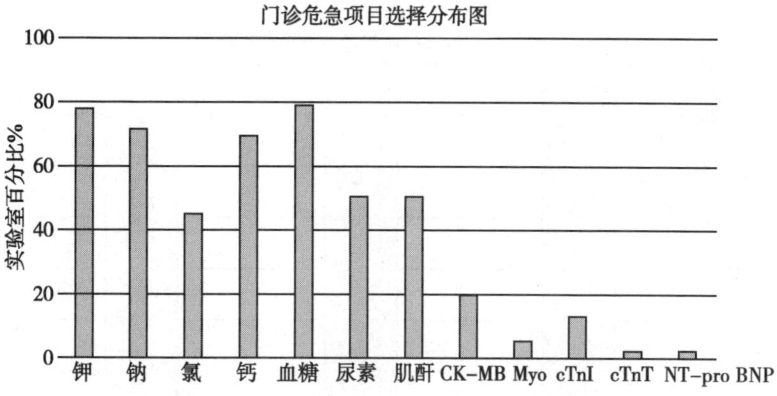

门诊危急项目选择分布图

图 2-5　门诊部门生化危急值项目选择情况（随机调查）

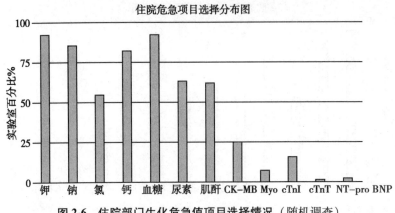

图 2-6　住院部门生化危急值项目选择情况（随机调查）

（二）血气专业

门诊部门中，超过半数的实验室选择了 pH、pCO_2 和 pO_2；急诊部门中选择这三者的实验室超过或者将近 70%；住院部门选择这三项的实验室百分比分别为 91.6%、81.2% 和 80.4%。见图 2-7~图 2-9。

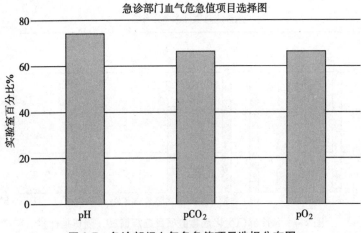

图 2-7　急诊部门血气危急值项目选择分布图

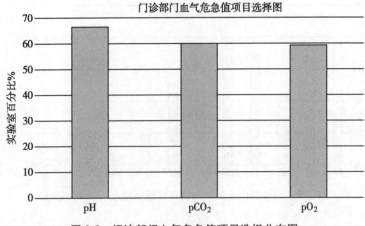

图 2-8　门诊部门血气危急值项目选择分布图

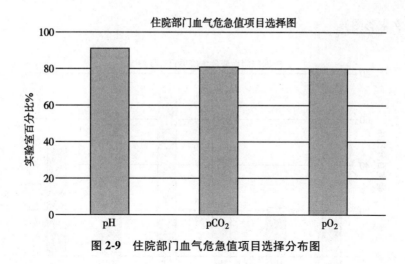

图 2-9　住院部门血气危急值项目选择分布图

（三）血液专业

在血液检验危急值调查中，除了 RBC 的选择百分比在 20% 左右以外，其他五项：WBC、Hb、PT、APTT 和 Fbg 都被 70% 左右的实验室视为门诊和急诊部门危急值项目，被超过 80% 的实验室选择为住院部门危急值项目。住院、门诊和急诊三个部门间的趋势相同。见图 2-10 ~ 图 2-12。

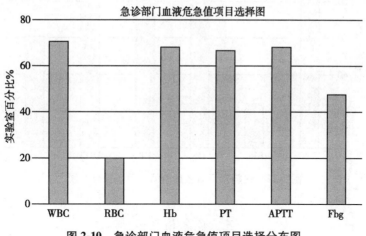

图 2-10　急诊部门血液危急值项目选择分布图

四、危急值界限值的来源

1. 室间质量评价用户调查　问卷所提供的选项包括：文献、其他实验室危急值范围、厂商推荐和实验室调查并与临床协商的结果。其中，在室间质量评价用户填写的信息中，选择最多的为来自文献，占 6.20%；文献/其他实验室危急值范围/实验室调查并与临床协商的结果占 4.43%。很多实验室都是同时参考了几种来源来制定危急值界限值的。其余实验室未填写危急值界限来源。见图 2-13（见文末彩图）。

2. 随机抽样调查　除去未填写的部分信息外，选择最多的是以实验室调查并与临床协商的结果作为危急值来源，其次为参考文献或其他实验室危急值范围作为界限值。见

图 2-14（见文末彩图）。

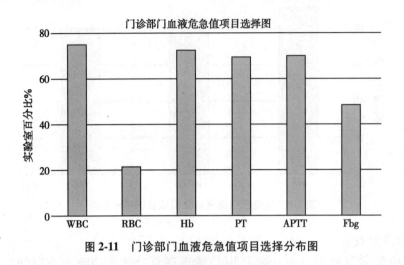

图 2-11 门诊部门血液危急值项目选择分布图

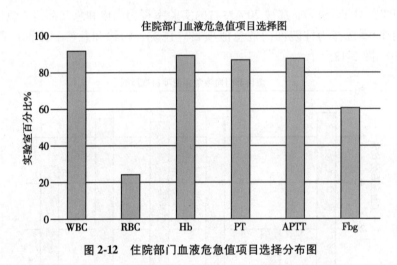

图 2-12 住院部门血液危急值项目选择分布图

五、危急值界限

（一）生化专业

1. 整体情况

（1）室间质量评价用户调查：实验室所上报的生化危急值项目的上限和下限值差异很大，尤其是肌酐、肌酸激酶-MB、肌红蛋白这几项，其他项目危急值界限在实验室间变异相对较小。表 2-3~表 2-5 展示的是根据离群值剔除标准人工剔除离群值后的住院部门、门诊部门和急诊部门危急值统计结果。

除了肌红蛋白下限、肌钙蛋白-T 上限和 N 末端前脑钠肽上限中位数在住院、门诊和急诊三个部门间存在一定差异外，其他项目的危急值上限和下限的中位数都相同。这说明医院在设定危急值界限时不会单独根据不同部门来设置不同界限值。

表 2-3 住院部门生化危急值上下限（针对室间质量评价用户的调查）

检验项目	危急值下限				危急值上限			
	平均值	第5%位数	中位数	第95%位数	平均值	第5%位数	中位数	第95%位数
钾（mmol/L）	2.7	2.5	2.8	3.0	6.3	5.8	6.2	7.0
钠（mmol/L）	119	110	120	125	160	150	160	170
氯（mmol/L）	81	75	80	90	120	115	120	130
钙（mmol/L）	1.59	1.50	1.60	1.75	3.52	3.00	3.50	3.55
葡萄糖（mmol/L）	2.5	2.1	2.5	3.0	23.8	15.0	22.2	30.0
尿素（mmol/L）	1.2	0.2	1.2	2.0	33.82	20.0	35.7	37.8
肌酐（μmol/L）	23	10	27	43	673	442	650	1000
肌酸激酶-MB（μg/L）	31	1	25	100	1180	500	1000	2000
肌红蛋白（μg/L）	39.3	0.4	25.0	90.0	664.3	400.0	500.0	1000.0
肌钙蛋白-I（μg/L）	-	-	-	-	0.67	0.10	0.50	2.00
肌钙蛋白-T（μg/L）	-	-	-	-	0.44	0.05	0.35	1.00
NT-pro BNP（ng/L）	0.99	1.00	1.00	1.00	1.00	1536.96	450.00	1000.00

表 2-4 门诊部门生化危急值上下限（针对室间质量评价用户的调查）

检验项目	危急值下限				危急值上限			
	平均值	第5%位数	中位数	第95%位数	平均值	第5%位数	中位数	第95%位数
钾（mmol/L）	2.7	2.5	2.8	3.0	6.3	5.8	6.2	7.0
钠（mmol/L）	119	110	120	125	159	150	160	170
氯（mmol/L）	82	75	80	90	120	115	120	130
钙（mmol/L）	1.59	1.50	1.60	1.75	3.44	3.00	3.50	3.75
葡萄糖（mmol/L）	2.5	2.0	2.5	3.0	23.6	15.0	22.2	30.0
尿素（mmol/L）	1.4	0.5	1.2	3.0	34.7	20.0	35.7	37.0
肌酐（μmol/L）	25	10	27	45	673	442	650	900
肌酸激酶-MB（μg/L）	27	1	15	100	1089	500	1000	2000
肌红蛋白（μg/L）	49.0	1.0	52.5	90.0	600.0	400.0	500.0	1000.0

续表

检验项目	危急值下限				危急值上限			
	平均值	第 5% 位数	中位数	第 95% 位数	平均值	第 5% 位数	中位数	第 95% 位数
肌钙蛋白-I (μg/L)	–	–	–	–	0.73	0.16	0.50	2.00
肌钙蛋白-T (μg/L)	–	–	–	–	0.42	0.05	0.20	1.00
NT-pro BNP (ng/L)	1.00	1.00	1.00	1.00	1459.38	450.00	1000.00	5000.00

表 2-5　急诊部门生化危急值上下限（针对室间质量评价用户的调查）

检验项目	危急值下限				危急值上限			
	平均值	第 5% 位数	中位数	第 95% 位数	平均值	第 5% 位数	中位数	第 95% 位数
钾（mmol/L）	2.7	2.5	2.8	3.0	6.4	5.8	6.2	7.0
钠（mmol/L）	119	110	120.0	125	159	150	160	170
氯（mmol/L）	82	75	80	90	120	115	120	130
钙（mmol/L）	1.59	1.50	1.60	1.75	3.96	3.00	3.50	3.75
葡萄糖（mmol/L）	2.5	2.0	2.5	3.0	24.4	15.0	22.2	30.0
尿素（mmol/L）	1.3	0.5	1.20	2.0	37.8	20.0	35.7	40.0
肌酐（μmol/L）	25	10	27	45	672	442	650	900
肌酸激酶-MB (μg/L)	22	1	25	50	1000	500	1000	2000
肌红蛋白（μg/L）	38.7	1.0	25.0	90.0	600.0	400.0	500.0	1000.0
肌钙蛋白-I (μg/L)	–	–	–	–	0.76	0.16	0.50	2.00
肌钙蛋白-T (μg/L)	–	–	–	–	0.42	0.05	0.20	1.00
NT-pro BNP (ng/L)	1.00	1.00	1.00	1.00	3658.82	450.00	1000.00	35000.00

　　除五项心脏标志物以外，各检验项目的危急值上下限的平均值和中位数间无明显差异。结合危急值项目选择分布的统计结果，我们可以认为目前就心脏标志物是否纳入到危急值项目及其界限设置这个问题，实验室间还存在很大的争议，有待进一步探讨。

　　（2）随机抽样调查：住院、急诊和门诊三个部门危急值界限间没有明显差异，且与针对室间质量评价用户的调查结果接近。见表 2-6。

　　将本次调查的结果与美国 Kost 教授的全国性调查结果进行了比较，可发现氯的上下限和尿素上限结果与其结果之间有明显差别（$P<0.05$）。考虑到肌酸激酶-MB、肌红蛋白、肌钙蛋白-I/肌钙蛋白-T 和 NT-Pro BNP 的报告实验室数量较少，故未将其与 Kost 教授的结果进行比较。

表 2-6　住院部门生化危急值上下限（随机抽样调查）

检验项目	危急值下限				危急值上限			
	平均值	第 5%位数	中位数	第 95%位数	平均值	第 5%位数	中位数	第 95%位数
钾（mmol/L）	2.8	2.5	2.8	3.0	6.4	6.0	6.2	7.5
钠（mmol/L）	120	115	120	125	159	150	160	160
氯（mmol/L）	83×	75	80	90	120	112	120	125
钙（mmol/L）	1.58	1.50	1.60	1.75	3.44	3.00	3.50	3.75
Glu（mmol/L）	2.5	2.0	2.5	3.0	23.3	15.0	22.2	30.0
尿素（mmol/L）	-	-	-	-	30.2	20.0	33.4	36.0
肌酐（μmol/L）	-	-	-	-	675	400	653	900

注：Glu 为葡萄糖

　　（3）随机抽样调查的组间分析：将数据分为三级住院、二级住院、三级门诊、二级门诊、三级急诊和二级急诊共六个组，利用 SPSS 得到的结果见表 2-7。

表 2-7　随机抽样调查生化危急值界限组间比较结果汇总表

项目/界限	正态性检验结果，P 值						组间比较结果，P 值
	三级急诊	二级急诊	三级门诊	二级门诊	三级住院	二级住院	
钾/下限	0.000	0.000	0.000	0.000	0.000	0.000	0.943
钾/上限	0.000	0.000	0.001	0.000	0.000	0.000	0.848
钠/下限	0.000	0.000	0.000	0.000	0.000	0.000	0.951
钠/上限	0.000	0.000	0.000	0.000	0.000	0.000	0.641
氯/下限	0.004	0.000	0.002	0.000	0.000	0.000	0.965
氯/上限	0.025	0.000	0.010	0.000	0.000	0.000	0.838
钙/下限	0.000	0.000	0.000	0.000	0.000	0.000	1.000
钙/上限	0.000	0.000	0.000	0.000	0.000	0.000	0.817
葡萄糖/下限	0.005	0.000	0.004	0.000	0.004	0.000	0.459
葡萄糖/上限	0.010	0.000	0.003	0.000	0.000	0.000	0.363
尿素/上限	0.003	0.000	0.002	0.000	0.001	0.002	0.730
肌酐/上限	0.616	0.000	0.0540	0.000	0.031	0.020	0.982

备注：$P<0.05$ 有统计学意义

由于数据分布为非正态分布，故此处先采用 SPSS 中的 Kruskal-Wallis 检验进行多组比较。从表 2-7 中可以看出，各组间危急值上下限没有明显差异，可见危急值界限值的设定与部门和医院等级无关。

2. 生化检验项目危急值界限汇总

（1）钾：报告住院部门钾危急值上限和下限的实验室有 539 家。下限平均值为 2.7mmol/L，中位数为 2.8mmol/L，标准差为 0.24mmol/L，最小值为 0.5mmol/L，最大值为 3.5mmol/L；上限平均值为 6.3mmol/L，中位数为 6.2mmol/L，标准差为 0.41mmol/L，最小值为 5.5mmol/L，最大值为 8.0mmol/L。三个部门分布情况基本相同。见图 2-15。

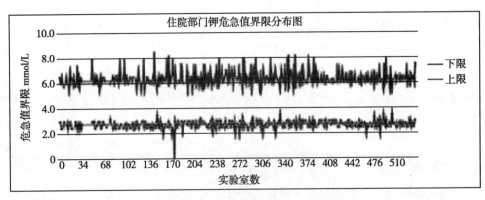

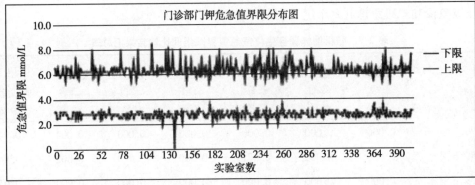

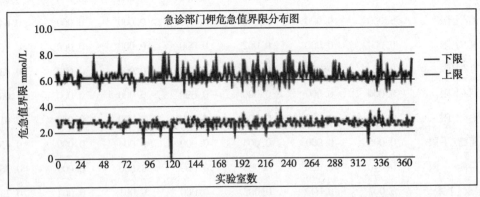

图 2-15 三个部门钾危急值上下限分布图（室间质量评价用户调查）

随机抽样调查中，提供钾危急值上下限的实验室有 96 家。下限平均值为 2.8mmol/L，中位数为 2.8mmol/L，标准差为 0.20mmol/L，最小值为 2.2mmol/L，最大值为 3.0mmol/L；上限平均值为 6.4mmol/L，中位数为 6.2mmol/L，标准差为 0.46mmol/L，最小值为 5.5mmol/L，最大值为 7.5mmol/L。三个部门分布情况基本相同。见图 2-16。

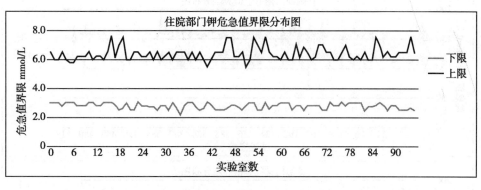

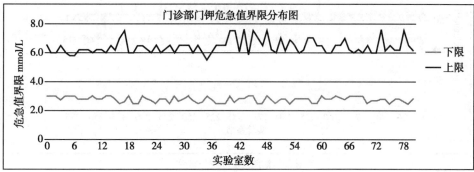

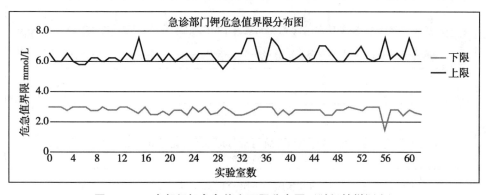

图 2-16 三个部门钾危急值上下限分布图（随机抽样调查）

（2）钠：报告住院部门钠危急值上下限的室间质量评价用户有 509 家，上限有 507 家。下限平均值为 119mmol/L，中位数为 120mmol/L，标准差为 4.72mmol/L，最小值为 80mmol/L，最大值为 150mmol/L；上限平均值为 160mmol/L，中位数为 160mmol/L，标准差为 4.26mmol/L，最小值为 150mmol/L，最大值为 180mmol/L。三个部门分布情况基本相同。见图 2-17。

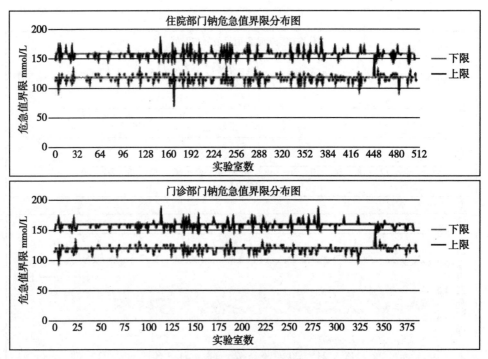

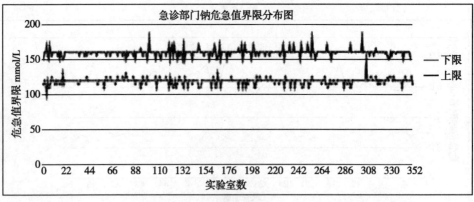

图 2-17 三个部门钠危急值上下限分布图（室间质量评价用户调查）

　　随机抽样调查中，提供住院部门钠危急值上下限的实验室有 87 家。下限平均值为 120mmol/L，中位数为 120mmol/L，标准差为 4.29mmol/L，最小值为 100mmol/L，最大值为 130mmol/L；上限平均值为 159mmol/L，中位数为 160mmol/L，标准差为 4.65mmol/L，最小值为 150mmol/L，最大值为 180mmol/L。三个部门分布情况基本相同。见图 2-18。

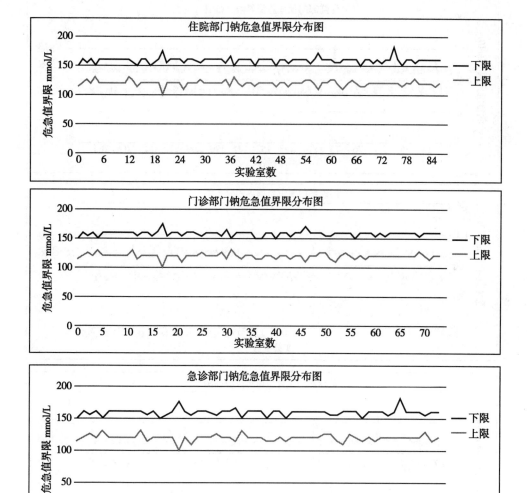

图 2-18　三个部门钠危急值上下限分布图（随机抽样调查）

（3）氯：报告住院部门氯危急值上下限的室间质量评价用户有297家，上限有295家。下限平均值为81mmol/L，中位数为80mmol/L，标准差为6.68mmol/L，最小值为7mmol/L，最大值为90mmol/L；上限平均值为120mmol/L，中位数为120mmol/L，标准差为4.74mmol/L，最小值为110mmol/L，最大值为150mmol/L。三个部门分布情况基本相同。见图2-19。

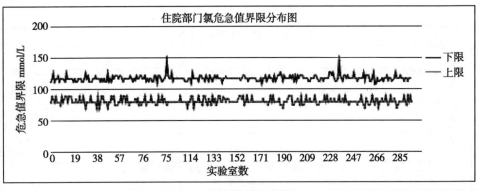

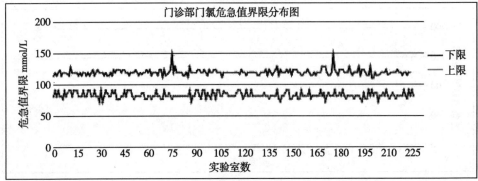

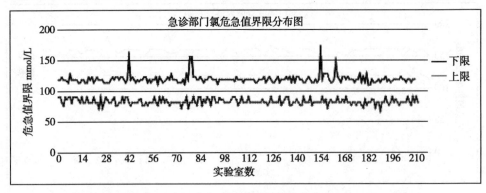

图2-19　三个部门氯危急值上下限分布图（室间质量评价用户调查）

　　随机抽样调查中，提供氯危急值下限的实验室有 56 家，上限有 54 家。下限平均值为 83mmol/L，中位数为 80mmol/L，标准差为 5.64mmol/L，最小值为 70mmol/L，最大值为 90mmol/L；上限平均值为 120mmol/L，中位数为 120mmol/L，标准差为 4.13mmol/L，最小值为 110mmol/L，最大值为 131mmol/L。三个部门分布情况基本相同。见图 2-20。

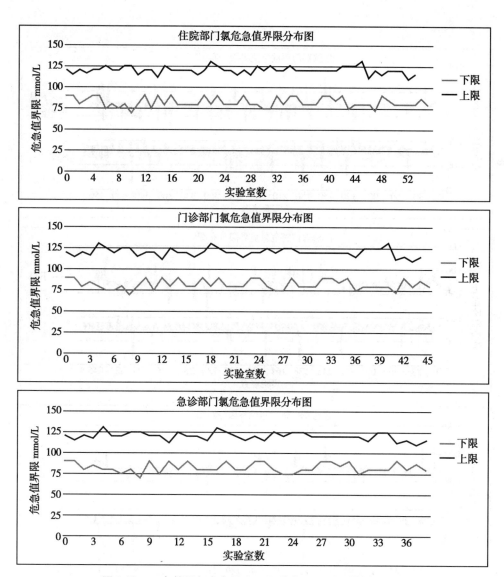

图 2-20　三个部门氯危急值上下限分布图（随机抽样调查）

（4）钙：报告住院部门钙危急值上下限的室间质量评价用户有 469 家，上限有 461 家。下限平均值为 1.59mmol/L，中位数为 1.60mmol/L，标准差为 0.18mmol/L，最小值为 0.37mmol/L，最大值为 2.00mmol/L；上限平均值为 3.52mmol/L，中位数为 3.50mmol/L，标准差为 1.71mmol/L，最小值为 2.50mmol/L，最大值为 40.00mmol/L。三个部门分布情况基本相同。见图 2-21。

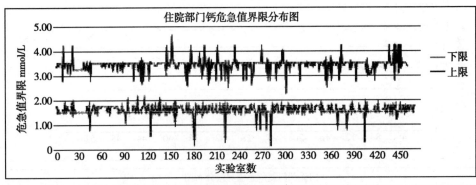

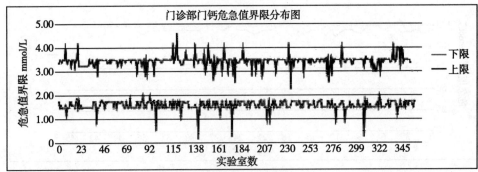

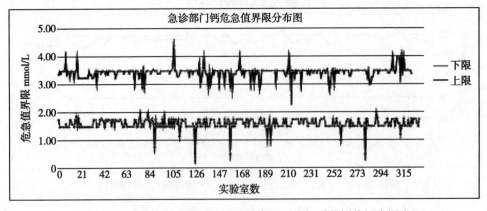

图 2-21　三个部门钙危急值上下限分布图（室间质量评价用户调查）

随机抽样调查中，提供钙危急值下限的实验室有 82 家，上限为 81 家。下限平均值为 1.58mmol/L，中位数为 1.60mmol/L，标准差为 0.17mmol/L，最小值为 0.80mmol/L，最大值为 1.80mmol/L；上限平均值为 3.44mmol/L，中位数为 3.50mmol/L，标准差为 0.21mmol/L，最小值为 2.75mmol/L，最大值为 4.00mmol/L。三个部门分布情况基本相同。见图 2-22。

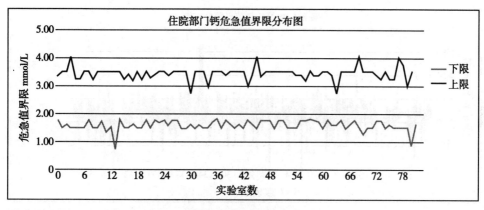

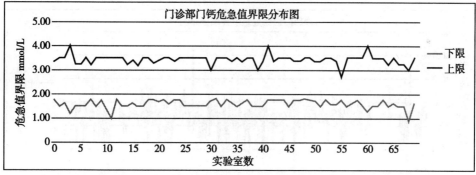

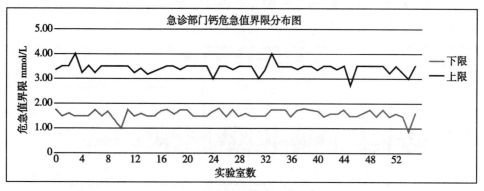

图 2-22　三个部门钙危急值上下限分布图（随机抽样调查）

（5）葡萄糖：报告住院部门葡萄糖危急值上下限的室间质量评价用户有 529 家，上限有 518 家。下限平均值为 2.5mmol/L，中位数为 2.5mmol/L，标准差为 0.30mmol/L，最小值为 1.0mmol/L，最大值为 3.0mmol/L；上限平均值为 23.8mmol/L，中位数为 22.2mmol/L，标准差为 4.28mmol/L，最小值为 15.0mmol/L，最大值为 50.0mmol/L。三个部门分布情况基本相同。见图 2-23。

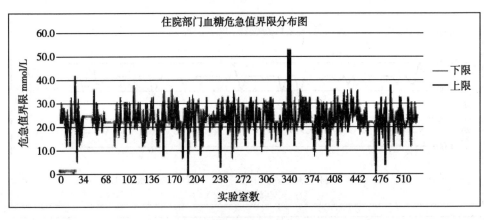

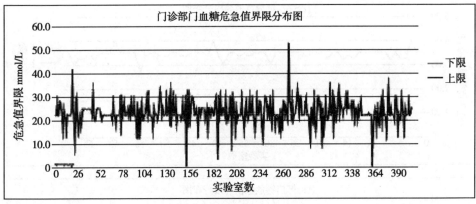

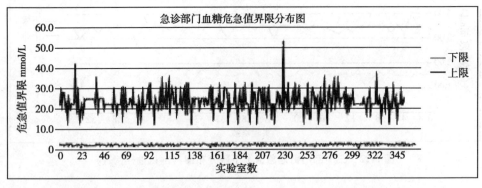

图 2-23　三个部门葡萄糖危急值上下限分布图（室间质量评价用户调查）

随机抽样调查中，提供葡萄糖危急值下限的实验室有 92 家，上限有 94 家。下限平均值为 2.5mmol/L，中位数为 2.5mmol/L，标准差为 0.32mmol/L，最小值为 1.7mmol/L，最大值为 3.0mmol/L；上限平均值为 23.3mmol/L，中位数为 22.2mmol/L，标准差为 5.04mmol/L，最小值为 15.0mmol/L，最大值为 55.5mmol/L。三个部门分布情况基本相同。见图 2-24。

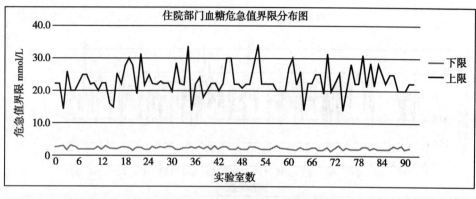

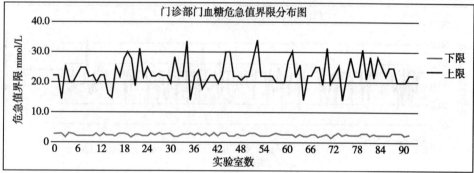

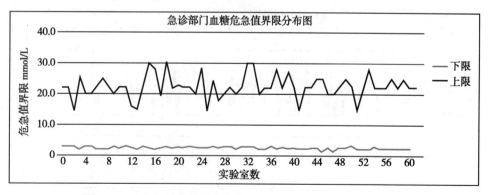

图 2-24　三个部门葡萄糖危急值上下限分布图（随机抽样调查）

（6）尿素：报告住院部门尿素危急值上下限的室间质量评价用户有 41 家，上限有 260 家。下限平均值为 1.2mmol/L，中位数为 1.2mmol/L，标准差为 0.54mmol/L，最小值为 0.1mmol/L，最大值为 2.0mmol/L；上限平均值为 33.8mmol/L，中位数为 35.7mmol/L，标准差为 31.48mmol/L，最小值为 20.0mmol/L，最大值为 530.0mmol/L。三个部门分布情况基本相同。见图 2-25。

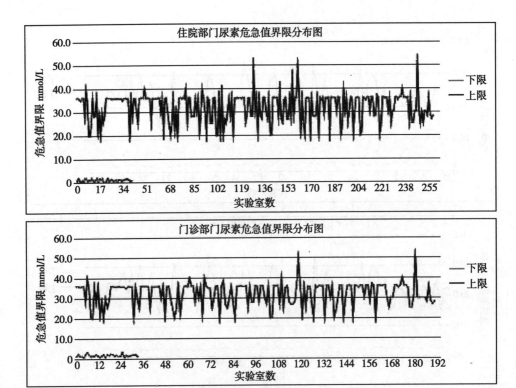

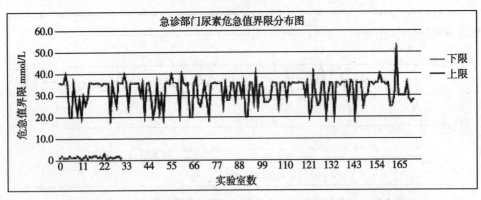

图 2-25   三个部门尿素危急值上下限分布图（室间质量评价用户调查）

　　随机抽样调查中，提供尿素危急值下限的实验室有 10 家，上限有 52 家。下限平均值为 1.3mmol/L，中位数为 1.3mmol/L，标准差为 0.48mmol/L，最小值为 0.5mmol/L，最大值为 2.2mmol/L；上限平均值为 30.2mmol/L，中位数为 33.4mmol/L，标准差为 7.01mmol/L，最小值为 20.0mmol/L，最大值为 45.0mmol/L。三个部门分布情况基本相同。见图 2-26。

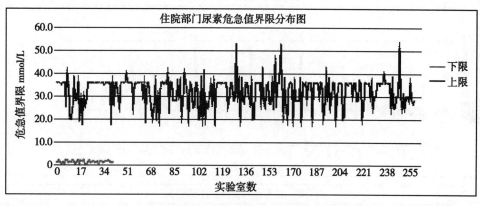

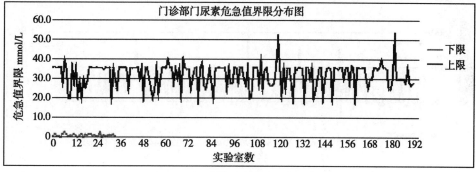

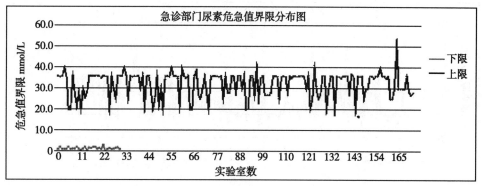

图 2-26　三个部门尿素危急值上下限分布图（随机抽样调查）

（7）肌酐：报告肌酐危急值上下限的室间质量评价用户有25家，上限有257家。下限平均值为23μmol/L，中位数为27μmol/L，标准差为10.27μmol/L，最小值为5μmol/L，最大值为45μmol/L；上限平均值为673μmol/L，中位数为650μmol/L，标准差为203μmol/L，最小值为400μmol/L，最大值为1500μmol/L。三个部门分布情况基本相同。见图2-27。

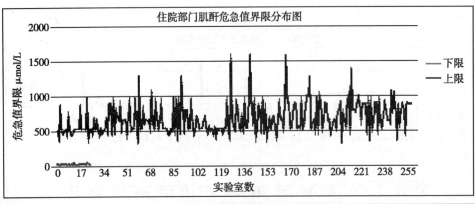

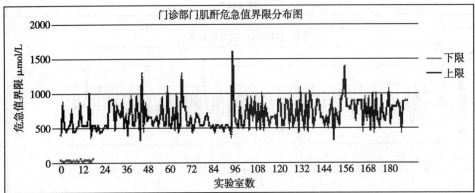

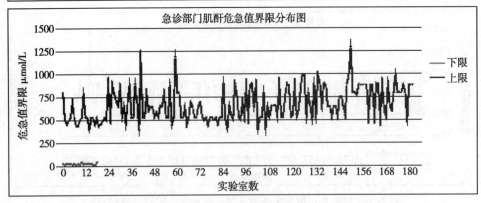

图2-27　三个部门肌酐危急值上下限分布图（室间质量评价用户调查）

随机抽样调查中，提供肌酐危急值下限的实验室有 7 家，上限 50 家。因下限的数量太少，故在本文中不做相关统计。上限平均值为 675μmol/L，中位数为 653μmol/L，标准差为 199μmol/L，最小值为 400μmol/L，最大值为 1500μmol/L。三个部门分布情况基本相同。见图 2-28。

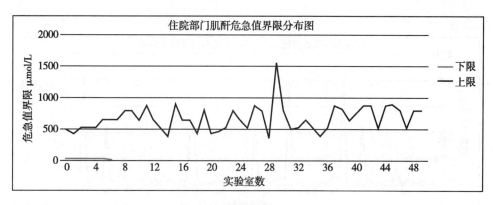

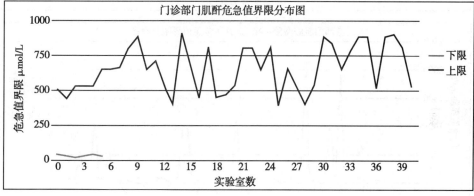

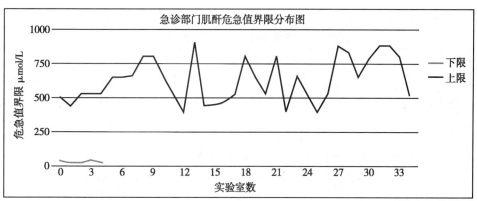

图 2-28　三个部门肌酐危急值上下限分布图（随机抽样调查）

（8）肌酸激酶-MB：报告肌酸激酶-MB 危急值上下限的室间质量评价用户中有 7 家，上限有 94 家。下限平均值为 31μg/L，中位数为 25μg/L，标准差为 35.14μg/L，最小值为 1μg/L，最大值为 100μg/L；上限平均值为 1723μg/L，中位数为 50μg/L，标准差为 393μg/L，最小值为 1μg/L，最大值为 2000μg/L。三个部门分布情况基本相同。有 9 个值明显不同于其他实验室结果。见图 2-29。

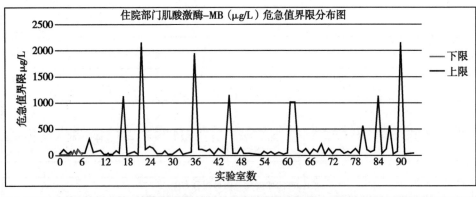

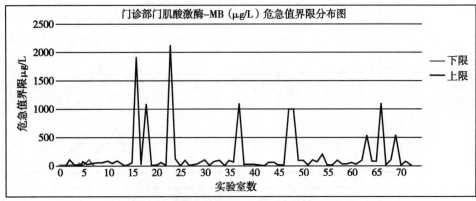

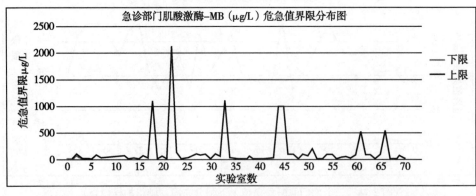

图 2-29 三个部门肌酸激酶-MB 危急值上下限分布图（室间质量评价用户调查）

随机抽样调查中，提供肌酸激酶-MB 危急值下限的实验室只有 4 家，上限 26 家。因数据量过小，故此处不做统计分析。

（9）肌红蛋白：报告肌红蛋白危急值上下限的室间质量评价用户有 6 家，上限有 67 家。下限平均值为 52.12μg/L，中位数为 52.50μg/L，标准差为 49.71μg/L，最小值为 0.40μg/L，最大值为 116.30μg/L；上限平均值为 177.94μg/L，中位数为 110.00μg/L，标准差为 198.31μg/L，最小值为 0.50μg/L，最大值为 1000.00μg/L。三个部门分布情况基本相同。有三家实验室结果明显异于其他实验室。见图 2-30。

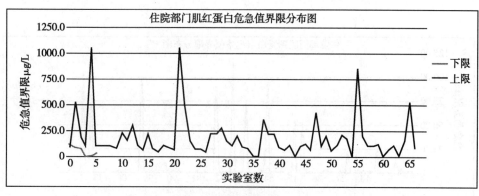

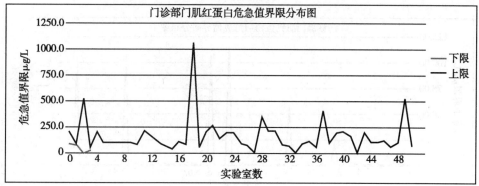

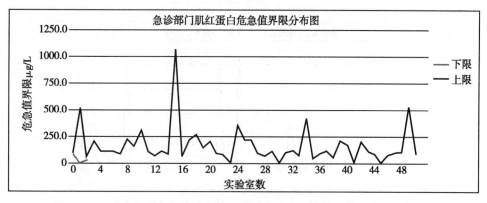

图 2-30　三个部门肌红蛋白危急值上下限分布图（室间质量评价用户调查）

随机抽样调查中，提供肌红蛋白危急值下限的实验室只有 2 家，上限 7 家。因数据量过小，故此处不做统计分析。

（10）肌钙蛋白-I：报告住院部门肌钙蛋白-I 危急值上下限的室间质量评价用户有 11家，上限有 130 家。下限平均值为 0.67μg/L，中位数为 0.50μg/L，标准差为 0.53μg/L，最小值为 0.10μg/L，最大值为 2.00μg/L；上限平均值为 7.23μg/L，中位数为 0.65μg/L，标准差为 22.42μg/L，最小值为 0.01μg/L，最大值为 110.00μg/L。住院部门有 9 家实验室结果与其他明显不同，门诊和急诊各有 6 个明显异常的值。见图 2-31。

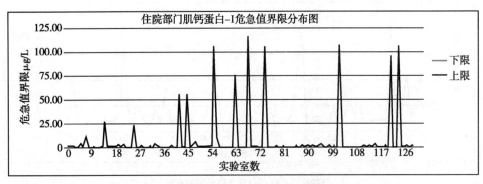

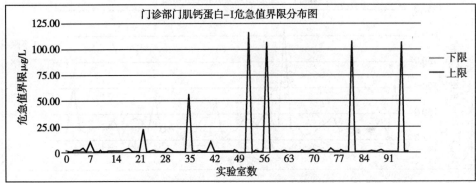

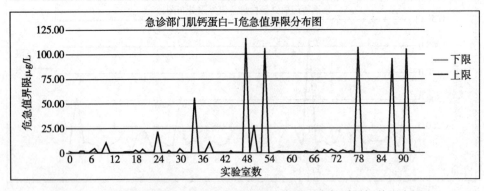

图 2-31　三个部门肌钙蛋白-I 危急值上下限分布图（室间质量评价用户调查）

随机抽样调查中，提供肌钙蛋白-I危急值下限的实验室只有2家，上限15家。因数据量过小，故此处不做统计分析。

（11）肌钙蛋白-T：报告住院部门肌钙蛋白-T危急值上下限的室间质量评价用户有4家，上限有53家。下限平均值为0.44μg/L，中位数为0.35μg/L，标准差为0.42μg/L，最小值为0.05μg/L，最大值为1.00μg/L；上限平均值为8.60μg/L，中位数为0.10μg/L，标准差为33.64μg/L，最小值为0.01μg/L，最大值为200.00μg/L。各部门内实验室所提供的上限值相差很大。见图2-32。

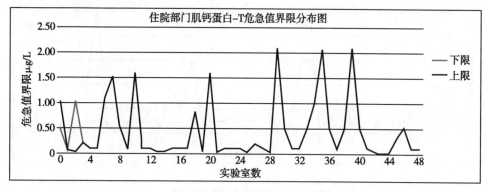

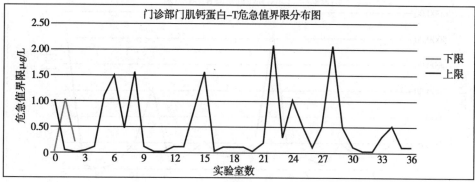

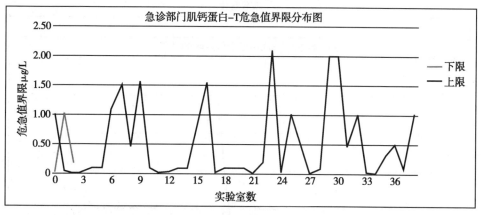

图2-32　三个部门肌钙蛋白-T危急值上下限分布图（室间质量评价用户调查）

随机抽样调查中，提供肌钙蛋白-T危急值下限的实验室只有4家，上限26家。因数据量过小，故此处不做统计分析。

（12）N 末端前脑钠肽：报告住院部门 N 末端前脑钠肽危急值上下限的实验室有 2 家，上限有 33 家。下限平均值为 750.50ng/L，中位数为 750.50ng/L，标准差为 1059.95ng/L，最小值为 1.00ng/L，最大值为 1500ng/L；上限平均值为 1132.70ng/L，中位数为 500.00ng/L，标准差为 1404.06ng/L，最小值为 1.00ng/L，最大值为 50 000.00ng/L。上报数量较少，且各部门内的数据差异大。见图 2-33。

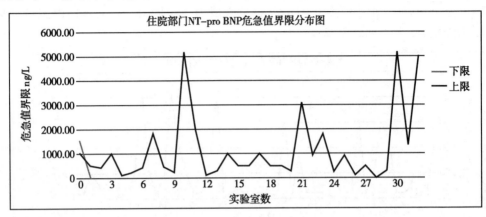

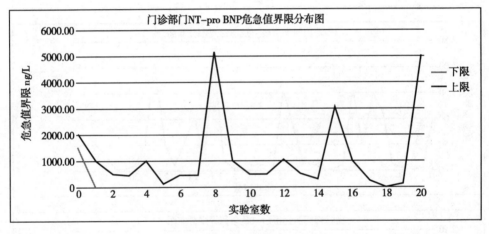

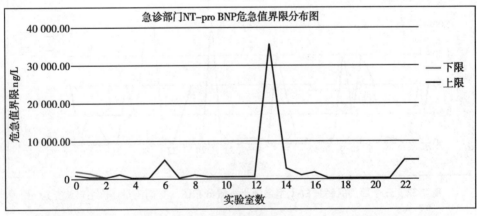

图 2-33 三个部门 N 末端前脑钠肽危急值上下限分布图（室间质量评价用户调查）

随机抽样调查中，提供 N 末端前脑钠肽危急值下限的实验室只有 22 家，上限 33 家。因数据量过小，故此处不做统计分析。

（二）血气专业

1. pH　报告住院部门 pH 危急值上下限的实验室有 216 家，上限有 216 家。下限平均值为 7.15，中位数为 7.20，标准差为 0.15，最小值为 6.80，最大值为 7.35；上限平均值为 7.59，中位数为 7.55，标准差为 0.09，最小值为 7.45，最大值为 7.90。各部门和各实验室间上报界限较为接近。见图 2-34。

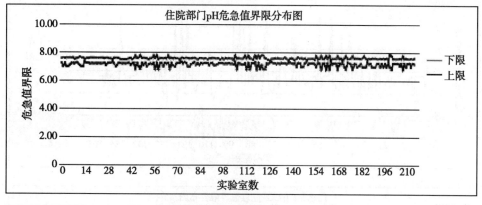

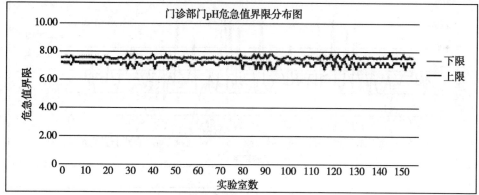

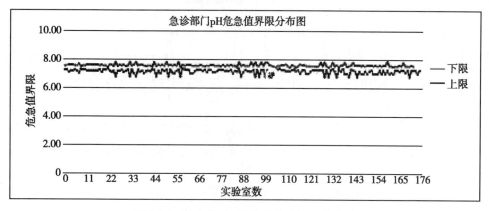

图 2-34　三个部门 pH 危急值上下限分布图

2. pCO_2 报告住院部门 pCO_2 危急值上下限的实验室有 11 家，上限有 181 家。下限平均值为 3mmHg，中位数为 3mmHg，标准差为 1.07mmHg，最小值为 1mmHg，最大值为 5mmHg；上限平均值为 67mmHg，中位数为 70mmHg，标准差为 24.86mmHg，最小值为 8mmHg，最大值为 130mmHg。三个部门间分布情况基本相同，但是各部门内实验室间上限值差异明显。见图 2-35。

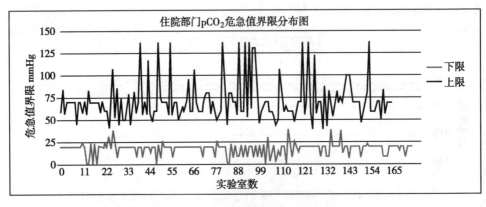

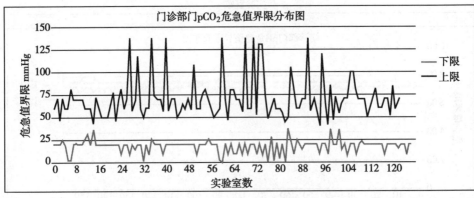

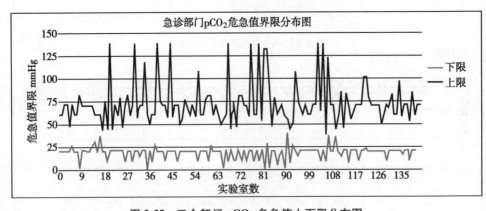

图 2-35 三个部门 pCO_2 危急值上下限分布图

3. pO₂ 报告住院部门 pO_2 危急值上下限的实验室有 179 家，上限有 20 家。下限平均值为 43mmHg，中位数为 45mmHg，标准差为 12.59mmHg，最小值为 3mmHg，最大值为 70mmHg；上限平均值为 208mmHg，中位数为 145mmHg，标准差为 201.63mmHg，最小值为 100mmHg，最大值为 1000mmHg。下限值在各实验室和三个部门间的分布较为接近。见图 2-36。

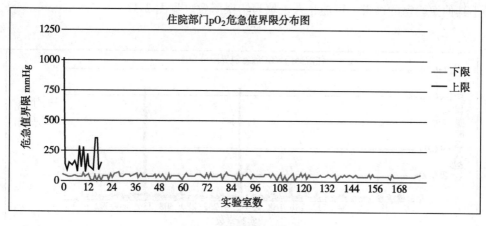

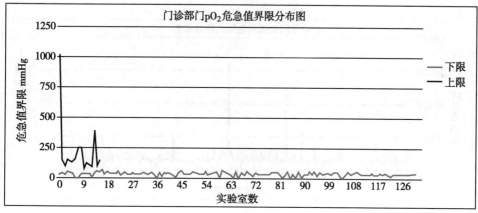

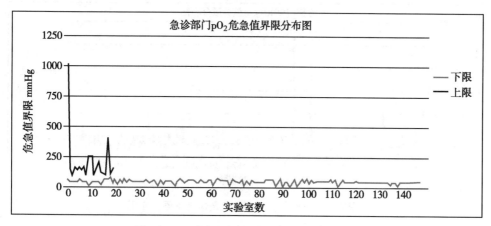

图 2-36　三个部门 pO_2 危急值上下限分布图

（三）血液专业

1. WBC 报告住院部门 WBC 危急值上下限的实验室有 437 家，上限有 429 家。下限平均值为 $1.87 \times 10^9/L$，中位数为 $2.00 \times 10^9/L$，标准差为 $0.70 \times 10^9/L$，最小值为 $0.50 \times 10^9/L$，最大值为 $3.50 \times 10^9/L$；上限平均值为 $38.08 \times 10^9/L$，中位数为 $30.00 \times 10^9/L$，标准差为 $68.54 \times 10^9/L$，最小值为 $10.00 \times 10^9/L$，最大值为 $1000.00 \times 10^9/L$。上限值中有两个明显异于其他实验室的结果，可能是人工填写错误所致。见图 2-37。

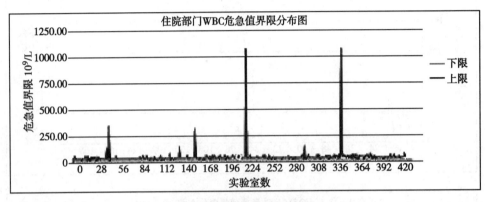

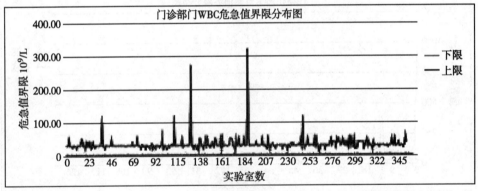

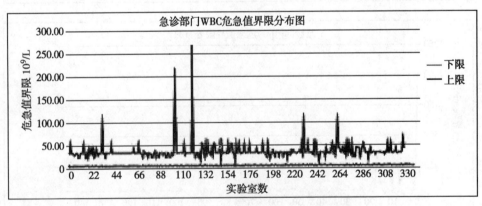

图 2-37 三个部门 WBC 危急值上下限分布图

2. RBC 报告住院部门 RBC 危急值上下限的实验室有 116 家，上限有 101 家。下限平均值为 $1.80×10^{12}/L$，中位数为 $2.00×10^{12}/L$，标准差为 $0.47×10^{12}/L$，最小值为 $1.00×10^{12}/L$，最大值为 $3.00×10^{12}/L$；上限平均值为 $17.05×10^{12}/L$，中位数为 $6.60×10^{12}/L$，标准差为 $59.79×10^{12}/L$，最小值为 $5.50×10^{12}/L$，最大值为 $500.00×10^{12}/L$。上限值中有三个明显异于其他结果的值，可能是该实验室将其他项目的界限值错填到 RBC 中。见图 2-38。

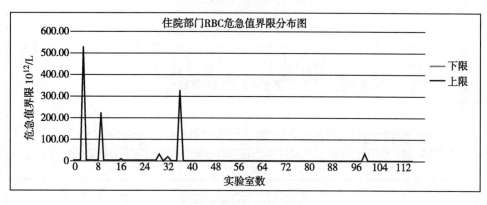

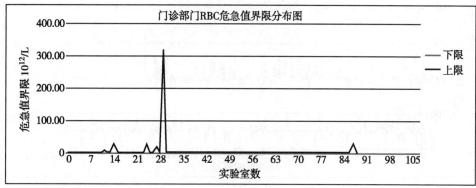

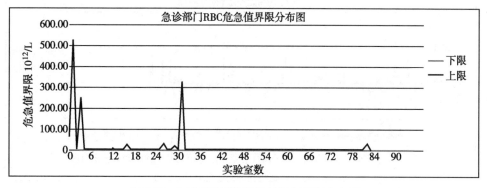

图 2-38 三个部门 RBC 危急值上下限分布图

3. Hb 报告住院部门 Hb 危急值上下限的实验室有 430 家，上限有 328 家。下限平均值为 50g/L，中位数为 50g/L，标准差为 10g/L，最小值为 2g/L，最大值为 90g/L；上限平均值为 202g/L，中位数为 200g/L，标准差为 19.49g/L，最小值为 160g/L，最大值为 300g/L。三个部门的数据分布情况基本相同。见图 2-39。

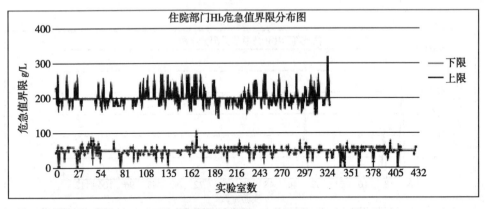

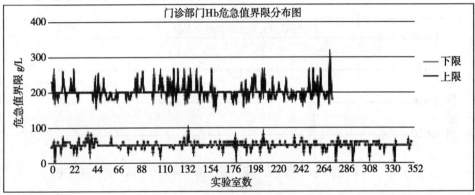

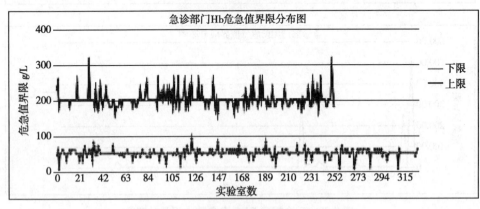

图 2-39 三个部门 Hb 危急值上下限分布图

4. PT 报告住院部门 PT 危急值上下限的实验室有 130 家，上限有 405 家。下限平均值为 7.7s，中位数为 8.0s，标准差为 1.24s，最小值为 3.6s，最大值为 11s；上限平均值为 31.4s，中位数为 30.0s，标准差为 15.4s，最小值为 15.0s，最大值为 150.0s。三个部门的数据分布情况基本相同。见图 2-40。

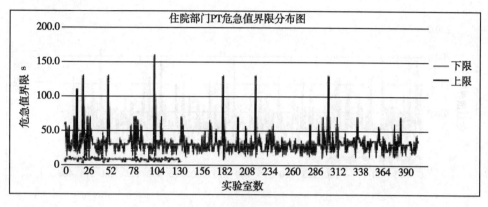

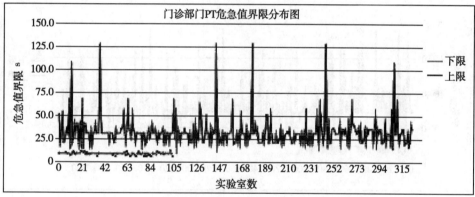

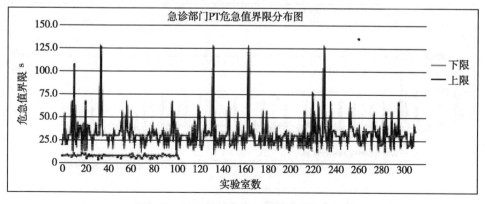

图 2-40 三个部门 PT 危急值上下限分布图

5. APTT 报告住院部门 APPT 危急值上下限的实验室有 21 家，上限有 412 家。下限平均值为 10.1s，中位数为 10.0s，标准差为 0.73s，最小值为 8.0s，最大值为 12.0s；上限平均值为 82.0s，中位数为 70.0s，标准差为 26.16s，最小值为 34.0s，最大值为 200.0s。三个部门的数据分布情况基本相同。见图 2-41。

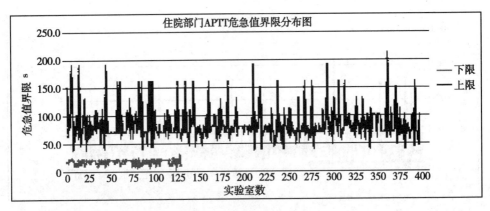

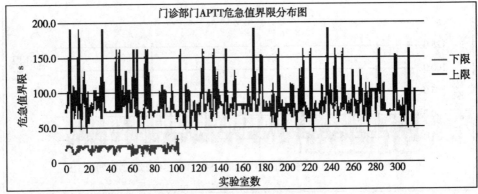

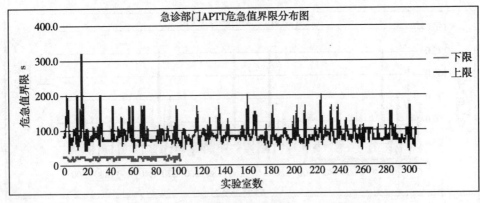

图 2-41 三个部门 APTT 危急值上下限分布图

6. Fbg 报告住院部门 Fbg 危急值上下限的实验室有 264 家，上限有 166 家。下限平均值为 0.99g/L，中位数为 1.00g/L，标准差为 0.25g/L，最小值为 0.10g/L，最大值为 2.00g/L；上限平均值为 37.43g/L，中位数为 8.00g/L，标准差为 177.79g/L，最小值为 4.00g/L，最大值为 1800.00g/L。三个部门的数据分布情况基本相同。住院部门有五个明显的离群值，门诊和急诊各有 3 个离群值，很大可能是人工填写错误所致。见图 2-42。

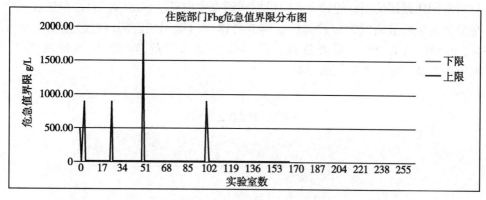

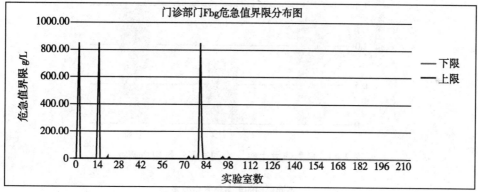

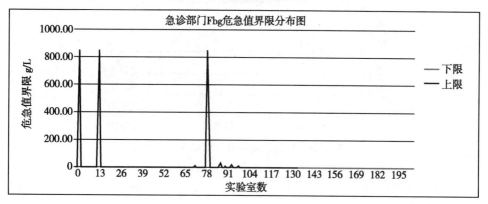

图 2-42 三个部门 Fgb 危急值上下限分布图

六、危急值发生率

(一) 部门分布

发生率的计算公式为:

$$危急值发生率 = \frac{同时期内该项目危急值发生总数}{某时期内某项目检验总数}$$

针对室间质量评价用户的调查和随机抽样调查中均显示,门诊、急诊和住院三个部门中,危急值发生率最高的为急诊部门。前者急诊、门诊和住院部门危急值发生率分别为 2.03%、0.84% 和 1.48%,后者急诊、门诊和住院部门危急值发生率依次为 1.50%、0.86% 和 0.77%。见图 2-43、图 2-44。

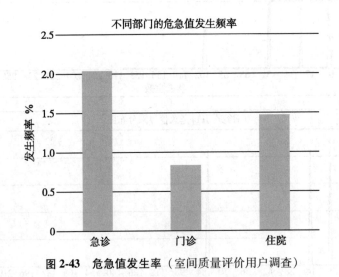

图 2-43 危急值发生率(室间质量评价用户调查)

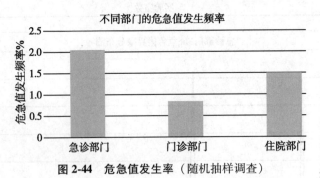

图 2-44 危急值发生率(随机抽样调查)

(二) 检验项目分布

1. 生化专业

(1) 室间质量评价用户调查:住院部门危急值发生率从高到低依次为肌钙蛋白-I、肌钙蛋白-T、肌红蛋白、N 末端前脑钠肽、肌酸激酶-MB、钾、肌酐、氯、尿素、钠、葡萄糖和钙,分别为 9.82%、9.53%、8.74%、8.40%、3.77%、1.60%、1.50%、1.05%、1.00%、0.93%、0.93% 和 0.82%。急诊部门中发生率最高的为 N 末端前脑钠肽、肌钙蛋白-T 和肌钙蛋白-I；门诊部门则为 N 末端前脑钠肽、肌红蛋白和肌钙蛋白-T。

住院部门发生数最高的前三项为钾、葡萄糖和肌酐，2 个月内分别发生 46 616 次、30 786 次和 29 629 次；门诊部门前三项为葡萄糖、钾和肌酐，2 个月发生数分别为 9467、7403 和 6381 次；急诊部门前三项为钾、葡萄糖和钠，发生数分别为 14 967、9412 和 7612 次。见图 2-45 ~ 图 2-47。

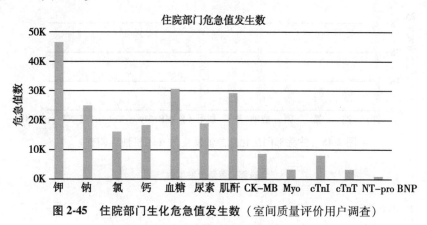

图 2-45　住院部门生化危急值发生数（室间质量评价用户调查）

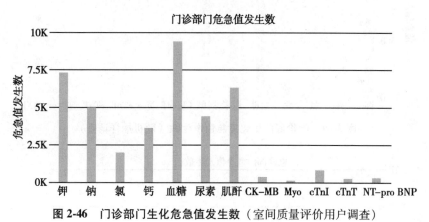

图 2-46　门诊部门生化危急值发生数（室间质量评价用户调查）

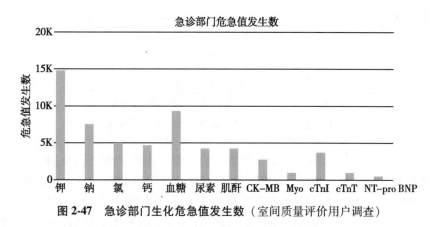

图 2-47　急诊部门生化危急值发生数（室间质量评价用户调查）

（2）随机抽样调查：门诊和住院部门前三位为葡萄糖、钾和肌酐，而急诊部门发生数最高的三种检验项目分别为钾、葡萄糖和肌钙蛋白-T。住院、门诊和急诊危急值发生率最高的均为肌钙蛋白-T。见图 2-48~图 2-50。

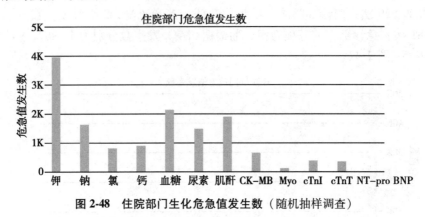

图 2-48 住院部门生化危急值发生数（随机抽样调查）

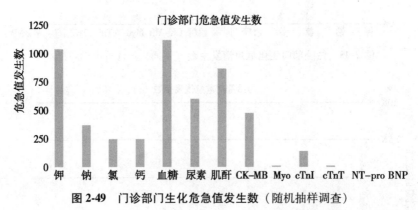

图 2-49 门诊部门生化危急值发生数（随机抽样调查）

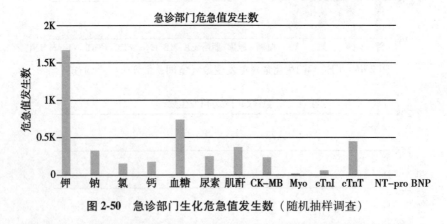

图 2-50 急诊部门生化危急值发生数（随机抽样调查）

2. 血气专业 三个部门中血气专业危急值的发生率相近。pH、pCO_2 和 pO_2 在住院部门的危急值发生率分别为 4.99%、6.57% 和 5.17%，在门诊部门的发生率分别为 4.82%、6.04% 和 4.88%，在急诊部门的危急值发生率分别为 5.22%、7.42% 和 5.35%。可以看出，无论是在住院部门、门诊部门还是急诊部门，pCO_2 的发生率是最高的，其 2 个月内的发生数也是最多的。见图 2-51~图 2-53。

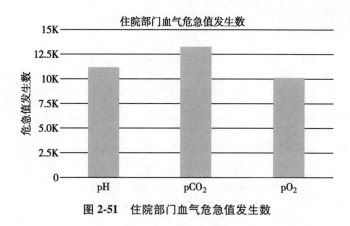

图 2-51　住院部门血气危急值发生数

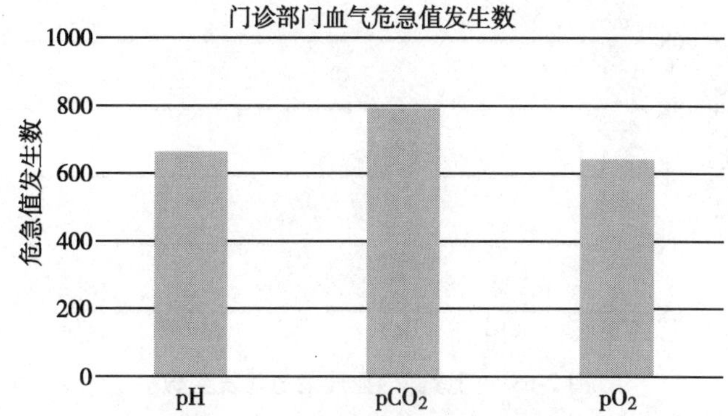

图 2-52　门诊部门血气危急值发生数

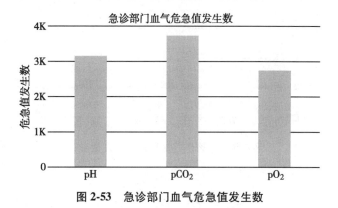

图 2-53　急诊部门血气危急值发生数

3. 血液专业　WBC、Hb 和 PT 的危急值发生数在三个部门中都是最高的。住院和门诊部门危急值发生率最高的均为 PT，其在住院和门诊部门中的发生率分别为 1.83% 和 2.29%，而急诊部门以 APTT 发生率最高，为 2.45%。见图 2-54~图 2-56。

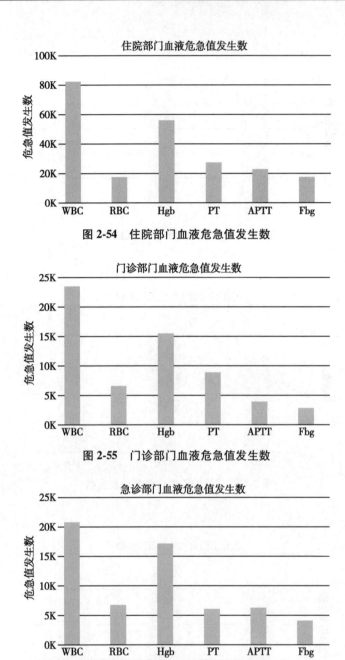

图 2-54 住院部门血液危急值发生数

图 2-55 门诊部门血液危急值发生数

图 2-56 急诊部门血液危急值发生数

第四节 小 结

一、危急值调查结果小结

(一) 一般信息调查结果

总体来说，室间质量评价用户调查的实验室信息建设要好于随机抽样调查的实验室。

但在危急值标本重复检测、人员培训、报告人员及方式和处理重复危急值的方式上，两者之间没有明显差别。尽管两次调查的实验室中大部分都肯定了儿童和成人应该有不同的危急值界限，但是提供儿童危急值界限值的实验室数量很少，也只有一成的实验室会针对不同疾病状态来设定不同界限值。

（二）各专业危急值检验项目

在危急值项目选择中，选择最多的项目为钾、葡萄糖、钠、钙、pH、pCO_2、pO_2、WBC、Hb、PT、APTT 和 Fbg；尿素、肌酐和氯的选择实验室有 60%；心脏标志物和 RBC 的选择率都低于 20%，危急值项目选择的室间差异还是很大的。国外有文献表明，除了常见的这些定量检验项目外，部分实验室还选择了诸如血涂片中出现原始细胞等定性结果。除了危急值项目的纳入差异外，实验室间危急值界限值的差异也是让人惊讶的，尤其是肌酐、肌酸激酶-MB、肌红蛋白、肌钙蛋白和 NT-pro BNP 的上限和下限值。同样，尽管大部分项目的界限值在住院、门诊和急诊间没有明显差异，心脏标志物仍是一个例外。

二、危急值质量指标改进建议

针对如上问题，实验室在危急值报告制度的建立和实施中应考虑如下建议：

1. 结合相关文件、查阅文献、咨询临床专家并根据所在医院的实际情况，与临床医师一起选择危急值项目。除了选择《患者安全目标手册》中规定的必要危急值项目，即钙、钾、葡萄糖、血气、WBC、PT、APTT 和血小板计数外，实验室还应该结合其所在医院的特异性来考虑。

2. 与临床医师讨论，尤其是心内科、肾内科、血液科和消化科等科室的医师，就不同部门界限值的设置达成共识，同时周期性地评估危急值界限，根据危急值发生数及临床救治效果来调整界限值。

3. 针对儿童生理特点来制定不同的危急值界限，这对肾功能、脂血紊乱和新生儿低氧血症的诊治尤其重要。

4. 记录各项目的危急值发生率，根据发生率的变化来适当地调整界限值，并减少因重复出现的危急值报告所带来的工作负担。

5. 应该利用好现有的实验室信息系统和医院信息系统加强对危急值的管理，除了电话报告以外，还可以考虑自动化报告系统，以保证临床及时获得危急值信息。只要实验室与临床共同努力，控制好危急值报告中的每一步，一定能够真正发挥其临床警示作用，保障患者生命安全。

第三章

我国质量指标调查——
2015年危急值调查结果

为了解我国临床实验室危急值报告情况、规范化危急值报告系统，2011年国家卫生计生委临床检验中心在全国范围内进行了危急值报告的初步调查，调查内容主要涉及危急值项目的选择和界限设定。调查结果显示我国各临床实验室间危急值项目选择和界限设定尚存在很大差异，实验室应在参考国内外文献的基础上，与临床积极协商，制定出适合所在医院的危急值界限。

然而2011年的危急值报告调查仅为初步调查，调查未涉及危急值未报告率和报告不及时率、危急值报告时间、危急值报告中获得临床医生确认情况和与临床的交流情况等。设定危急值报告规定时间并对危急值报告时间进行监测有助于实验室将危急值及时地报告给临床，改进实验室服务质量、提高患者和临床满意度。虽然实验室可通过增强LIS功能轻松地监测危急值报告过程，但危急值报告规定时间的设定目前仍然是一个亟待解决的问题。美国CAP的一项Q-Probes研究表明，从实验室确认危急值到通知临床时间中位数为4min，而从标本采集到将危急值通知临床时间中位数则为56min。基于调查结果，作者最终建议把实验室确认危急值到通知临床时间规定在15～30min，这对大多数住院情况来说是合理的。直接将国外的危急值报告规定时间应用到我国显然是不科学的，我国危急值报告规定时间的制定应该基于我国临床实验室危急值报告时间的数据。

为了进一步收集危急值报告相关的基线数据，并为设置适当的危急值报告时间提供依据，本研究进行了全国范围内的危急值报告及时性调查。调查内容涉及危急值未报告率、危急值报告临床医生确认率、危急值报告规定时间、报告时间［中位数和第90百分位数（the 90th percentile，P_{90}）］、危急值报告及时率、与临床交流情况和危急值未报告原因等。希望能了解危急值报告现况，为临床实验室提供建立危急值报告系统的相关建议。

第一节 研究方法及调查内容

一、调查对象

调查对象为参加2015年国家卫生计生委临床检验中心开展的全国室间质量评价计划的实验室，排除专科实验室、独立实验室、临床检验中心等，纳入标准为医院检验科，本次调查研究纳入1672家实验室，由于不同实验室参加的全国室间质量评价计划专业有1～

3 个不等，最终纳入调查的实验室为：①参加临床生化危急值报告及时性研究的实验室 1589 家；②参加临床血液危急值报告及时性研究的实验室 1381 家；③参加临床血气危急值报告及时性研究的实验室 758 家。向参加实验室统一发放纸质通知和短信通知，同时在检验医学信息网（www. clinet. com. cn）上提供电子版通知和数据填写操作指南。

二、调 查 内 容

调查内容包括两部分：一般情况调查和危急值报告及时性调查；一般情况调查是对实验室所在医院的基本信息和危急值报告制度建立与实施的相关信息进行调查。而危急值报告及时性调查则针对临床化学、临床血液和临床血气三个专业，按照住院、门诊和急诊部门分别展开调查。

调查时间为 2015 年 7 月，要求参加实验室在调查期间完成一般情况调查表，在接到危急值报告及时性调查通知后的 1 个月内收集危急值报告及时性相关信息，并按照不同项目上报数据。

（一）一般情况调查

1. 医院基本信息、临床实验室及其所在医院的基本信息包括：

（1）医院等级：三级甲等、三级乙等、二级甲等、二级乙等和其他；

（2）医院类型：综合医院、专科医院、妇幼保健院、中医医院、中西医结合医院和其他；

（3）医院床位数：0～500、501～1000、1001～1500、1501～2000 和 2000～；

（4）实验室认可：是否通过 ISO 15189 认可和是否通过 CAP 认可；

（5）信息系统建设：有无医院信息系统（hospital information system，HIS），有无实验室信息系统（laboratory information system，LIS）和有无条码系统。

2. 危急值报告制度建立与实施相关信息

（1）危急值报告和接收人员：

1）是否对实验室人员进行危急值报告的相关培训；

2）最常见的危急值报告人员；

3）住院、门诊和急诊部门最常见的危急值接收人员。

（2）危急值复检

1）在报告危急值之前，是否对危急值采用重复检测的形式进行验证；

2）如果重复试验没有显著不同，且仍为危急值，会报告哪个结果；

3）如果重复试验没有显著不同，但是已经不再是危急值，是否仍然会报告危急值；

4）如果重复结果显著不同，而且已经不是一个危急值，实验室如何处理？

（3）危急值的报告方式、结果的复读与记录

1）实验室中提醒实验室人员出现危急值的方式；

2）实验室向临床相关人员报告危急值的方式；

3）报告危急值时是否要求复述结果；

4）是否要求记录危急值结果通知；

5）记录危急值通知的内容有哪些；

6）如何记录危急值报告。

（4）与临床沟通情况

1）临床在接收到危急值并处理后，是否会给实验室关于处理措施的回馈？

2）是否有确定危急值"有效性"的程序；

3）是否会定期与临床医生沟通，以确认危急值的"有效性"；

4）是否会定期与临床医生沟通，并通过临床意见对危急值项目和危急值界限进行必要的修改；

5）与临床医生沟通讨论危急值相关内容的频率。

（5）其他

1）同一患者相同检验项目结果重复出现危急值时，实验室采取的处理方式；

2）什么时候可以不需要通知危急值；

3）是否将临床有意义的时间框架内实验结果的改变作为危急值；

4）在无法将危急值报告给负责患者医疗的临床医生时，是否有进一步的解决方案。

（二）危急值报告及时性调查

1. 调查项目　临床生化危急值调查包括钾、钠、氯、钙、镁、血糖、尿素、肌酐、尿酸、总胆红素、血淀粉酶、肌酸激酶-MB（CK-MB）、肌红蛋白（Myo）、肌钙蛋白-I（cTnI）、肌钙蛋白-T（cTnT）和 N 末端前脑钠肽（NT-pro BNP）共 16 个检验项目；血液危急值调查包括白细胞计数（WBC）、中性粒细胞计数（neutrophile granulocyte count，NEU）、红细胞计数（RBC）、血小板计数（blood platelet count，PLT）、血红蛋白（Hb）、血细胞比容（hematokrit，Hct）、凝血酶原时间（PT）、活化部分凝血活酶时间（APTT）、纤维蛋白原（Fbg）、国际标准化比值（international normalized ratio，INR）和 D-二聚体，共 11 个检验项目；血气危急值调查包括 pH、pCO_2 和 pO_2，共 3 个检验项目。若实验室危急值清单中不包含以上列出的某项目，则可在相应界面中选择"危急值清单中不包含该项目"。

2. 调查内容　对生化、血液和血气专业按照住院、门诊和急诊项目危急值分别进行调查，调查内容包括：

（1）数据来源：LIS/手工；

（2）标本类型：血清/血浆/全血；

（3）危急值报告：该项目调查 1 个月内测试总数、危急值发生的个数、危急值报告个数、报告危急值结果中获得临床医生确认的报告数；

（4）危急值未报告原因：实验室工作人员报告遗漏/申请单信息不全，缺少临床医生联系方式/通讯设备故障或无法接通/其他；

（5）危急值报告及时性：危急值报告规定时间（min）、该月危急值报告时间在报告规定时间内的报告数、该月危急值报告时间超过 15min 的报告数、该月危急值报告时间超过 30min 的报告数、该月危急值报告时间中位数和 P_{90}。本研究中危急值报告时间指实验室确认危急值到临床接受报告的时间。

三、网络平台设计

本次调查研究所需的网络平台为国家卫生计生委临床检验中心与北京某公司共同研发，包括临床检验危急值报告及时性调查网络回报和反馈平台、临床检验危急值报告及时性调查统计分析软件。

四、信息采集

本次调查仅采用室间质量调查网络平台在线填报（www.clinet.com）进行结果上报。

五、统计分析

本调查研究的统计分析均采用危急值报告及时性室间质量调查统计分析软件完成，通过临床检验危急值报告及时性室间质量调查网络回报的数据可直接导入该软件进行统计分析。

统计分析具体包括：

1. 一般情况调查内容的描述性统计；

2. 危急值报告及时性调查。

本研究涉及的 QI 包括：危急值未报告率、危急值报告不及时率、危急值报告临床实验室未确认率、危急值报告时间中位数和 P_{90}。前三种 QI 以率（百分数）和西格玛（σ）度量两种方式评价。全部指标采用第 5 百分位数（the 5th percentile，P_5），第 25 百分位数（the 25th percentile，P_{25}）、中位数、第 75 百分位数（the 75th percentile，P_{75}）和第 95 百分位数（the 95th percentile，P_{95}）进行统计学描述。研究将这些 QIs 按照门诊、急诊和住院分别为各项目统计，统计方法如表 3-1 所示。

表 3-1　危急值报告及时性相关质量指标计算方法

质量指标	计算公式	统计量
危急值未报告率	某项目月未报告的危急值数/该项目当月危急值总数	百分比/σ 度量
危急值报告不及时率	某项目月报告时间超出规定时间的危急值数/该项目当月危急值总数	百分比/σ 度量
危急值报告临床医生未确认率	某项目月已报告的危急值中未接收到临床实验室确认的危急值数/该项目当月已报告的危急值数	百分比/σ 度量
危急值报告时间中位数	实验室确认危急值到临床接受报告的时间中位数	中位数
危急值报告时间 P_{90}	实验室确认危急值到临床接受报告的时间 P_{90}	P_{90}

六西格玛管理思想目前在检验界应用越来越广泛，σ 在数理统计中表示"标准差"，表征任意一组数据或过程输出结果的离散程度的指标，是一种评估产品和生产过程特性波动大小的统计。σ 度量值则是将过程输出的平均值、标准差与顾客要求的目标值、规格界限相联系，是对过程满足顾客要求能力的一种度量。通常将 6σ 视为"一流的质量"，代表每百万有 3.4 个缺陷（3.4DPM），是期望达到的最终质量目标；$5 \leqslant \sigma < 6$ 意味着实验室检测性能处于"优秀"水平，$4 \leqslant \sigma < 5$ 表明性能处于"良好"水平，$3 \leqslant \sigma < 4$ 表明性能处于"边缘"水平，而 3σ 则代表最低质量要求，表示每百万个产品（或服务）的缺陷有66 810个，若实验室 $\sigma < 3$ 则表明其质量不可接受。σ 与 DPM 的转换可通过查询统计表格或 σ 计算器实现，表 3-2 提供了部分两者转换关系。

除了以上 QI 的统计外，本研究统计还包括：①对各危急值项目包含在危急值清单中的比例进行统计；②对各项目月危急值发生率进行描述性统计；③对各专业危急值未报告原因进行统计分析，计算各原因所占比例；④对各专业危急值报告时间超过 15min 的试验比例进行计算和描述性统计；⑤对各专业危急值报告时间超过 30min 的试验比例进行计算和统计学描述；⑥对各专业实验室危急值报告规定时间进行描述性统计；⑦比较门诊、急诊和住院危急值发生率、危急值报告及时性调查相关指标之间是否存在显著性差异。经 Kolmogorov-Smirnov 检验，数据均为非正态分布，比较时采用 Kruskal-Wallis 秩和检验，$P<0.05$ 视为有统计学意义；Kruskal-Wallis 秩和检验有统计学意义的指标，需进行门诊、急诊和住院两两比较，采用 Mann-Whitney U 检验，$P<0.05/3=0.017$ 视为有统计学意义。

表 3-2　每百万缺陷数（DPM）（不合格率）与西格玛的转换关系

DPM	σ	DPM	σ	DPM	σ
3	6.0	233	5.0	6,210	4.0
5	5.9	337	4.9	8,198	3.9
9	5.8	483	4.8	10,724	3.8
13	5.7	687	4.7	13,903	3.7
21	5.6	968	4.6	17,864	3.6
32	5.5	1,350	4.5	22,750	3.5
48	5.4	1,866	4.4	28,716	3.4
72	5.3	2,555	4.3	35,930	3.3
108	5.2	3,467	4.2	44,565	3.2
159	5.1	4.661	4.1	54,799	3.1

3. 分组比较　根据医院等级、床位数、是否通过 ISO 15189 或 CAP 认可进行分组，比较各组之间的危急值报告及时性调查相关指标是否存在显著性差异，Kolmogorov-Smirnov 检验显示数据均为非正态分布。两组样本比较时，采用 Mann-Whitney U 检验，$P<0.05$ 视为有统计学意义。三组样本比较时，采用 Kruskal-Wallis 秩和检验，$P<0.05$ 视为有统计学意义；Kruskal-Wallis 秩和检验有统计学意义的指标，需进行两两比较 Mann-Whitney U 检验，采用 Mann-Whitney U 检验，$P<0.05/3=0.017$ 视为有统计学意义。

第二节　实验室危急值报告制度建立情况

本次参加实验室共 1228 家，不同实验室参加 1~3 个专业调查不等。共回收临床生化检验危急值报告调查 995 份，临床血液检验危急值报告调查 880 份，临床血气检验危急值报告调查 658 份，应答率分别为 62.62%（995/1589）、63.72%（880/1381）和 86.81%（658/758）。

一、一般信息

大部分参加实验室为三级甲等医院，占 60.34%（741/1228），其次为三级乙等医院，占 17.75%（218/1228）。医院类型主要为综合医院，占 82.57%（1014/1228）。实验室所在医院床位数多在 501~1000 之间（38.19%，469/1228），其次在 1001~1500 之间（23.94%，294/1228）。参加实验室中有 10.42%（128/1228）通过了 ISO 15189 认可，1.87%（23/1228）通过了 CAP 认可。信息系统建设方面，93.49%（1148/1228）的实验室有 LIS 和 HIS，93.16%（1144/1228）的实验室有条码系统，且有 98.45%（1209/1228）

的实验室已制定了危急值结果报告政策。

二、危急值报告制度建立与实施相关信息

（一）危急值报告和接收人员

调查结果表明，97.72%（1200/1228）的参与调查实验室对实验室人员进行危急值报告的相关培训。实验室内最常见的危急值报告人员为实验室技师（75.24%，924/1228），其次为值班/负责医生（19.46%，239/1228）。住院部门最常见的危急值接收人员为护士（64.01%，786/1228），其次为一线医生（31.51%，387/1228）。门诊部门最常见的危急值接收人员为一线医生（63.76%，783/1228），其次为护士（25.16%，309/1228）。急诊部门最常见的危急值接收人员为一线医生（49.10%，603/1228），其次为护士（47.07%，578/1228）。

（二）危急值复检

94.06%（1155/1228）的实验室表示在报告危急值之前，会对危急值采用重复检测的形式进行验证。其中 68.05%（786/1155）的实验室表明如果重复试验没有显著不同且仍为危急值，会报告第一个结果；15.76%（182/1155）的实验室会报告第二个结果；而 12.03%（139/1155）的实验室则会报告两个值的平均值。41.30%（477/1155）的实验室表明如果重复试验没有显著不同，但是已经不再是危急值，仍然会报告危急值；58.70%（678/1155）的实验室不会再报告危急值。4.85%（56/1155）的实验室表示如果重复结果显著不同，而且已经不是一个危急值，仍然会报告危急值；9.61%（111/1155）的实验室不会报告危急值；而 85.54%（988/1155）的实验室则表示会进行第三次检测。

（三）危急值的报告方式、结果的复读与记录

实验室中提醒实验室人员出现危急值的方式主要为计算机提醒（83.55%，1026/1228），其次为大屏幕提醒（5.05%，62/1228），其他方式还包括工作人员在审核时发现等。实验室向临床相关人员报告危急值的方式主要为电话报告（94.87%，1165/1228），其次为计算机报告（54.23%，666/1228）和短信报告（9.28%，114/1228）。75.90%（932/1228）的实验室表明报告危急值时要求临床复述结果且有 97.80%（1201/1228）的实验室要求记录危急值结果通知。13.66%（164/1201）的实验室表示会将危急值报告记录在计算机系统中，30.31%（364/1201）通过纸质记录表记录，还有 55.78%（670/1201）的实验室则同时记录在计算机系统和纸质记录表中。实验室记录危急值通知的内容见图 3-1。

（四）与临床沟通情况

仅有 18.65%（229/1228）的实验室表明临床在接收到危急值并处理后，会给实验室关于处理措施的回馈。68.08%（836/1228）的实验室表示有确定危急值"有效性"的程序。80.46%（988/1228）的实验室表示会定期与临床医生沟通，以确认危急值的"有效性"，且有 85.10%（1045/1228）的实验室会通过临床意见对危急值项目和危急值界限进行必要的修改。至于与临床医生沟通讨论危急值相关内容的频率，52.36%（643/1228）的实验室表示会每年进行一次、22.56%（277/1228）的实验室会每半年进行一次、7.90%（97/1228）的实验室会每季度进行一次，而 3.09%（38/1228）的实验室则会每月一次。

（五）其他

问卷中涉及的其他问题和回答如表 3-3 所示。

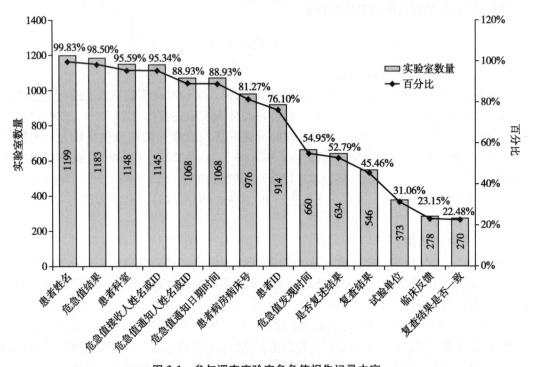

图 3-1 参与调查实验室危急值报告记录内容

表 3-3 危急值一般情况调查表中部分问题和答案

问题和答案	实验室比例
当同一患者相同检验项目结果重复出现危急值时，您实验室采取的处理方式是？	
A. 一旦有危急值就报告，无论是否为重复出现的危急值	71.99%（884/1228）
B. 如果危急值出现的次数达到临床预先设定的值，则不需要为危急值进行通知	3.5%（43/1228）
C. 只要危急值为重复出现值，就不报告临床	3.42%（42/1228）
D. 仅报告超过一定时间以后出现的重复危急值	5.62%（69/1228）
E. 根据项目不同，做法不同	12.62%（155/1228）
F. 无相关政策	0.57%（7/1228）
G. 其他	1.47%（18/1228）
您实验室是否将临床有意义的时间框架内实验结果的改变作为危急值？	
A. 是	24.43%（300/1228）
B. 否	74.76%（918/1228）
未填写	0.81%（10/1228）
在无法将危急值报告给负责患者医疗的医护人员时，您医院是否有进一步的解决方案？	
A. 是	78.58%（965/1228）
B. 否	20.60%（253/1228）
未填写	0.81%（10/1228）

第三节　我国临床检验危急值调查结果（生化）

一、生化项目危急值清单中各项目比例

各实验室危急值清单中包含的生化项目各不相同，但是有些项目几乎在全部实验室中都包含，例如钾、钠、钙和血糖。有些项目有一半实验室包含，例如氯、尿素和肌酐。但是还有一些项目仅有少数实验室包含在危急值清单中，如镁、尿酸、CK-MB、Myo、cTn 和 NT-pro BNP。具体如表 3-4 和图 3-2（见文末彩图）所示。

表 3-4　参与实验室生化项目危急值清单中各项目比例

项目	门诊		急诊		住院	
	数量	百分比	数量	百分比	数量	百分比
钾（mmol/L）	699	91.37%	696	93.05%	947	99.37%
钠（mmol/L）	640	85.45%	645	87.04%	822	92.78%
氯（mmol/L）	299	42.17%	305	43.39%	394	48.58%
钙（mmol/L）	593	79.92%	589	80.68%	764	88.43%
镁（mmol/L）	85	12.37%	79	11.65%	121	15.76%
血糖（mmol/L）	684	90.96%	679	91.88%	864	98.86%
尿素（mmol/L）	348	48.95%	357	50.78%	460	56.58%
肌酐（μmol/L）	412	58.96%	417	58.90%	546	66.50%
尿酸（μmol/L）	41	6.02%	43	6.35%	60	7.89%
总胆红素（μmol/L）	232	33.77%	211	31.12%	315	40.28%
血淀粉酶（U/L）	367	51.69%	374	53.43%	472	58.71%
CK-MB（μg/L）	135	19.77%	132	19.47%	185	24.28%
Myo（μg/L）	77	11.34%	78	11.54%	93	12.47%
cTnI（μg/L）	260	37.63%	270	39.24%	328	42.21%
cTnT（μg/L）	88	13.21%	92	13.75%	111	15.10%
NT-pro BNP（ng/L）	56	8.31%	60	8.93%	68	9.26%

二、生化项目危急值发生率

不同生化项目的危急值发生率不同，在调查的 16 个项目中，急诊 NT-pro BNP 危急值发生率最高（中位数：9.03%），而门诊镁危急值发生率最低（中位数：0.00%）。参与调查实验室生化项目门诊、急诊和住院部门危急值发生率存在显著差异（尿酸项目除外），对多数生化项目来说，急诊患者危急值发生率大于住院患者，而住院则大于门诊患者。详见表 3-5、表 3-6。

表 3-5 生化项目危急值发生率在门诊、急诊和住院部门的统计学描述

项目	门诊			急诊			住院		
	N	中位数（%） （P_{25}, P_{75}）	P*	N	中位数（%） （P_{25}, P_{75}）	P*	N	中位数（%） （P_{25}, P_{75}）	P*
钾（mmol/L）	669	0.40 （0.16, 1.22）	0.000	664	1.85 （0.83, 3.64）	0.000	899	0.88 （0.43, 1.77）	0.000
钠（mmol/L）	612	0.10 （0.00, 0.50）	0.000	610	0.69 （0.20, 1.60）	0.000	778	0.32 （0.13, 0.69）	0.000
氯（mmol/L）	284	0.09 （0.00, 0.50）	0.000	289	0.76 （0.00, 2.00）	0.000	367	0.33 （0.11, 0.82）	0.000
钙（mmol/L）	565	0.07 （0.00, 0.39）	0.000	551	0.40 （0.00, 1.40）	0.000	722	0.21 （0.07, 0.63）	0.000
镁（mmol/L）	76	0.00 （0.00, 0.10）	0.000	69	0.00 （0.00, 1.07）	0.000	110	0.12 （0.00, 0.41）	0.000
血糖（mmol/L）	657	0.20 （0.04, 0.52）	0.000	646	1.09 （0.35, 2.51）	0.000	816	0.38 （0.17, 0.78）	0.000
尿素（mmol/L）	336	0.20 （0.00, 0.67）	0.000	341	0.83 （0.16, 0.20）	0.000	442	0.39 （0.13, 0.98）	0.000
肌酐 （μmol/L）	405	0.30 （0.04, 0.96）	0.000	391	0.91 （0.15, 2.15）	0.000	521	0.50 （0.18, 1.15）	0.000
尿酸 （μmol/L）	38	0.10 （0.00, 0.51）	0.000	38	0.35 （0.00, 1.16）	0.000	52	0.24 （0.05, 0.66）	0.000
总胆红素 （μmol/L）	225	0.02 （0.00, 0.16）	0.000	194	0.16 （0.00, 1.51）	0.000	299	0.16 （0.04, 0.48）	0.000
血淀粉酶 （U/L）	345	0.80 （0.00, 3.18）	0.000	346	2.16 （0.44, 5.10）	0.000	448	1.28 （0.31, 4.45）	0.000
CK-MB （μg/L）	127	0.16 （0.00, 2.08）	0.000	122	2.22 （0.26, 6.14）	0.000	177	1.46 （0.30, 3.61）	0.000
Myo（μg/L）	67	2.99 （0.00, 9.71）	0.000	66	5.16 （1.60, 15.09）	0.000	86	6.06 （2.48, 17.05）	0.000
cTnI（μg/L）	239	1.30 （0.00, 5.24）	0.000	252	4.25 （1.29, 10.00）	0.000	309	4.93 （1.76, 11.11）	0.001
cTnT（μg/L）	78	1.95 （0.00, 6.40）	0.000	82	6.39 （2.00, 13.15）	0.000	100	6.44 （2.93, 12.85）	0.000
NT-pro BNP （ng/L）	47	2.00 （0.00, 7.69）	0.000	50	9.03 （2.53, 14.52）	0.000	63	5.70 （2.20, 14.66）	0.000
全部项目	603	0.13 （0.03, 0.52）	0.000	598	1.05 （0.35, 2.88）	0.000	707	0.36 （0.12, 0.97）	0.000

* 采用 Kolmogorov-Smirnov 检验，$P<0.05$ 数据为非正态分布

表 3-6 生化项目住院、门诊和急诊各生化项目危急值发生率（%）秩和检验 P 值

项目	$P_{(门诊,急诊,住院)}$ [*]	$P_{(门诊,急诊)}$ [**]	$P_{(门诊,住院)}$ [**]	$P_{(急诊,住院)}$ [**]
钾（mmol/L）	0.000	0.000	0.000	0.000
钠（mmol/L）	0.000	0.000	0.000	0.000
氯（mmol/L）	0.000	0.000	0.000	0.000
钙（mmol/L）	0.000	0.000	0.000	0.001
镁（mmol/L）	0.002	0.013	0.000	0.995
血糖（mmol/L）	0.000	0.000	0.000	0.000
尿素（mmol/L）	0.000	0.000	0.000	0.000
肌酐（μmol/L）	0.000	0.000	0.000	0.000
尿酸（μmol/L）	0.601	-	-	-
总胆红素（μmol/L）	0.000	0.000	0.000	0.935
血淀粉酶（U/L）	0.000	0.000	0.000	0.031
CK-MB（μg/L）	0.000	0.000	0.000	0.067
Myo（μg/L）	0.023	0.043	0.008	0.701
cTnI（μg/L）	0.000	0.000	0.000	0.190
cTnT（μg/L）	0.000	0.000	0.000	0.766
NT-pro BNP（ng/L）	0.002	0.003	0.001	0.700
全部项目	0.000	0.000	0.000	0.000

[*] 采用 Kruskal-Wallis 秩和检验，$P<0.05$ 视为有统计学意义

[**] 采用 Mann-Whitney U 检验，$P<0.05/3=0.017$ 视为有统计学意义

三、生化项目危急值报告和报告及时性

（一）生化危急值未报告率

参与调查的大多数实验室生化危急值未报告率均为 0.00% 且西格玛水平都达到了 6σ（世界一流水平）。Kruskal-Wallis 秩和检验显示门诊、急诊和住院危急值未报告率存在显著差异（$P=0.002$）。两两比较 Mann-Whitney U 检验结果显示，门诊危急值未报告率显著小于住院部门（$P=0.002$），但急诊危急值未报告率与门诊（$P=0.284$）和住院（$P=0.043$）均无显著差异。急诊生化不同床位数危急值未报告率有显著差异（$P=0.001$）。床位数在 0~1000 之间的实验室危急值未报告率显著小于床位数在 1001~2000 的实验室（$P<0.001$），床位数在 0~1000 之间的实验室与床位数大于 2000 的实验室间无显著差异（$P=0.200$），床位数在 1001~2000 间的实验室与床位数大于 2000 的实验室间也无显著差异（$P=0.304$）。不同等级医院、通过和未通过 ISO 15189 或 CAP 认可的实验室间生化危急值未报告率不存在显著差异。详见表 3-7~表 3-10 和图 3-3。

表 3-7　生化项目危急值未报告率在门诊、急诊和住院部门的统计学描述

部门	值	N	均值	P_5	P_{25}	中位数	P_{75}	P_{95}	P^*
生化门诊	百分率	635	1.15	0.00	0.00	0.00	0.00	6.29	0.000
	西格玛	635	5.72	3.03	6.00	6.00	6.00	6.00	0.000
生化急诊	百分率	645	1.21	0.00	0.00	0.00	0.00	7.56	0.000
	西格玛	645	5.67	2.94	6.00	6.00	6.00	6.00	0.000
生化住院	百分率	918	1.04	0.00	0.00	0.00	0.00	6.68	0.000
	西格玛	918	5.60	3.00	6.00	6.00	6.00	6.00	0.000

*采用 Kolmogorov-Smirnov 检验，$P<0.05$ 数据为非正态分布

表 3-8　生化项目不同等级医院危急值未报告率比较

部门	医院等级	值	N	P_5	P_{25}	中位数	P_{75}	P_{95}	P^*	P^{**}
生化门诊	三级甲等医院	百分率	394	0.00	0.00	0.00	0.00	4.79	0.000	
		西格玛		3.17	6.00	6.00	6.00	6.00	0.000	
	三级乙等医院	百分率	120	0.00	0.00	0.00	0.00	17.77	0.000	0.599
		西格玛		2.42	6.00	6.00	6.00	6.00	0.000	
	二级及以下医院	百分率	121	0.00	0.00	0.00	0.00	6.51	0.000	
		西格玛		3.01	6.00	6.00	6.00	6.00	0.000	
生化急诊	三级甲等医院	百分率	403	0.00	0.00	0.00	0.00	7.52	0.000	
		西格玛		2.94	6.00	6.00	6.00	6.00	0.000	
	三级乙等医院	百分率	118	0.00	0.00	0.00	0.00	12.47	0.000	0.865
		西格玛		2.65	6.00	6.00	6.00	6.00	0.000	
	二级及以下医院	百分率	124	0.00	0.00	0.00	0.00	16.70	0.000	
		西格玛		2.50	6.00	6.00	6.0	6.0	0.000	
生化住院	三级甲等医院	百分率	556	0.00	0.00	0.00	0.00	4.11	0.000	
		西格玛		3.24	6.00	6.00	6.00	6.00	0.000	
	三级乙等医院	百分率	169	0.00	0.00	0.00	0.00	8.01	0.000	0.212
		西格玛		2.90	6.00	6.00	6.00	6.00	0.000	
	二级及以下医院	百分率	193	0.00	0.00	0.00	0.00	15.40	0.000	
		西格玛		2.52	6.00	6.00	6.00	6.00	0.000	

*采用 Kolmogorov-Smirnov 检验，$P<0.05$ 数据为非正态分布

**采用 Kruskal-Wallis 秩和检验，$P<0.05$ 视为有统计学意义

表 3-9　生化项目不同床位数危急值未报告率比较

部门	床位数	值	N	P₅	P₂₅	中位数	P₇₅	P₉₅	P*	P**
生化门诊	0~1000	百分率	349	0.00	0.00	0.00	0.00	4.61	0.000	0.057
		西格玛		3.19	6.00	6.00	6.00	6.00	0.000	
	1001~2000	百分率	222	0.00	0.00	0.00	0.00	15.62	0.000	
		西格玛		2.51	6.00	6.00	6.00	6.00	0.000	
	2000~	百分率	64	0.00	0.00	0.00	0.00	3.46	0.000	
		西格玛		3.322	6.00	6.00	6.00	6.00	0.000	
生化急诊	0~1000	百分率	354	0.00	0.00	0.00	0.00	2.79	0.000	0.001
		西格玛		3.41	6.00	6.00	6.00	6.00	0.000	
	1001~2000	百分率	222	0.00	0.00	0.00	0.00	17.95	0.000	
		西格玛		2.42	6.00	6.00	6.00	6.00	0.000	
	2000~	百分率	69	0.00	0.00	0.00	0.00	12.04	0.000	
		西格玛		2.68	6.00	6.00	6.00	6.00	0.000	
生化住院	0~1000	百分率	521	0.00	0.00	0.00	0.00	7.68	0.000	0.506
		西格玛		2.93	6.00	6.00	6.00	6.00	0.000	
	1001~2000	百分率	298	0.00	0.00	0.00	0.00	6.69	0.000	
		西格玛		3.54	6.00	6.00	6.00	6.00	0.000	
	2000~	百分率	99	0.00	0.00	0.00	0.00	2.96	0.000	
		西格玛		3.78	6.00	6.00	6.00	6.00	0.000	

* 采用 Kolmogorov-Smirnov 检验，$P<0.05$ 数据为非正态分布

** 采用 Kruskal-Wallis 秩和检验，$P<0.05$ 视为有统计学意义

表 3-10　生化项目通过 ISO 15189/CAP 认可实验室与未通过实验室危急值未报告率比较

部门	是否通过认可	值	N	P₅	P₂₅	中位数	P₇₅	P₉₅	P*	P**
生化门诊	通过认可	百分率	79	0.00	0.00	0.00	0.00	18.29	0.000	0.653
		西格玛		2.40	6.00	6.00	6.00	6.00	0.000	
	未通过认可	百分率	556	0.00	0.00	0.00	0.00	5.94	0.000	
		西格玛		3.06	6.00	6.00	6.00	6.00	0.000	
生化急诊	通过认可	百分率	82	0.00	0.00	0.00	0.00	2.06	0.000	0.894
		西格玛		2.32	6.00	6.00	6.00	6.00	0.000	
	未通过认可	百分率	563	0.00	0.00	0.00	0.00	6.81	0.000	
		西格玛		2.99	6.00	6.00	6.00	6.00	0.000	
生化住院	通过认可	百分率	99	0.00	0.00	0.00	0.00	4.08	0.000	0.277
		西格玛		3.24	6.00	6.00	6.00	6.00	0.000	
	未通过认可	百分率	819	0.00	0.00	0.00	0.00	6.86	0.000	
		西格玛		2.99	6.00	6.00	6.00	6.00	0.000	

* 采用 Kolmogorov-Smirnov 检验，$P<0.05$ 数据为非正态分布

** 采用 Mann-Whitney U 秩和检验，$P<0.05$ 视为有统计学意义

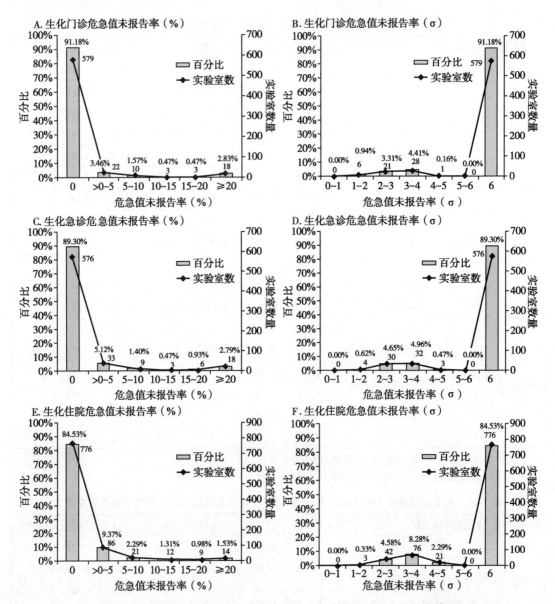

图 3-3 生化项目危急值未报告率在门诊、急诊和住院部门的分布情况

（二）生化危急值报告不及时率

参与调查的大多数实验室生化危急值报告不及时率均为 0.00% 且西格玛水平都达到了 6σ。门诊、急诊和住院危急值报告不及时率存在显著差异（P<0.001）。两两比较 Mann-Whitney U 检验结果显示，门诊和急诊危急值报告不及时率均小于住院部门（门诊与住院：P<0.001；急诊与住院：P<0.001），但门诊和急诊间危急值报告不及时率不存在显著差异（P=0.414）。不同床位数危急值报告不及时率有显著差异。床位数在 0~1000 之间的实验室危急值报告不及时率显著小于床位数在 1001~2000 的实验室（门诊：P=0.001；急诊：P=0.002；住院：P=0.003），床位数在 0~1000 之间的实验室危急值报告不及时率也显著小于床位数大于 2000 的实验室（门诊：P=0.004；急诊：P=0.003；住院：P<0.001），但床

位数在1001~2000间的实验室与床位数大于2000的实验室间无显著差异（门诊：$P=0.577$；急诊：$P=0.377$；住院：$P=0.173$）。不同等级医院，通过和未通过ISO 15189或CAP认可的实验室间生化危急值报告不及时率均不存在显著差异。详见表3-11~表3-14和图3-4。

表3-11 生化项目危急值报告不及时率在住院、门诊和急诊部门的统计学描述

部门	值	N	均值	P_5	P_{25}	中位数	P_{75}	P_{95}	P^*
生化门诊	百分率	543	2.77	0.00	0.00	0.00	0.00	20.16	0.000
	西格玛	543	5.32	2.34	6.00	6.00	6.00	6.00	0.000
生化急诊	百分率	572	2.53	0.00	0.00	0.00	0.00	17.39	0.000
	西格玛	572	5.27	2.44	6.00	6.00	6.00	6.00	0.000
生化住院	百分率	792	3.66	0.00	0.00	0.00	2.96	22.73	0.000
	西格玛	792	4.88	2.25	3.39	6.00	6.00	6.00	0.000

* 采用Kolmogorov-Smirnov检验，$P<0.05$数据为非正态分布

表3-12 生化项目不同等级医院危急值报告不及时率比较

部门	医院等级	值	N	P_5	P_{25}	中位数	P_{75}	P_{95}	P^*	P^{**}
生化门诊	三级甲等医院	百分率	334	0.00	0.00	0.00	0.00	25.33	0.000	
		西格玛		2.16	6.00	6.00	6.00	6.00	0.000	
	三级乙等医院	百分率	98	0.00	0.00	0.00	0.00	12.54	0.000	0.091
		西格玛		2.65	6.00	6.00	6.00	6.00	0.000	
	二级及以下医院	百分率	111	0.00	0.00	0.00	0.00	18.85	0.000	
		西格玛		2.38	6.00	6.00	6.00	6.00	0.000	
生化急诊	三级甲等医院	百分率	365	0.00	0.00	0.00	0.04	14.88	0.000	
		西格玛		2.54	5.31	6.00	6.00	6.00	0.000	
	三级乙等医院	百分率	98	0.00	0.00	0.00	0.00	17.43	0.000	0.454
		西格玛		2.44	6.00	6.00	6.00	6.00	0.000	
	二级及以下医院	百分率	109	0.00	0.00	0.00	0.00	24.04	0.000	
		西格玛		2.21	6.00	6.00	6.00	6.00	0.000	
生化住院	三级甲等医院	百分率	483	0.00	0.00	0.00	3.30	22.46	0.000	
		西格玛		2.26	3.34	6.00	6.00	6.00	0.000	
	三级乙等医院	百分率	148	0.00	0.00	0.00	2.69	25.09	0.000	0.123
		西格玛		2.17	3.43	6.00	6.00	6.00	0.000	
	二级及以下医院	百分率	161	0.000	0.000	0.000	2.32	20.56	0.000	
		西格玛		2.32	3.49	6.00	6.00	6.00	0.000	

* 采用Kolmogorov-Smirnov检验，$P<0.05$数据为非正态分布

** 采用Kruskal-Wallis秩和检验，$P<0.05$视为有统计学意义

表 3-13 生化项目不同床位数危急值报告不及时率比较

部门	床位数	值	N	P_5	P_{25}	中位数	P_{75}	P_{95}	P^*	P^{**}
生化门诊	0~1000	百分率	299	0.00	0.00	0.00	0.00	14.22	0.000	0.001
		西格玛		2.57	6.00	6.00	6.00	6.00	0.000	
	1001~2000	百分率	187	0.00	0.00	0.00	1.96	28.67	0.000	
		西格玛		2.06	3.56	6.00	6.00	6.00	0.000	
	2000~	百分率	57	0.00	0.00	0.00	4.68	34.34	0.000	
		西格玛		1.91	3.18	6.00	6.00	6.00	0.000	
生化急诊	0~1000	百分率	308	0.00	0.00	0.00	0.00	15.57	0.000	0.001
		西格玛		2.51	6.00	6.00	6.00	6.00	0.000	
	1001~2000	百分率	205	0.000	0.000	0.000	2.40	20.67	0.000	
		西格玛		2.32	3.48	6.00	6.00	6.00	0.000	
	2000~	百分率	59	0.00	0.00	0.00	6.49	30.67	0.000	
		西格玛		2.01	3.02	6.00	6.00	6.00	0.000	
生化住院	0~1000	百分率	450	0.00	0.00	0.00	2.30	19.58	0.000	0.000
		西格玛		2.36	3.50	6.00	6.00	6.00	0.000	
	1001~2000	百分率	256	0.00	0.00	0.00	4.97	23.01	0.000	
		西格玛		2.59	3.15	6.00	6.00	6.00	0.000	
	2000~	百分率	86	0.00	0.00	0.35	5.92	30.41	0.000	
		西格玛		2.19	3.06	6.00	6.00	6.00	0.000	

* 采用 Kolmogorov-Smirnov 检验, $P<0.05$ 数据为非正态分布

** 采用 Kruskal-Wallis 秩和检验, $P<0.05$ 视为有统计学意义

表 3-14 生化项目通过 ISO 15189/CAP 认可实验室与未通过实验室危急值报告不及时率比较

部门	是否通过认可	值	N	P_5	P_{25}	中位数	P_{75}	P_{95}	P^*	P^{**}
生化门诊	通过认可	百分率	66	0.00	0.00	0.00	0.00	30.41	0.000	0.957
		西格玛		2.01	6.00	6.00	6.00	6.00	0.000	
	未通过认可	百分率	477	0.00	0.00	0.00	0.00	18.58	0.000	
		西格玛		2.39	6.00	6.00	6.00	6.00	0.000	
生化急诊	通过认可	百分率	77	0.00	0.00	0.00	2.66	25.76	0.000	0.341
		西格玛		2.15	3.45	6.00	6.00	6.00	0.000	
	未通过认可	百分率	495	0.00	0.00	0.00	0.00	16.56	0.000	
		西格玛		2.47	6.00	6.00	6.00	6.00	0.000	

续表

部门	是否通过认可	值	N	P_5	P_{25}	中位数	P_{75}	P_{95}	P^*	P^{**}
生化住院	通过认可	百分率	90	0.00	0.00	0.00	3.18	23.66	0.000	0.975
		西格玛		2.22	2.45	6.00	6.00	6.00	0.000	
	未通过认可	百分率	702	0.00	0.00	0.00	2.95	22.70	0.000	
		西格玛		2.25	2.62	6.00	6.00	6.00	0.000	

* 采用 Kolmogorov-Smirnov 检验，$P<0.05$ 数据为非正态分布

** 采用 Mann-Whitney U 秩和检验，$P<0.05$ 视为有统计学意义

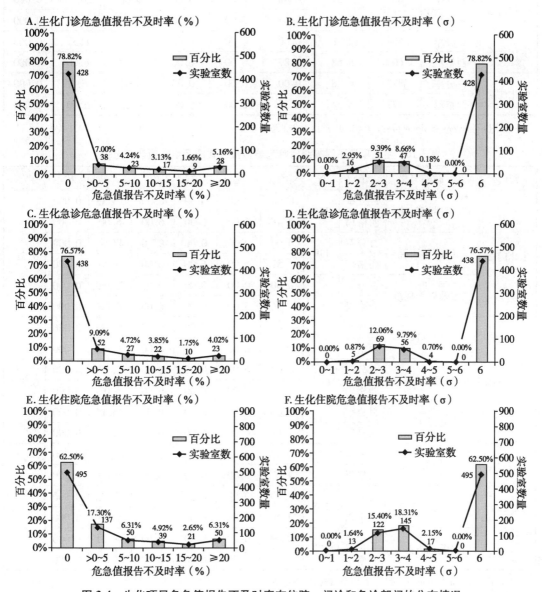

图 3-4　生化项目危急值报告不及时率在住院、门诊和急诊部门的分布情况

（三）生化危急值报告临床医生未确认率

参与调查的大多数实验室生化危急值报告临床医生未确认率均为 0.00%，且西格玛水平都达到了 6σ。门诊、急诊和住院临床医生未确认率存在显著差异（$P<0.001$）。两两比较 Mann-Whitney U 检验结果显示，门诊和急诊临床医生未确认率均小于住院部门（门诊与住院：$P<0.001$；急诊与住院：$P<0.001$），门诊和急诊间临床医生未确认率不存在显著差异（$P=0.442$）。不同等级、不同床位数、通过和未通过 ISO 15189 或 CAP 认可的实验室间生化危急值报告临床医生未确认率均不存在显著差异。详见表 3-15~表 3-18 和图 3-5。

表 3-15　生化项目危急值报告临床医生未确认率在门诊、急诊和住院部门的统计学描述

部门	值	N	均值	P_5	P_{25}	中位数	P_{75}	P_{95}	P^*
生化门诊	百分率	603	3.39	0.00	0.00	0.00	0.00	20.48	0.000
	西格玛	603	5.61	2.33	6.00	6.00	6.00	6.00	0.000
生化急诊	百分率	604	2.38	0.00	0.00	0.00	0.00	8.53	0.000
	西格玛	604	5.68	2.87	6.00	6.00	6.00	6.00	0.000
生化住院	百分率	877	4.28	0.00	0.00	0.00	0.00	25.75	0.000
	西格玛	877	5.34	2.15	6.00	6.00	6.00	6.00	0.000

* 采用 Kolmogorov-Smirnov 检验，$P<0.05$ 数据为非正态分布

表 3-16　生化项目不同等级医院危急值报告临床医生未确认率比较

部门	医院等级	值	N	P_5	P_{25}	中位数	P_{75}	P_{95}	P^*	P^{**}
生化门诊	三级甲等医院	百分率	376	0.00	0.00	0.00	0.00	16.33	0.000	
		西格玛		2.48	6.00	6.00	6.00	6.00	0.000	
	三级乙等医院	百分率	110	0.00	0.00	0.00	0.00	47.18	0.000	0.711
		西格玛		1.57	6.00	6.00	6.00	6.00	0.000	
	二级及以下医院	百分率	117	0.00	0.00	0.00	0.00	22.50	0.000	
		西格玛		2.26	6.00	6.00	6.00	6.00	0.000	
生化急诊	三级甲等医院	百分率	380	0.00	0.00	0.00	0.00	11.35	0.000	
		西格玛		2.71	6.00	6.00	6.00	6.00	0.000	
	三级乙等医院	百分率	109	0.00	0.00	0.00	0.00	2.10	0.000	0.777
		西格玛		3.55	6.00	6.00	6.00	6.00	0.000	
	二级及以下医院	百分率	115	0.00	0.00	0.00	0.00	43.11	0.000	
		西格玛		1.68	6.00	6.00	6.00	6.00	0.000	
生化住院	三级甲等医院	百分率	540	0.00	0.00	0.00	0.00	28.43	0.000	
		西格玛		2.07	6.00	6.00	6.00	6.00	0.000	
	三级乙等医院	百分率	165	0.00	0.00	0.00	0.00	17.32	0.000	0.467
		西格玛		2.44	6.00	6.00	6.00	6.00	0.000	
	二级及以下医院	百分率	172	0.00	0.00	0.00	0.00	49.31	0.000	
		西格玛		1.52	6.00	6.00	6.00	6.00	0.000	

* 采用 Kolmogorov-Smirnov 检验，$P<0.05$ 数据为非正态分布

** 采用 Kruskal-Wallis 秩和检验，$P<0.05$ 视为有统计学意义

表 3-17　生化项目不同床位数危急值报告临床医生未确认率比较

部门	床位数	值	N	P_5	P_{25}	中位数	P_{75}	P_{95}	P^*	P^{**}
生化门诊	0~1000	百分率	329	0.00	0.00	0.00	0.00	18.22	0.000	0.483
		西格玛		2.41	6.00	6.00	6.00	6.00	0.000	
	1001~2000	百分率	212	0.00	0.00	0.00	0.00	27.76	0.000	
		西格玛		2.09	6.00	6.00	6.00	6.00	0.000	
	2000~	百分率	62	0.00	0.00	0.00	0.00	23.98	0.000	
		西格玛		2.21	6.00	6.00	6.00	6.00	0.000	
生化急诊	0~1000	百分率	327	0.00	0.00	0.00	0.00	3.67	0.000	0.441
		西格玛		3.29	6.00	6.00	6.00	6.00	0.000	
	1001~2000	百分率	210	0.00	0.00	0.00	0.00	9.44	0.000	
		西格玛		2.82	6.00	6.00	6.00	6.00	0.000	
	2000~	百分率	67	0.00	0.00	0.00	0.00	26.82	0.000	
		西格玛		2.13	6.00	6.00	6.00	6.00	0.000	
生化住院	0~1000	百分率	491	0.00	0.00	0.00	0.00	22.25	0.000	0.725
		西格玛		2.27	6.00	6.00	6.00	6.00	0.000	
	1001~2000	百分率	291	0.00	0.00	0.00	0.00	26.86	0.000	
		西格玛		2.12	6.00	6.00	6.00	6.00	0.000	
	2000~	百分率	95	0.00	0.00	0.00	0.00	40.53	0.000	
		西格玛		1.74	6.00	6.00	6.00	6.00	0.000	

* 采用 Kolmogorov-Smirnov 检验，$P<0.05$ 数据为非正态分布

** 采用 Kruskal-Wallis 秩和检验，$P<0.05$ 视为有统计学意义

表 3-18　生化项目通过 ISO 15189/CAP 认可实验室与未通过实验室危急值报告临床医生未确认率比较

部门	是否通过认可	值	N	P_5	P_{25}	中位数	P_{75}	P_{95}	P^*	P^{**}
生化门诊	通过认可	百分率	73	0.00	0.00	0.00	0.00	51.75	0.000	0.462
		西格玛		1.35	6.00	6.00	6.00	6.00	0.000	
	未通过认可	百分率	530	0.00	0.00	0.00	0.00	15.66	0.000	
		西格玛		2.51	6.00	6.00	6.00	6.00	0.000	
生化急诊	通过认可	百分率	74	0.00	0.00	0.00	0.00	12.61	0.000	0.338
		西格玛		2.76	6.00	6.00	6.00	6.00	0.000	
	未通过认可	百分率	530	0.00	0.00	0.00	0.00	9.54	0.000	
		西格玛		2.81	6.00	6.00	6.00	6.00	0.000	
生化住院	通过认可	百分率	96	0.00	0.00	0.00	0.00	27.99	0.000	0.483
		西格玛		2.09	6.00	6.00	6.00	6.00	0.000	
	未通过认可	百分率	781	0.00	0.00	0.00	0.00	25.58	0.000	
		西格玛		2.16	6.00	6.00	6.00	6.00	0.000	

* 采用 Kolmogorov-Smirnov 检验，$P<0.05$ 数据为非正态分布

** 采用 Mann-Whitney U 秩和检验，$P<0.05$ 视为有统计学意义

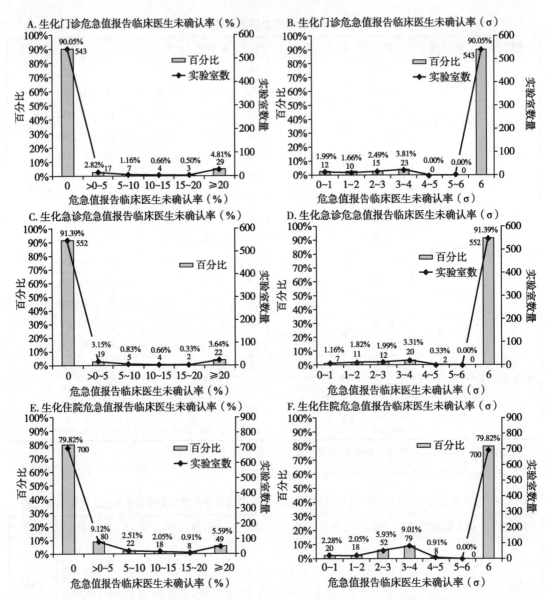

图 3-5 生化项目危急值报告临床医生未确认率在门诊、急诊和住院部门的分布情况

（四）生化危急值报告时间中位数和第 90 百分位数

不同实验室生化专业危急值报告时间中位数和 P_{90} 各不相同。危急值报告时间中位数多在 10min 以内，P_{90} 则多在 15min 以内。门诊、住院和急诊危急值报告时间显著不同（中位数：$P=0.004$；P_{90}：$P=0.004$）。两两比较 Mann-Whitney U 检验结果显示，门诊和急诊报告时间中位数（门诊与住院：$P=0.011$；急诊与住院：$P=0.002$）和 P_{90}（门诊与住院：$P=0.008$；急诊与住院：$P=0.003$）均显著低于住院部门，门诊和急诊之间无显著差异（中位数：$P=0.656$；P_{90}：$P=0.804$）。不同医院等级、不同床位数、通过和未通过 ISO 15189 或 CAP 认可的实验室间生化危急值报告时间中位数和 P_{90} 均不存在显著差异。详见表 3-19~表 3-22 和图 3-6。

表3-19　生化项目危急值报告时间中位数（min）和 P_{90}（min）在门诊、急诊和住院部门的统计学描述

部门	值	N	均值	P_5	P_{25}	中位数	P_{75}	P_{95}	P^*
生化门诊	中位数	614	16.59	0.00	4.00	8.00	18.00	60.00	0.000
	P_{90}	610	22.92	0.00	5.00	10.00	24.00	81.80	0.000
生化急诊	中位数	627	14.14	0.00	4.00	8.00	15.00	54.20	0.000
	P_{90}	623	18.90	0.00	5.00	10.00	22.00	61.80	0.000
生化住院	中位数	686	18.46	1.00	5.00	10.00	20.00	60.00	0.000
	P_{90}	678	24.44	1.00	7.00	12.00	25.00	85.05	0.000

* 采用 Kolmogorov-Smirnov 检验，$P<0.05$ 数据为非正态分布

表3-20　生化项目不同等级医院危急值报告时间中位数（min）和 P_{90}（min）比较

部门	值	医院等级	N	P_5	P_{25}	中位数	P_{75}	P_{95}	P^*	P^{**}
生化门诊	中位数	三级甲等医院	372	0.00	4.00	8.00	18.00	60.00	0.000	
		三级乙等医院	111	0.00	4.00	7.50	13.00	88.12	0.000	0.627
		二级及以下医院	131	0.00	3.00	7.00	20.00	94.00	0.000	
	P_{90}	三级甲等医院	370	0.00	5.00	12.00	24.25	70.90	0.000	
		三级乙等医院	110	0.00	5.00	9.00	18.50	99.00	0.000	0.394
		二级及以下医院	130	0.00	4.00	9.00	25.25	94.50	0.000	
生化急诊	中位数	三级甲等医院	381	0.00	4.00	8.00	16.00	50.00	0.000	
		三级乙等医院	114	0.00	3.60	6.00	12.00	62.08	0.000	0.358
		二级及以下医院	132	0.00	4.00	8.00	18.75	60.00	0.000	
	P_{90}	三级甲等医院	380	0.00	6.00	10.00	22.00	64.90	0.000	
		三级乙等医院	112	0.00	4.25	9.00	17.75	80.07	0.000	0.166
		二级及以下医院	131	0.00	5.00	9.98	25.00	58.20	0.000	
生化住院	中位数	三级甲等医院	421	1.00	5.00	10.00	20.00	60.00	0.000	
		三级乙等医院	128	1.00	5.00	8.50	15.00	65.50	0.000	0.523
		二级及以下医院	137	0.90	5.00	8.00	23.50	120.00	0.000	
	P_{90}	三级甲等医院	419	1.00	7.00	13.00	25.00	80.00	0.000	
		三级乙等医院	126	1.00	6.00	10.00	20.50	97.20	0.000	0.214
		二级及以下医院	134	0.75	5.00	10.00	28.25	96.25	0.000	

* 采用 Kolmogorov-Smirnov 检验，$P<0.05$ 数据为非正态分布

** 采用 Kruskal-Wallis 秩和检验，$P<0.05$ 视为有统计学意义

表 3-21 生化项目不同床位数危急值报告时间中位数（min）和 P_{90}（min）比较

部门	值	床位数	N	P_5	P_{25}	中位数	P_{75}	P_{95}	P^*	P^{**}
生化门诊	中位数	0~1000	347	0.00	4.00	8.00	20.00	60.00	0.000	
		1001~2000	206	0.00	4.00	7.00	15.25	61.30	0.000	0.502
		2000~	61	0.00	2.00	7.00	15.50	59.50	0.000	
	P_{90}	0~1000	344	0.00	5.00	10.00	25.00	83.00	0.000	
		1001~2000	205	0.00	5.00	11.00	20.00	87.00	0.000	0.967
		2000~	61	0.00	4.00	12.00	25.50	88.82	0.000	
生化急诊	中位数	0~1000	356	0.00	4.00	8.00	16.00	53.30	0.000	
		1001~2000	207	0.00	4.00	8.00	15.00	60.00	0.000	0.321
		2000~	64	0.00	2.00	6.00	14.50	54.50	0.000	
	P_{90}	0~1000	352	0.00	5.00	10.00	24.75	58.05	0.000	
		1001~2000	207	0.00	6.00	10.00	21.00	78.00	0.000	0.685
		2000~	64	0.00	4.72	9.25	20.75	76.25	0.000	
生化住院	中位数	0~1000	385	1.00	5.00	10.00	22.00	60.70	0.000	
		1001~2000	231	1.00	5.00	9.00	16.00	60.00	0.000	0.057
		2000~	70	0.00	1.00	6.00	18.00	71.75	0.000	
	P_{90}	0~1000	378	1.00	6.00	11.50	28.00	85.05	0.000	
		1001~2000	230	1.00	7.00	12.00	22.00	89.45	0.000	0.806
		2000~	70	0.00	5.78	10.50	25.25	80.25	0.000	

* 采用 Kolmogorov-Smirnov 检验，$P<0.05$ 数据为非正态分布

** 采用 Kruskal-Wallis 秩和检验，$P<0.05$ 视为有统计学意义

表 3-22 生化项目通过 ISO 15189/CAP 认可实验室与未通过实验室
危急值报告时间中位数（min）和 P_{90}（min）比较

部门	值	是否通过认可	N	P_5	P_{25}	中位数	P_{75}	P_{95}	P^*	P^{**}
生化门诊	中位数	通过认可	72	0.00	2.00	7.00	21.00	61.05	0.000	0.628
		未通过认可	542	0.00	4.00	8.00	18.00	60.00	0.000	
	P_{90}	通过认可	72	0.00	4.36	10.00	25.00	81.63	0.000	0.913
		未通过认可	538	0.00	5.00	10.00	23.25	84.30	0.000	
生化急诊	中位数	通过认可	77	0.00	2.00	8.00	23.05	53.70	0.000	0.888
		未通过认可	550	0.00	4.00	8.00	15.00	55.00	0.000	
	P_{90}	通过认可	77	0.00	5.15	10.00	25.00	65.00	0.000	0.735
		未通过认可	546	0.00	5.00	10.00	21.23	60.65	0.000	
生化住院	中位数	通过认可	81	0.00	3.50	8.00	23.00	59.00	0.000	0.292
		未通过认可	605	1.00	5.00	10.00	19.00	63.80	0.000	
	P_{90}	通过认可	81	0.00	7.30	13.00	27.50	81.20	0.000	0.881
		未通过认可	598	1.5	7.00	12.00	25.00	86.15	0.000	

* 采用 Kolmogorov-Smirnov 检验，$P<0.05$ 数据为非正态分布

** 采用 Mann-Whitney U 秩和检验，$P<0.05$ 视为有统计学意义

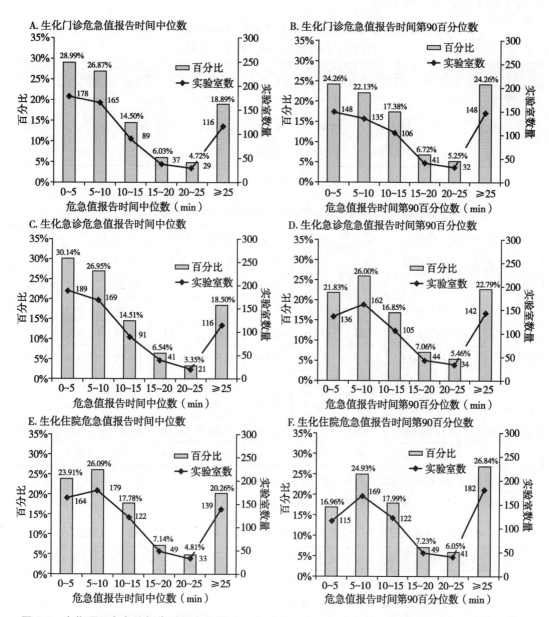

图 3-6　生化项目危急值报告时间中位数（min）和 P_{90}（min）在门诊、急诊和住院部门的分布情况

（五）生化危急值报告时间超过 15min 的试验比例

一半以上的实验室在 15min 内完成了调查的生化项目全部危急值的报告。也有 20% 左右的实验室有 20% 左右的报告未在 15min 内完成。门诊、急诊和住院危急值报告时间超过 15min 的试验比例存在显著差异（$P<0.001$）。两两比较 Mann-Whitney U 检验结果显示，门诊和急诊危急值报告时间超过 15min 的试验比例均小于住院部门（门诊与住院：$P<0.001$；急诊与住院：$P<0.001$），但门诊和急诊间危急值报告时间超过 15min 的试验比例不存在显著差异（$P=0.686$）。不同医院等级、不同床位数以及通过和未通过 ISO 15189 或 CAP 认可的实验室间生化危急值报告时间超过 15min 的试验比例均不存在显著差异。

详见表 3-23～表 3-26 和图 3-7。

表 3-23　生化项目危急值报告时间超过 15min 的试验比例（%）
在门诊、急诊和住院部门的统计学描述

部门	N	均值	P_5	P_{25}	中位数	P_{75}	P_{95}	P^*
生化门诊	597	12.58	0.00	0.00	0.00	6.39	92.00	0.000
生化急诊	608	11.05	0.00	0.00	0.00	4.79	84.77	0.000
生化住院	888	13.68	0.00	0.00	0.00	11.26	84.56	0.000

　* 采用 Kolmogorov-Smirnov 检验，$P<0.05$ 数据为非正态分布

表 3-24　生化项目不同等级医院危急值报告时间超过 15min 的试验比例（%）比较

部门	医院等级	N	P_5	P_{25}	中位数	P_{75}	P_{95}	P^*	P^{**}
生化门诊	三级甲等医院	368	0.00	0.00	0.00	7.78	99.00	0.000	
	三级乙等医院	115	0.00	0.00	0.00	0.43	77.27	0.000	0.114
	二级及以下医院	114	0.00	0.00	0.00	7.63	89.96	0.000	
生化急诊	三级甲等医院	284	0.00	0.00	0.00	6.24	96.99	0.000	
	三级乙等医院	109	0.00	0.00	0.00	0.00	65.69	0.000	0.054
	二级及以下医院	115	0.00	0.00	0.00	11.11	81.46	0.000	
生化住院	三级甲等医院	539	0.00	0.00	0.00	11.39	86.78	0.000	
	三级乙等医院	169	0.00	0.00	0.00	10.03	83.60	0.000	0.295
	二级及以下医院	180	0.00	0.00	0.00	13.08	77.26	0.000	

　* 采用 Kolmogorov-Smirnov 检验，$P<0.05$ 数据为非正态分布

　** 采用 Kruskal-Wallis 秩和检验，$P<0.05$ 视为有统计学意义

表 3-25　生化项目不同床位数危急值报告时间超过 15min 的试验比例（%）比较

部门	床位数	N	P_5	P_{25}	中位数	P_{75}	P_{95}	P^*	P^{**}
生化门诊	0～1000	330	0.00	0.00	0.00	5.60	97.34	0.000	
	1001～2000	206	0.00	0.00	0.00	8.33	92.59	0.000	0.793
	2000～	61	0.00	0.00	0.00	6.55	80.38	0.000	
生化急诊	0～1000	326	0.00	0.00	0.00	3.47	92.26	0.000	
	1001～2000	215	0.00	0.00	0.00	5.04	85.69	0.000	0.136
	2000～	67	0.00	0.00	0.00	7.96	70.22	0.000	
生化住院	0～1000	504	0.00	0.00	0.00	11.75	85.71	0.000	
	1001～2000	289	0.00	0.00	0.00	10.28	87.64	0.000	0.657
	2000～	94	0.00	0.00	0.00	11.59	71.83	0.000	

　* 采用 Kolmogorov-Smirnov 检验，$P<0.05$ 数据为非正态分布

　** 采用 Kruskal-Wallis 秩和检验，$P<0.05$ 视为有统计学意义

表 3-26　生化项目通过 ISO 15189/CAP 认可实验室与未通过实验室危急值
报告时间超过 15min 的试验比例（%）比较

部门	是否通过认可	N	P_5	P_{25}	中位数	P_{75}	P_{95}	P^*	P^{**}
生化门诊	通过认可	76	0.00	0.00	0.00	4.62	100.00	0.000	
	未通过认可	521	0.00	0.00	0.00	6.96	91.95	0.000	0.745
生化急诊	通过认可	78	0.00	0.00	0.00	9.82	100.00	0.000	
	未通过认可	530	0.00	0.00	0.00	4.47	82.87	0.000	0.221
生化住院	通过认可	98	0.00	0.00	0.00	7.97	89.34	0.000	
	未通过认可	790	0.00	0.00	0.00	11.40	84.50	0.000	0.619

* 采用 Kolmogorov-Smirnov 检验，$P<0.05$ 数据为非正态分布

** 采用 Mann-Whitney U 秩和检验，$P<0.05$ 视为有统计学意义

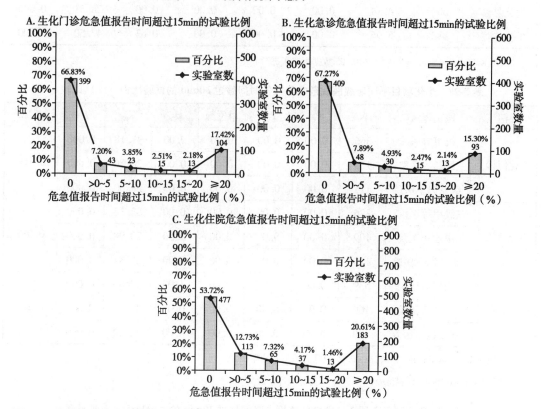

图 3-7　生化项目危急值报告时间超过 **15min** 的试验比例（%）在门诊、急诊和住院部门的分布情况

（六）危急值报告时间超过 30min 的试验比例

参与调查的大多数实验室均在 30min 内完成了调查生化项目全部危急值的报告。也有
8% 左右的实验室有 20% 左右的报告未在 30min 内完成。门诊、急诊和住院危急值报告时
间超过 30min 的试验比例存在显著差异（$P<0.001$）。两两比较 Mann-Whitney U 检验结果
显示，门诊和急诊危急值报告时间超过 30min 的试验比例均小于住院部门（门诊与住院：
$P<0.001$；急诊与住院：$P<0.001$）。门诊和急诊间危急值报告时间超过 30min 的试验比例

不存在显著差异（$P=0.522$）。生化住院项目不同床位数实验室间危急值报告时间超过 30min 的试验比例有显著差异（$P=0.020$）。床位数在 0~1000 之间的实验室危急值报告时间超过 30min 的试验比例显著小于与床位数在 1001~2000 之间的实验室（$P=0.016$），床位数在 0~1000 之间的实验室（$P=0.036$）和床位数在 1001~2000 间的实验室（$P=0.831$）与床位数大于 2000 的实验室间危急值报告时间超过 30min 的试验比例均无显著差异。不同医院等级、通过和未通过 ISO 15189 或 CAP 认可的实验室间生化危急值报告时间超过 30min 的试验比例均不存在显著差异。详见表 3-27~表 3-30 和图 3-8。

表 3-27　生化项目危急值报告时间超过 30min 的试验比例（%）在门诊、急诊和住院部门的统计学描述

部门	N	均值	P_5	P_{25}	中位数	P_{75}	P_{95}	P^*
生化门诊	596	5.02	0.00	0.00	0.00	0.00	37.04	0.000
生化急诊	600	4.14	0.00	0.00	0.00	0.00	28.51	0.000
生化住院	888	5.96	0.00	0.00	0.00	0.63	47.50	0.000

* 采用 Kolmogorov-Smirnov 检验，$P<0.05$ 数据为非正态分布

表 3-28　生化项目不同等级医院危急值报告时间超过 30min 的试验比例（%）比较

部门	医院等级	N	P_5	P_{25}	中位数	P_{75}	P_{95}	P^*	P^{**}
生化门诊	三级甲等医院	366	0.00	0.00	0.00	0.00	41.18	0.000	0.169
	三级乙等医院	115	0.00	0.00	0.00	0.00	20.50	0.000	
	二级及以下医院	115	0.00	0.00	0.00	0.00	38.00	0.000	
生化急诊	三级甲等医院	376	0.00	0.00	0.00	0.00	32.32	0.000	0.087
	三级乙等医院	109	0.00	0.00	0.00	0.00	23.98	0.000	
	二级及以下医院	115	0.00	0.00	0.00	0.00	20.84	0.000	
生化住院	三级甲等医院	539	0.00	0.00	0.00	1.03	42.86	0.000	0.241
	三级乙等医院	169	0.00	0.00	0.00	0.08	49.87	0.000	
	二级及以下医院	180	0.00	0.00	0.00	0.00	52.32	0.000	

* 采用 Kolmogorov-Smirnov 检验，$P<0.05$ 数据为非正态分布

** 采用 Kruskal-Wallis 秩和检验，$P<0.05$ 视为有统计学意义

表 3-29　生化项目不同床位数危急值报告时间超过 30min 的试验比例（%）比较

部门	床位数	N	P_5	P_{25}	中位数	P_{75}	P_{95}	P^*	P^{**}
生化门诊	0~1000	329	0.00	0.00	0.00	0.00	38.75	0.000	0.056
	1001~2000	207	0.00	0.00	0.00	0.00	35.83	0.000	
	2000~	60	0.00	0.00	0.00	0.81	36.86	0.000	
生化急诊	0~1000	323	0.00	0.00	0.00	0.00	26.26	0.000	0.071
	1001~2000	213	0.00	0.00	0.00	0.00	33.58	0.000	
	2000~	64	0.00	0.00	0.00	0.00	28.47	0.000	

续表

部门	床位数	N	P_5	P_{25}	中位数	P_{75}	P_{95}	P^*	P^{**}
生化住院	0~1000	502	0.00	0.00	0.00	0.00	49.50	0.000	
	1001~2000	291	0.00	0.00	0.00	1.34	48.15	0.000	0.020
	2000~	95	0.00	0.00	0.00	1.19	32.49	0.000	

* 采用 Kolmogorov-Smirnov 检验，$P<0.05$ 数据为非正态分布

** 采用 Kruskal-Wallis 秩和检验，$P<0.05$ 视为有统计学意义

表 3-30 生化项目通过 ISO 15189/CAP 认可实验室与未通过实验室危急值
报告时间超过 30min 的试验比例（%）比较

部门	是否通过认可	N	P_5	P_{25}	中位数	P_{75}	P_{95}	P^*	P^{**}
生化门诊	通过认可	76	0.00	0.00	0.00	0.00	24.31	0.000	
	未通过认可	520	0.00	0.00	0.00	0.00	39.87	0.000	0.632
生化急诊	通过认可	77	0.00	0.00	0.00	0.00	28.56	0.000	
	未通过认可	523	0.00	0.00	0.00	0.00	28.85	0.000	0.217
生化住院	通过认可	97	0.00	0.00	0.00	1.82	26.13	0.000	
	未通过认可	791	0.00	0.00	0.00	0.53	48.54	0.000	0.674

* 采用 Kolmogorov-Smirnov 检验，$P<0.05$ 数据为非正态分布

** 采用 Mann-Whitney U 秩和检验，$P<0.05$ 视为有统计学意义

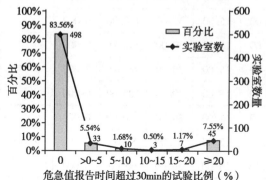

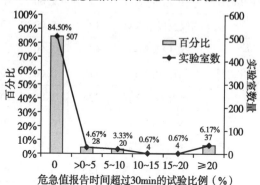

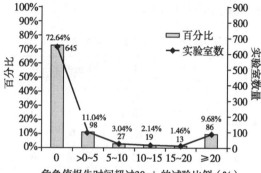

图 3-8 生化项目危急值报告时间超过 **30min** 的试验比例（%）在门诊、急诊和住院部门的分布情况

（七）生化危急值报告规定时间

实验室生化项目危急值报告规定时间多在 10～20min 之间。门诊、住院和急诊危急值报告规定时间无显著差异（$P=0.695$）。生化急诊不同等级医院间危急值报告规定时间有显著差异（$P=0.027$）。三级甲等医院危急值报告规定时间显著高于三级乙等医院（$P=0.007$），但是三级甲等医院（$P=0.736$）和三级乙等医院（$P=0.067$）均与二级及以下医院无显著差异。不同床位数、通过和未通过 ISO 15189 或 CAP 认可的实验室间生化危急值报告规定时间均不存在显著差异。详见表 3-31～表 3-34 和图 3-9。

表 3-31 生化项目危急值报告规定时间（min）在门诊、急诊和住院部门的统计学描述

医嘱来源	N	均值	P_5	P_{25}	中位数	P_{75}	P_{95}	P^*
生化门诊	641	25.88	5.00	10.00	15.00	30.00	90.00	0.000
生化急诊	643	24.67	5.00	10.00	15.00	30.00	60.00	0.000
生化住院	901	27.08	5.00	10.00	15.00	30.00	90.00	0.000

* 采用 Kolmogorov-Smirnov 检验，$P<0.05$ 数据为非正态分布

表 3-32 生化项目不同等级医院危急值报告规定时间（min）比较

部门	医院等级	N	P_5	P_{25}	中位数	P_{75}	P_{95}	P^*	P^{**}
生化门诊	三级甲等医院	393	5.00	10.00	15.00	30.00	99.00	0.000	
	三级乙等医院	121	1.00	10.00	15.00	30.00	60.00	0.000	0.027
	二级及以下医院	127	5.00	10.00	15.00	30.00	120.00	0.000	
生化急诊	三级甲等医院	404	5.00	10.00	15.00	30.00	60.00	0.000	
	三级乙等医院	115	2.00	10.00	15.00	30.00	60.00	0.000	0.053
	二级及以下医院	124	5.00	10.00	15.00	30.00	105.00	0.000	
生化住院	三级甲等医院	544	5.00	10.00	15.00	30.00	120.00	0.000	
	三级乙等医院	171	5.00	10.00	15.00	30.00	84.00	0.000	0.059
	二级及以下医院	186	5.00	10.00	15.00	30.00	60.00	0.000	

* 采用 Kolmogorov-Smirnov 检验，$P<0.05$ 数据为非正态分布

** 采用 Kruskal-Wallis 秩和检验，$P<0.05$ 视为有统计学意义

表 3-33 生化项目不同床位数危急值报告规定时间（min）比较

部门	床位数	N	P_5	P_{25}	中位数	P_{75}	P_{95}	P^*	P^{**}
生化门诊	0～1000	357	2.00	10.00	15.00	30.00	63.00	0.000	
	1001～2000	220	5.00	10.00	15.00	30.00	120.00	0.000	0.771
	2000～	64	5.00	10.00	15.00	30.00	120.00	0.000	
生化急诊	0～1000	355	5.00	10.00	15.00	30.00	60.00	0.000	
	1001～2000	217	5.00	10.00	15.00	30.00	60.00	0.000	0.932
	2000～	71	5.00	10.00	15.00	30.00	102.00	0.000	

续表

部门	床位数	N	P_5	P_{25}	中位数	P_{75}	P_{95}	P^*	P^{**}
生化住院	0~1000	512	5.00	10.00	15.00	30.00	90.00	0.000	
	1001~2000	291	5.00	10.00	15.00	30.00	84.00	0.000	0.837
	2000~	98	5.00	10.00	15.00	30.00	120.00	0.000	

* 采用 Kolmogorov-Smirnov 检验，$P<0.05$ 数据为非正态分布

** 采用 Kruskal-Wallis 秩和检验，$P<0.05$ 视为有统计学意义

表 3-34　生化项目通过 ISO 15189/CAP 认可实验室与未通过实验室危急值报告规定时间（min）比较

部门	是否通过认可	N	P_5	P_{25}	中位数	P_{75}	P_{95}	P^*	P^{**}
生化门诊	通过认可	80	2.15	10.00	25.00	30.00	118.50	0.000	
	未通过认可	561	5.00	10.00	15.00	30.00	90.00	0.000	0.098
生化急诊	通过认可	79	5.00	10.00	30.00	30.00	60.00	0.000	
	未通过认可	564	5.00	10.00	15.00	30.00	60.00	0.000	0.093
生化住院	通过认可	95	5.00	10.00	20.00	30.00	120.00	0.000	
	未通过认可	806	5.00	10.00	15.00	30.00	90.00	0.000	0.261

* 采用 Kolmogorov-Smirnov 检验，$P<0.05$ 数据为非正态分布

** 采用 Mann-Whitney U 秩和检验，$P<0.05$ 视为有统计学意义

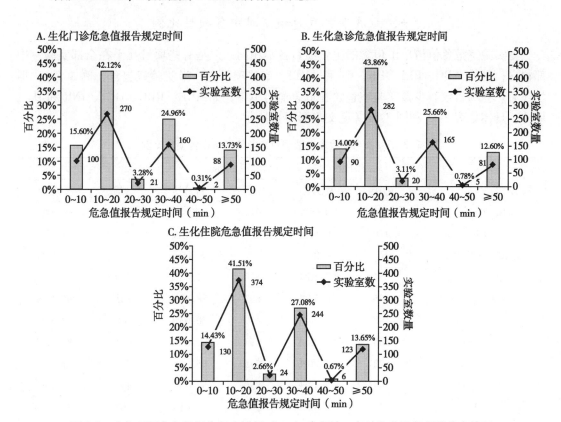

图 3-9　生化项目危急值报告规定时间（min）在门诊、急诊和住院部门的分布情况

（八）生化危急值未报告原因

实验室上报的生化住院，急诊和门诊患者的危急值未报告原因数量各不相同。住院患者危急值未报告原因中最常见的是"实验室工作人员报告遗漏"（111/448，24.78%），其次为"通讯设备故障或无法接通"（104/448，23.21%）和"申请单信息不全，缺少临床医生联系方式"（82/448，18.30%）。急诊患者危急值未报告最常见的原因也是"实验室工作人员报告遗漏"（49/181，27.07%），其次为"申请单信息不全，缺少临床医生联系方式"（44/181，24.31%）和"通讯设备故障或无法接通"（37/181，20.44%）。门诊患者危急值未报告原因则主要是"申请单信息不全，缺少临床医生联系方式"（66/199，33.17%），其次为"通讯设备故障或无法接通"（51/199，25.63%）和"实验室工作人员报告遗漏"（32/199，16.08%）。调查中的其他原因也包括结果为"假危急值"（由输液侧采样，标本溶血，凝血等原因造成），"重复出现危急值"（特定时间内相同患者相同项目重复出现危急值）和"特殊疾病确诊患者"（如确诊为慢性肾病，肾衰，与肾内科协商不报肌酐；确诊心肌梗死，与心内科、急诊科协商不报 cTnI；与儿科和新生儿科协商不报）。另外，门诊患者也有因为"缺少门诊患者联系方式或无法联系门诊患者"原因未报危急值的情况。详见图 3-10（见文末彩图）。

第四节 我国临床检验危急值调查结果（血液）

一、血液项目危急值清单中各项目比例

各实验室危急值清单中包含的生化项目各不相同，但是有些项目几乎在全部实验室中都包含，例如 WBC、PLT、Hb、PT 和 APTT。有些项目有一半实验室包含，例如 Fbg。但是还有一些项目仅有少数实验室包含在危急值清单中，如 NUE、RBC、HCT、INR 和 D-二聚体。具体如表 3-35 和图 3-11（见文末彩图）所示。

表 3-35　参与实验室血液项目危急值清单中各项目比例

项目	门诊		急诊		住院	
	数量	百分比	数量	百分比	数量	百分比
WBC（10^9/L）	634	90.06%	611	88.94%	809	96.54%
NEU（10^9/L）	69	10.63%	64	9.95%	82	11.63%
RBC（10^{12}/L）	61	9.46%	54	8.44%	71	10.04%
PLT（10^9/L）	654	93.16%	628	91.68%	790	98.75%
Hb（g/L）	636	90.73%	603	88.42%	761	95.72%
HCT（%）	140	21.34%	129	20.03%	166	23.35%
PT（s）	553	80.73%	554	82.69%	691	89.28%
APTT（s）	573	84.26%	575	85.95%	706	91.81%
Fbg（g/L）	344	52.12%	350	53.76%	436	59.73%
INR	231	35.43%	218	34.01%	263	37.41%
D-二聚体（mg/L）	107	16.51%	106	16.54%	127	18.04%

二、血液项目危急值发生率

不同血液项目的危急值发生率不同，在调查的 11 个项目中，急诊 D-二聚体危急值发生率最高（中位数：3.33%），而门诊纤维蛋白原（Fbg）危急值发生率最低（中位数：0.12%）。参与调查实验室血液项目门诊、急诊和住院部门危急值发生率存在显著差异（NEU 除外），对多数血液项目来说，急诊患者危急值发生率大于住院患者，住院患者大于门诊患者。详见表 3-36、表 3-37。

表 3-36　血液项目危急值发生率在住院、门诊和急诊部门的统计学描述以及门诊、急诊和住院各项目危急值发生率（%）

项目	门诊			急诊			住院		
	N	中位数（%）(P_{25}，P_{75}）	P^*	N	中位数（%）(P_{25}，P_{75}）	P^*	N	中位数（%）(P_{25}，P_{75}）	P^*
WBC（10^9/L）	616	0.28 (0.10，0.65)	0.000	590	0.76 (0.23，1.92)	0.000	765	0.67 (0.29，1.41)	0.000
NEU（10^9/L）	61	0.22 (0.03，0.43)	0.000	59	0.33 (0.00，0.79)	0.000	75	0.32 (0.07，1.04)	0.000
RBC（10^{12}/L）	57	0.17 (0.06，0.51)	0.000	51	0.57 (0.17，1.47)	0.000	69	0.46 (0.09，0.92)	0.000
PLT（10^9/L）	628	0.28 (0.10，0.65)	0.000	601	0.74 (0.27，1.89)	0.000	759	0.67 (0.30，1.48)	0.000
Hb（g/L）	615	0.15 (0.04，0.37)	0.000	572	0.47 (0.13，1.40)	0.000	732	0.37 (0.15，0.79)	0.000
HCT（%）	134	0.10 (0.00，0.41)	0.000	123	0.27 (0.00，0.67)	0.000	158	0.26 (0.06，0.60)	0.000
PT（s）	533	1.11 (0.21，3.74)	0.000	530	1.11 (0.26，3.02)	0.000	666	0.74 (0.27，1.51)	0.000
APTT（s）	555	0.24 (0.00，1.09)	0.000	551	0.89 (0.12，2.31)	0.000	681	0.46 (0.17，1.11)	0.000
Fbg（g/L）	329	0.12 (0.00，0.81)	0.000	330	0.57 (0.00，1.98)	0.000	413	0.41 (0.12，0.97)	0.000
INR	220	0.69 (0.14，2.10)	0.000	206	0.47 (0.00，1.51)	0.000	248	0.40 (0.12，0.86)	0.000
D-二聚体（mg/L）	98	1.54 (0.00，4.36)	0.000	97	3.33 (0.01，8.41)	0.000	120	2.10 (0.43，5.35)	0.000
全部项目	580	0.48 (0.11，1.59)	0.000	554	1.10 (0.30，3.45)	0.000	656	0.94 (0.33，2.37)	0.000

* 采用 Kolmogorov-Smirnov 检验，$P < 0.05$ 数据为非正态分布

表 3-37 血液项目住院、门诊和急诊各血液项目危急值发生率（%）秩和检验 P 值

项目	$P_{(门诊,急诊,住院)}$[*]	$P_{(门诊,急诊)}$[**]	$P_{(门诊,住院)}$[**]	$P_{(急诊,住院)}$[**]
WBC（10^9/L）	0.000	0.000	0.000	0.244
NEU（10^9/L）	0.169	-	-	-
RBC（10^{12}/L）	0.034	0.014	0.069	0.310
PLT（10^9/L）	0.000	0.000	0.000	0.407
Hb（g/L）	0.000	0.000	0.000	0.006
HCT（%）	0.013	0.028	0.004	0.902
PT（s）	0.000	0.769	0.000	0.000
APTT（s）	0.000	0.000	0.000	0.000
Fbg（g/L）	0.000	0.000	0.000	0.038
INR	0.007	0.029	0.002	0.732
D-二聚体（mg/L）	0.000	0.000	0.000	0.390
全部项目	0.000	0.000	0.000	0.227

[*] 采用 Kruskal-Wallis 秩和检验，$P<0.05$ 视为有统计学意义

[**] 采用 Mann-Whitney U 检验，$P<0.05/3=0.017$ 视为有统计学意义

三、血液项目危急值报告和报告及时性

（一）血液危急值未报告率

参与调查的大多数实验室血液危急值未报告率均为 0.00% 且西格玛水平都达到了 6σ。门诊、急诊和住院危急值未报告率存在显著差异（$P=0.004$）。两两比较 Mann-Whitney U 检验结果显示，急诊危急值未报告率小于住院部门（$P=0.003$），但门诊危急值报告率与急诊（$P=0.517$）和住院（$P=0.019$）均无显著差异。不同等级医院危急值未报告率没有显著差异。血液门诊不同床位数危急值未报告率有显著差异（$P=0.013$）。床位数在 0~1000 之间的实验室危急值未报告率显著小于床位数大于 2000 的实验室（$P=0.006$），但床位数在 0~1000 之间的实验室（$P=0.032$）和大于 2000 的实验室（$P=0.287$）与床位数在 1001~2000 间的实验室间均无显著差异。通过和未通过 ISO 15189 或 CAP 认可的实验室间血液危急值未报告率不存在显著差异。详见表 3-38~表 3-41 和图 3-12。

表 3-38 血液项目危急值未报告率在门诊、急诊和住院部门的统计学描述

部门	值	N	均值	P_5	P_{25}	中位数	P_{75}	P_{95}	P[*]
血液门诊	百分率	626	0.89	0.00	0.00	0.00	0.00	6.19	0.000
	西格玛	626	5.75	3.04	6.00	6.00	6.00	6.00	0.000
血液急诊	百分率	599	0.84	0.00	0.00	0.00	0.00	4.03	0.000
	西格玛	599	5.78	3.25	6.00	6.00	6.00	6.00	0.000
血液住院	百分率	798	1.02	0.00	0.00	0.00	0.00	6.00	0.000
	西格玛	798	5.65	3.05	6.00	6.00	6.00	6.00	0.000

[*] 采用 Kolmogorov-Smirnov 检验，$P<0.05$ 数据为非正态分布

表 3-39　血液项目不同等级医院危急值未报告率比较

部门	医院等级	值	N	P₅	P₂₅	中位数	P₇₅	P₉₅	P*	P**
血液门诊	三级甲等医院	百分率	389	0.00	0.00	0.00	0.00	6.81	0.000	0.658
		西格玛		2.99	6.00	6.00	6.00	6.00	0.000	
	三级乙等医院	百分率	112	0.00	0.00	0.00	0.00	4.01	0.000	
		西格玛		3.25	6.00	6.00	6.00	6.00	0.000	
	二级及以下医院	百分率	125	0.00	0.00	0.00	0.00	7.03	0.000	
		西格玛		2.97	6.00	6.00	6.00	6.00	0.000	
血液急诊	三级甲等医院	百分率	371	0.00	0.00	0.00	0.00	5.22	0.000	0.476
		西格玛		3.12	6.00	6.00	6.00	6.00	0.000	
	三级乙等医院	百分率	115	0.00	0.00	0.00	0.00	0.64	0.000	
		西格玛		5.47	6.00	6.00	6.00	6.00	0.000	
	二级及以下医院	百分率	113	0.00	0.00	0.00	0.00	3.93	0.000	
		西格玛		3.26	6.00	6.00	6.00	6.00	0.000	
血液住院	三级甲等医院	百分率	485	0.00	0.00	0.00	0.00	7.62	0.000	0.841
		西格玛		2.93	6.00	6.00	6.00	6.00	0.000	
	三级乙等医院	百分率	152	0.00	0.00	0.00	0.00	3.23	0.000	
		西格玛		3.35	6.00	6.00	6.00	6.00	0.000	
	二级及以下医院	百分率	161	0.00	0.00	0.00	0.00	8.93	0.000	
		西格玛		2.85	6.00	6.00	6.00	6.00	0.000	

* 采用 Kolmogorov-Smirnov 检验，$P<0.05$ 数据为非正态分布

** 采用 Kruskal-Wallis 秩和检验，$P<0.05$ 视为有统计学意义

表 3-40　血液项目不同床位数危急值未报告率比较

部门	床位数	值	N	P₅	P₂₅	中位数	P₇₅	P₉₅	P*	P**
血液门诊	0~1000	百分率	343	0.00	0.00	0.00	0.00	3.14	0.000	0.013
		西格玛		3.37	6.00	6.00	6.00	6.00	0.000	
	1001~2000	百分率	214	0.00	0.00	0.00	0.00	6.08	0.000	
		西格玛		3.05	6.00	6.00	6.00	6.00	0.000	
	2000~	百分率	69	0.00	0.00	0.00	0.00	1.03	0.000	
		西格玛		2.76	6.00	6.00	6.00	6.00	0.000	
血液急诊	0~1000	百分率	326	0.00	0.00	0.00	0.00	0.57	0.000	0.056
		西格玛		4.62	6.00	6.00	6.00	6.00	0.000	

续表

部门	床位数	值	N	P_5	P_{25}	中位数	P_{75}	P_{95}	P^*	P^{**}
血液急诊	1001~2000	百分率	208	0.00	0.00	0.00	0.00	5.45	0.000	0.056
		西格玛		3.10	6.00	6.00	6.00	6.00	0.000	
	2000~	百分率	65	0.00	0.00	0.00	0.00	9.24	0.000	
		西格玛		2.83	6.00	6.00	6.00	6.00	0.000	
血液住院	0~1000	百分率	450	0.00	0.00	0.00	0.00	4.71	0.000	0.070
		西格玛		3.17	6.00	6.00	6.00	6.00	0.000	
	1001~2000	百分率	260	0.00	0.00	0.00	0.00	8.53	0.000	
		西格玛		2.87	6.00	6.00	6.00	6.00	0.000	
	2000~	百分率	88	0.00	0.00	0.00	0.00	1.04	0.000	
		西格玛		2.76	6.00	6.00	6.00	6.00	0.000	

* 采用 Kolmogorov-Smirnov 检验，$P<0.05$ 数据为非正态分布

** 采用 Kruskal-Wallis 秩和检验，$P<0.05$ 视为有统计学意义

表 3-41　血液项目通过 ISO 15189 或 CAP 认可实验室与未通过实验室危急值未报告率比较

部门	是否通过认可	值	N	P_5	P_{25}	中位数	P_{75}	P_{95}	P^*	P^{**}
血液门诊	通过认可	百分率	67	0.00	0.00	0.00	0.00	5.37	0.000	0.510
		西格玛		3.15	6.00	6.00	6.00	6.00	0.000	
	未通过认可	百分率	559	0.00	0.00	0.00	0.00	6.35	0.000	
		西格玛		3.03	6.00	6.00	6.00	6.00	0.000	
血液急诊	通过认可	百分率	69	0.00	0.00	0.00	0.00	9.23	0.000	0.568
		西格玛		2.89	6.00	6.00	6.00	6.00	0.000	
	未通过认可	百分率	530	0.00	0.00	0.00	0.00	3.85	0.000	
		西格玛		3.27	6.00	6.00	6.00	6.00	0.000	
血液住院	通过认可	百分率	86	0.00	0.00	0.00	0.00	4.50	0.000	0.275
		西格玛		3.20	6.00	6.00	6.00	6.00	0.000	
	未通过认可	百分率	712	0.00	0.00	0.00	0.00	6.11	0.000	
		西格玛		3.05	6.00	6.00	6.00	6.00	0.000	

* 采用 Kolmogorov-Smirnov 检验，$P<0.05$ 数据为非正态分布

** 采用 Mann-Whitney U 秩和检验，$P<0.05$ 视为有统计学意义

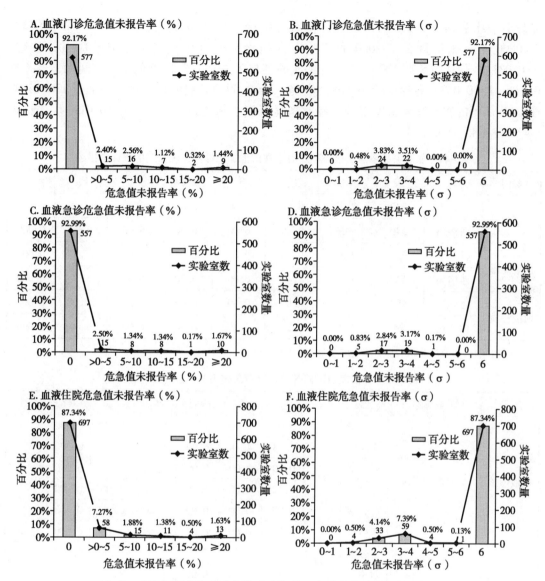

图 3-12 血液项目危急值未报告率在门诊、急诊和住院部门的分布情况

（二）血液危急值报告不及时率

参与调查的大多数实验室血液危急值报告不及时率均为 0.00%，且西格玛水平都达到了 6σ。门诊、急诊和住院危急值报告不及时率存在显著差异（$P<0.001$）。两两比较 Mann-Whitney U 检验结果显示，门诊和急诊危急值报告不及时率均小于住院部门（门诊与住院：$P<0.001$；急诊与住院：$P<0.001$），但门诊和急诊间危急值报告不及时率不存在显著差异（$P=0.538$）。血液住院不同等级医院危急值报告不及时率有显著差异（$P=0.005$），三级甲等医院危急值报告不及时率显著大于三级乙等医院（$P=0.010$）和二级及以下医院（$P=0.015$），但三级乙等医院和二级及以下医院危急值报告不及时率无显著差异（$P=0.901$）。不同床位数实验室危急值报告不及时率有显著差异（门诊：$P<0.001$；急诊：$P=0.014$；住院：$P<0.001$）。床位数在 0~1000 之间的实验室危急值报告不及时率

显著小于床位数在 1001~2000 的实验室（门诊：$P = 0.009$；急诊：$P = 0.014$；住院：$P = 0.007$）和床位数大于 2000 的实验室（门诊：$P < 0.001$；急诊：$P = 0.010$；住院：$P < 0.001$），但床位数在 1001~2000 间的实验室与床位数大于 2000 的实验室间无显著差异（门诊：$P = 0.053$；急诊：$P = 0.608$；住院：$P = 0.091$）。血液住院项目，通过 ISO 15189 或 CAP 认可的实验室危急值报告不及时率显著高于未通过实验室（$P = 0.011$）。详见表 3-42~表 3-45 和图 3-13。

表 3-42　血液项目危急值报告不及时率在门诊、急诊和住院部门的统计学描述

部门	值	N	均值	P_5	P_{25}	中位数	P_{75}	P_{95}	P^*
血液门诊	百分率	549	2.52	0.00	0.00	0.00	0.00	17.52	0.000
	西格玛	549	5.30	2.43	6.00	6.00	6.00	6.00	0.000
血液急诊	百分率	522	2.35	0.00	0.00	0.00	0.00	17.87	0.000
	西格玛	522	5.35	2.42	6.00	6.00	6.00	6.00	0.000
血液住院	百分率	694	3.57	0.00	0.00	0.00	3.57	22.90	0.000
	西格玛	694	4.98	2.24	3.30	6.00	6.00	6.00	0.000

* 采用 Kolmogorov-Smirnov 检验，$P < 0.05$ 数据为非正态分布

表 3-43　血液项目不同等级医院危急值报告不及时率比较

医嘱	医院等级	值	N	P_5	P_{25}	中位数	P_{75}	P_{95}	P^*	P^{**}
血液门诊	三级甲等医院	百分率	342	0.00	0.00	0.00	0.39	17.52	0.000	0.323
		西格玛		2.43	4.18	6.00	6.00	6.00	0.000	
	三级乙等医院	百分率	97	0.00	0.00	0.00	0.00	20.61	0.000	
		西格玛		2.32	6.00	6.00	6.00	6.00	0.000	
	二级及以下医院	百分率	110	0.00	0.00	0.00	0.00	20.82	0.000	
		西格玛		2.32	6.00	6.00	6.00	6.00	0.000	
血液急诊	三级甲等医院	百分率	324	0.00	0.00	0.00	0.00	18.11	0.000	0.051
		西格玛		2.42	6.00	6.00	6.00	6.00	0.000	
	三级乙等医院	百分率	98	0.00	0.00	0.00	0.00	13.13	0.000	
		西格玛		2.63	6.00	6.00	6.00	6.00	0.000	
	二级及以下医院	百分率	100	0.00	0.00	0.00	0.00	16.67	0.000	
		西格玛		2.47	6.00	6.00	6.00	6.00	0.000	
血液住院	三级甲等医院	百分率	424	0.00	0.00	0.00	4.73	23.65	0.000	0.005
		西格玛		2.22	3.17	6.00	6.00	6.00	0.000	
	三级乙等医院	百分率	133	0.00	0.00	0.00	1.03	26.36	0.000	
		西格玛		2.13	3.82	6.00	6.00	6.00	0.000	
	二级及以下医院	百分率	137	0.00	0.00	0.00	1.22	17.09	0.000	
		西格玛		2.45	3.75	6.00	6.00	6.00	0.000	

* 采用 Kolmogorov-Smirnov 检验，$P < 0.05$ 数据为非正态分布

** 采用 Kruskal-Wallis 秩和检验，$P < 0.05$ 视为有统计学意义

表 3-44　血液项目不同床位数危急值报告不及时率比较

部门	床位数	值	N	P_5	P_{25}	中位数	P_{75}	P_{95}	P^*	P^{**}
血液门诊	0~1000	百分率	304	0.00	0.00	0.00	0.00	15.06	0.000	0.000
		西格玛		2.53	6.00	6.00	6.00	6.00	0.000	
	1001~2000	百分率	186	0.00	0.00	0.00	1.12	18.67	0.000	
		西格玛		2.39	3.79	6.00	6.00	6.00	0.000	
	2000~	百分率	59	0.00	0.00	0.00	5.07	26.32	0.000	
		西格玛		2.13	3.14	6.00	6.00	6.00	0.000	
血液急诊	0~1000	百分率	284	0.00	0.00	0.00	0.00	13.14	0.000	0.014
		西格玛		2.62	6.00	6.00	6.00	6.00	0.000	
	1001~2000	百分率	181	0.00	0.00	0.00	0.68	20.45	0.000	
		西格玛		2.33	4.00	6.00	6.00	6.00	0.000	
	2000~	百分率	57	0.00	0.00	0.00	2.08	18.43	0.000	
		西格玛		2.40	3.54	6.00	6.00	6.00	0.000	
血液住院	0~1000	百分率	397	0.00	0.00	0.00	1.63	21.00	0.000	0.000
		西格玛		2.31	3.64	6.00	6.00	6.00	0.000	
	1001~2000	百分率	222	0.00	0.00	0.00	3.75	20.34	0.000	
		西格玛		2.34	3.28	6.00	6.00	6.00	0.000	
	2000~	百分率	75	0.00	0.00	0.00	8.71	29.43	0.000	
		西格玛		2.04	2.86	6.00	6.00	6.00	0.000	

* 采用 Kolmogorov-Smirnov 检验，$P<0.05$ 数据为非正态分布

** 采用 Kruskal-Wallis 秩和检验，$P<0.05$ 视为有统计学意义

表 3-45　血液项目通过 ISO 15189/CAP 认可实验室与未通过实验室危急值报告不及时率比较

部门	是否通过认可	值	N	P_5	P_{25}	中位数	P_{75}	P_{95}	P^*	P^{**}
血液门诊	通过认可	百分率	67	0.00	0.00	0.00	2.75	17.72	0.000	0.097
		西格玛		2.43	3.42	6.00	6.00	6.00	0.000	
	未通过认可	百分率	482	0.00	0.00	0.00	0.00	17.61	0.000	
		西格玛		2.43	6.00	6.00	6.00	6.00	0.000	
血液急诊	通过认可	百分率	58	0.00	0.00	0.00	2.91	18.30	0.000	0.333
		西格玛		2.40	3.40	6.00	6.00	6.00	0.000	
	未通过认可	百分率	464	0.00	0.00	0.00	0.00	17.56	0.000	
		西格玛		2.43	6.00	6.00	6.00	6.00	0.000	

续表

部门	是否通过认可	值	N	P_5	P_{25}	中位数	P_{75}	P_{95}	P^*	P^{**}
血液住院	通过认可	百分率	69	0.00	0.00	0.00	6.88	26.71	0.000	0.011
		西格玛		2.12	2.99	6.00	6.00	6.00	0.000	
	未通过认可	百分率	625	0.00	0.00	0.00	3.13	22.17	0.000	
		西格玛		2.27	3.36	6.00	6.00	6.00	0.000	

* 采用 Kolmogorov-Smirnov 检验，$P<0.05$ 数据为非正态分布

** 采用 Mann-Whitney U 秩和检验，$P<0.05$ 视为有统计学意义

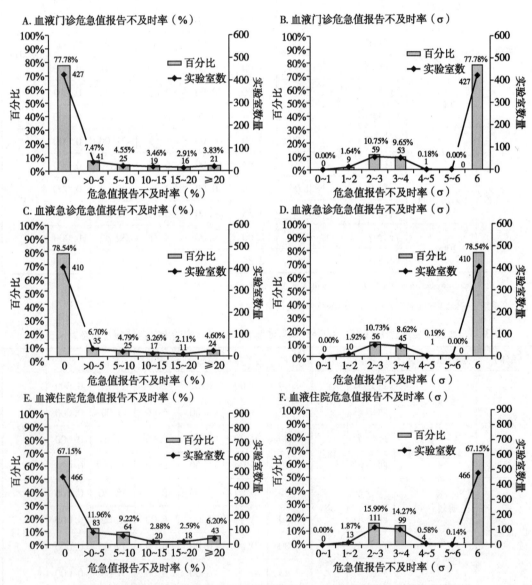

图 3-13 血液项目危急值报告不及时率在门诊、急诊和住院部门的分布情况

（三）血液危急值报告临床医生未确认率

参与调查的大多数实验室血液危急值报告临床医生未确认率均为 0.00%，且西格玛水平都达到了 6σ。门诊、急诊和住院临床医生未确认率存在显著差异（$P=0.002$）。两两比较 Mann-Whitney U 检验结果显示，门诊和急诊临床医生未确认率均小于住院部门（门诊与住院：$P=0.005$；急诊与住院：$P=0.003$），门诊和急诊间临床医生未确认率则不存在显著差异（$P=0.842$）。不同医院等级血液危急值报告临床医生确认率无显著差异。血液住院不同床位数危急值报告临床医生确认率有显著差异（$P=0.005$）。床位数在 0~1000之间的实验室（$P=0.002$）和床位数在 1001~2000 之间的实验室（$P=0.005$）危急值未报告率均显著小于床位数在大于 2000 的实验室，但床位数在 0~1000 间的实验室和床位数在 1001~2000 间的实验室无显著差异（$P=0.883$）。血液门诊和住院项目，通过 ISO 15189或 CAP 认可的实验室危急值报告不及时率显著高于未通过实验室（门诊：$P=0.004$；住院 $P=0.009$）。详见表 3-46~表 3-49 和图 3-14。

表 3-46　血液项目危急值报告临床医生确认率在门诊、急诊和住院部门的统计学描述

部门	值	N	均值	P_5	P_{25}	中位数	P_{75}	P_{95}	P^*
血液门诊	百分率	591	2.78	0.00	0.00	0.00	0.00	9.71	0.000
	西格玛	591	5.67	2.80	6.00	6.00	6.00	6.00	0.000
血液急诊	百分率	564	2.65	0.00	0.00	0.00	0.00	7.49	0.000
	西格玛	564	5.69	2.94	6.00	6.00	6.00	6.00	0.000
血液住院	百分率	759	3.51	0.00	0.00	0.00	0.00	18.71	0.000
	西格玛	759	5.52	2.39	6.00	6.00	6.00	6.00	0.000

* 采用 Kolmogorov-Smirnov 检验，$P<0.05$ 数据为非正态分布

表 3-47　血液项目不同等级医院危急值报告临床医生未确认率比较

部门	医院等级	值	N	P_5	P_{25}	中位数	P_{75}	P_{95}	P^*	P^{**}
血液门诊	三级甲等医院	百分率	365	0.00	0.00	0.00	0.00	16.33	0.000	0.462
		西格玛		2.48	6.00	6.00	6.00	6.00	0.000	
	三级乙等医院	百分率	109	0.00	0.00	0.00	0.00	8.04	0.000	
		西格玛		2.90	6.00	6.00	6.00	6.00	0.000	
	二级及以下医院	百分率	117	0.00	0.00	0.00	0.00	11.73	0.000	
		西格玛		2.73	6.00	6.00	6.00	6.00	0.000	
血液急诊	三级甲等医院	百分率	355	0.00	0.00	0.00	0.00	13.05	0.000	0.051
		西格玛		2.63	6.00	6.00	6.00	6.00	0.000	
	三级乙等医院	百分率	105	0.00	0.00	0.00	0.00	1.18	0.000	
		西格玛		3.77	6.00	6.00	6.00	6.00	0.000	
	二级及以下医院	百分率	104	0.00	0.00	0.00	0.00	0.00	0.000	
		西格玛		6.00	6.00	6.00	6.00	6.00	0.000	

续表

部门	医院等级	值	N	P_5	P_{25}	中位数	P_{75}	P_{95}	P^*	P^{**}
血液住院	三级甲等医院	百分率	467	0.00	0.00	0.00	0.00	20.09	0.000	0.503
		西格玛		2.34	6.00	6.00	6.00	6.00	0.000	
	三级乙等医院	百分率	143	0.00	0.00	0.00	0.00	14.92	0.000	
		西格玛		2.54	6.00	6.00	6.00	6.00	0.000	
	二级及以下医院	百分率	149	0.00	0.00	0.00	0.00	37.54	0.000	
		西格玛		1.82	6.00	6.00	6.00	6.00	0.000	

* 采用 Kolmogorov-Smirnov 检验，$P<0.05$ 数据为非正态分布

** 采用 Kruskal-Wallis 秩和检验，$P<0.05$ 视为有统计学意义

表 3-48　血液项目不同床位数危急值报告临床医生未确认率比较

部门	床位数	值	N	P_5	P_{25}	中位数	P_{75}	P_{95}	P^*	P^{**}
血液门诊	0~1000	百分率	329	0.00	0.00	0.00	0.00	18.33	0.000	0.495
		西格玛		2.41	6.00	6.00	6.00	6.00	0.000	
	1001~2000	百分率	199	0.00	0.00	0.00	0.00	5.95	0.000	
		西格玛		3.06	6.00	6.00	6.00	6.00	0.000	
	2000~	百分率	63	0.00	0.00	0.00	0.00	21.50	0.000	
		西格玛		2.29	6.00	6.00	6.00	6.00	0.000	
血液急诊	0~1000	百分率	304	0.00	0.00	0.00	0.00	4.87	0.000	0.058
		西格玛		3.18	6.00	6.00	6.00	6.00	0.000	
	1001~2000	百分率	200	0.00	0.00	0.00	0.00	9.70	0.000	
		西格玛		2.80	6.00	6.00	6.00	6.00	0.000	
	2000~	百分率	60	0.00	0.00	0.00	0.00	49.48	0.000	
		西格玛		1.52	6.00	6.00	6.00	6.00	0.000	
血液住院	0~1000	百分率	425	0.00	0.00	0.00	0.00	18.21	0.000	0.005
		西格玛		2.41	6.00	6.00	6.00	6.00	0.000	
	1001~2000	百分率	247	0.00	0.00	0.00	0.00	11.03	0.000	
		西格玛		2.74	6.00	6.00	6.00	6.00	0.000	
	2000~	百分率	87	0.00	0.00	0.00	0.00	53.03	0.000	
		西格玛		1.42	6.00	6.00	6.00	6.00	0.000	

* 采用 Kolmogorov-Smirnov 检验，$P<0.05$ 数据为非正态分布

** 采用 Kruskal-Wallis 秩和检验，$P<0.05$ 视为有统计学意义

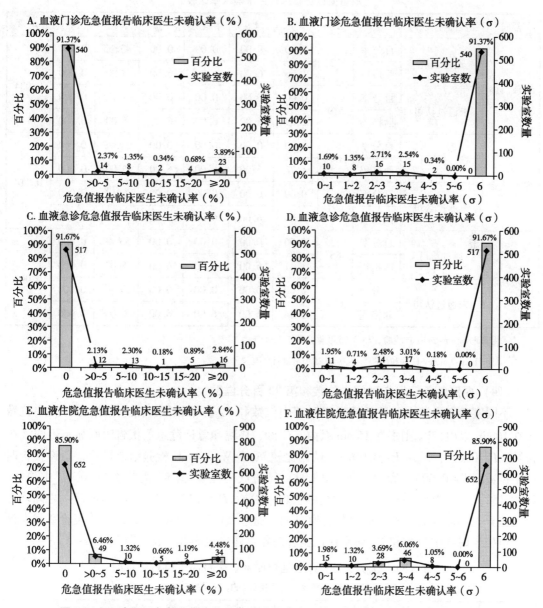

图 3-14　血液项目危急值报告临床医生确认率在门诊、急诊和住院部门的分布情况

表 3-49　血液项目通过 ISO 15189/CAP 认可实验室与未通过实验室
危急值报告临床医生未确认率比较

部门	是否通过认可	值	N	P_5	P_{25}	中位数	P_{75}	P_{95}	P^*	P^{**}
血液门诊	通过认可	百分率	72	0.00	0.00	0.00	0.00	43.63	0.000	0.004
		西格玛		1.66	6.00	6.00	6.00	6.00	0.000	
	未通过认可	百分率	519	0.00	0.00	0.00	0.00	8.18	0.000	
		西格玛		2.89	6.00	6.00	6.00	6.00	0.000	
血液急诊	通过认可	百分率	64	0.00	0.00	0.00	0.00	39.87	0.000	0.114
		西格玛		1.78	6.00	6.00	6.00	6.00	0.000	
	未通过认可	百分率	497	0.00	0.00	0.00	0.00	6.18	0.000	
		西格玛		3.04	6.00	6.00	6.00	6.00	0.000	
血液住院	通过认可	百分率	85	0.00	0.00	0.00	0.00	53.49	0.000	0.009
		西格玛		1.41	6.00	6.00	6.00	6.00	0.000	
	未通过认可	百分率	674	0.00	0.00	0.00	0.00	17.41	0.000	
		西格玛		2.44	6.00	6.00	6.00	6.00	0.000	

* 采用 Kolmogorov-Smirnov 检验，$P<0.05$ 数据为非正态分布

** 采用 Mann-Whitney U 秩和检验，$P<0.05$ 视为有统计学意义

（四）血液危急值报告时间中位数和第 90 百分位数

不同实验室血液专业危急值报告时间中位数和 P_{90} 各不相同。危急值报告时间中位数多在 10min 以内，P_{90} 则多在 15min 以内。门诊、住院和急诊危急值报告时间显著不同（中位数：$P=0.011$；P_{90}：$P=0.007$）。两两比较 Mann-Whitney U 检验结果显示，急诊报告时间中位数（$P=0.003$）和 P_{90}（$P=0.002$）显著低于住院部门。而门诊与急诊（中位数：$P=0.152$；P_{90}：$P=0.285$），门诊与住院（中位数：$P=0.121$；P_{90}：$P=0.047$）之间均无显著差异。不同等级、不同床位数、通过和未通过 ISO 15189 或 CAP 认可的实验室间血液危急值报告时间中位数和 P_{90} 均不存在显著差异。详见表 3-50～表 3-53 和图 3-15。

表 3-50　血液项目危急值报告时间中位数（min）和 P_{90}（min）
在门诊、急诊和住院部门的统计学描述

部门	值	N	均值	P_5	P_{25}	中位数	P_{75}	P_{95}	P^*
血液门诊	中位数	589	16.48	0.00	4.05	8.00	16.00	40.50	0.000
	P_{90}	582	34.13	0.00	5.00	10.00	22.00	51.70	0.000
血液急诊	中位数	584	12.24	0.00	4.00	8.00	15.00	39.75	0.000
	P_{90}	579	17.19	0.00	5.00	10.00	21.00	50.00	0.000
血液住院	中位数	637	14.93	0.96	5.00	9.00	18.00	45.20	0.000
	P_{90}	631	21.65	1.00	6.10	12.00	25.00	60.00	0.000

* 采用 Kolmogorov-Smirnov 检验，$P<0.05$ 数据为非正态分布

表 3-51 血液项目不同等级医院危急值报告时间中位数（min）和 P_{90}（min）比较

部门	值	医院等级	N	P_5	P_{25}	中位数	P_{75}	P_{95}	P^*	P^{**}
血液门诊	中位数	三级甲等医院	360	0.00	5.00	8.00	16.98	40.95	0.000	0.414
		三级乙等医院	107	0.00	4.00	7.00	14.30	34.20	0.000	
		二级及以下医院	122	0.00	4.20	9.50	20.00	50.85	0.000	
	P_{90}	三级甲等医院	358	0.00	5.00	12.00	23.25	55.00	0.000	0.400
		三级乙等医院	104	0.00	5.25	9.00	20.00	54.75	0.000	
		二级及以下医院	120	0.00	5.00	10.00	25.00	49.85	0.000	
血液急诊	中位数	三级甲等医院	355	0.00	4.00	8.00	15.00	40.00	0.000	0.190
		三级乙等医院	109	0.00	3.50	5.00	12.00	31.00	0.000	
		二级及以下医院	120	0.00	4.00	8.00	16.75	40.00	0.000	
	P_{90}	三级甲等医院	354	0.00	5.00	11.00	23.00	55.00	0.000	0.231
		三级乙等医院	107	0.00	5.00	9.00	19.50	41.20	0.000	
		二级及以下医院	118	0.00	5.00	10.00	21.25	50.00	0.000	
血液住院	中位数	三级甲等医院	391	1.00	5.00	10.00	19.00	49.60	0.000	0.428
		三级乙等医院	118	0.30	4.19	8.00	15.00	36.45	0.000	
		二级及以下医院	128	0.00	5.00	9.00	19.75	45.00	0.000	
	P_{90}	三级甲等医院	390	1.44	6.78	13.00	26.00	60.23	0.000	0.288
		三级乙等医院	116	0.71	7.00	10.00	25.00	50.60	0.000	
		二级及以下医院	125	0.00	6.00	10.00	25.00	58.70	0.000	

* 采用 Kolmogorov-Smirnov 检验，$P<0.05$ 数据为非正态分布

** 采用 Kruskal-Wallis 秩和检验，$P<0.05$ 视为有统计学意义

表 3-52 血液项目不同床位数危急值报告时间中位数（min）和 P_{90}（min）比较

部门	值	床位数	N	P_5	P_{25}	中位数	P_{75}	P_{95}	P^*	P^{**}
血液门诊	中位数	0~1000	332	0.00	5.00	9.00	18.00	45.00	0.000	0.198
		1001~2000	198	0.00	4.00	8.00	15.00	39.05	0.000	
		2000~	59	0.00	2.00	8.00	15.00	43.00	0.000	
	P_{90}	0~1000	326	0.00	6.00	10.00	25.00	50.00	0.000	0.756
		1001~2000	198	0.00	5.00	10.00	19.25	55.00	0.000	
		2000~	58	0.00	3.64	12.00	25.00	93.45	0.000	
血液急诊	中位数	0~1000	326	0.00	4.00	8.00	16.00	40.00	0.000	0.509
		1001~2000	199	0.00	3.00	6.20	15.00	37.00	0.000	
		2000~	59	0.00	3.00	8.00	12.00	68.00	0.000	

部门	值	床位数	N	P_5	P_{25}	中位数	P_{75}	P_{95}	P^*	P^{**}
血液急诊	P_{90}	0~1000	322	0.00	5.00	10.00	22.25	50.00	0.000	0.981
		1001~2000	199	0.00	5.00	10.00	18.00	50.00	0.000	
		2000~	58	0.00	4.88	10.50	25.00	110.50	0.000	
血液住院	中位数	0~1000	352	0.76	5.00	10.00	20.00	41.40	0.000	0.517
		1001~2000	220	1.00	5.00	9.00	16.00	51.90	0.000	
		2000~	65	0.00	3.00	8.00	19.00	92.60	0.000	
	P_{90}	0~1000	347	0.34	7.00	11.00	25.00	55.80	0.000	0.841
		1001~2000	219	2.00	7.00	13.00	25.00	68.21	0.000	
		2000~	65	0.00	5.50	12.00	30.00	117.00	0.000	

* 采用 Kolmogorov-Smirnov 检验，$P<0.05$ 数据为非正态分布

** 采用 Kruskal-Wallis 秩和检验，$P<0.05$ 视为有统计学意义

表 3-53 血液项目通过 ISO 15189/CAP 认可实验室与未通过实验室
危急值报告时间中位数（min）和 P_{90}（min）比较

部门	值	是否通过认可	N	P_5	P_{25}	中位数	P_{75}	P_{95}	P^*	P^{**}
血液门诊	中位数	通过认可	70	0.00	3.00	9.50	18.50	46.00	0.000	0.961
		未通过认可	519	0.00	4.20	8.00	15.00	40.00	0.000	
	P_{90}	通过认可	70	0.00	4.30	12.50	28.50	54.25	0.000	0.666
		未通过认可	512	0.00	5.00	10.00	21.75	51.40	0.000	
血液急诊	中位数	通过认可	69	0.00	3.50	9.00	18.50	39.50	0.000	0.624
		未通过认可	515	0.00	4.00	8.00	15.00	40.00	0.000	
	P_{90}	通过认可	69	0.00	5.50	12.00	25.00	57.50	0.000	0.458
		未通过认可	510	0.00	5.00	10.00	20.00	50.00	0.000	
血液住院	中位数	通过认可	74	0.00	4.00	10.00	23.25	57.00	0.000	0.814
		未通过认可	563	1.00	5.00	9.00	17.00	45.00	0.000	
	P_{90}	通过认可	73	0.00	6.50	13.00	33.00	69.08	0.000	0.309
		未通过认可	558	1.00	6.08	12.00	25.00	59.05	0.000	

* 采用 Kolmogorov-Smirnov 检验，$P<0.05$ 数据为非正态分布

** 采用 Mann-Whitney U 秩和检验，$P<0.05$ 视为有统计学意义

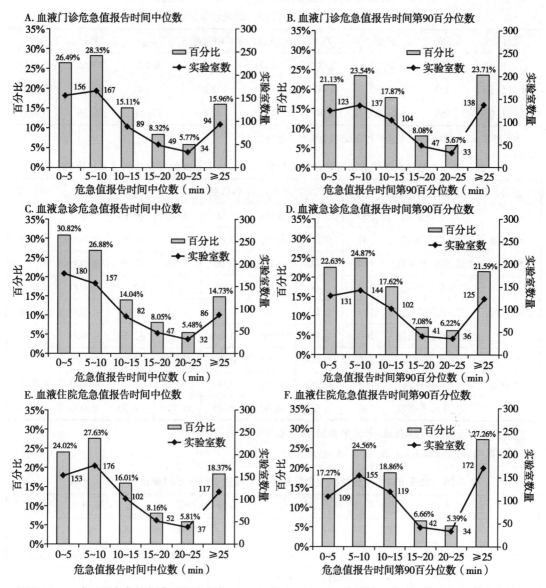

图 3-15　血液项目危急值报告时间中位数（min）和 P_{90}（min）在门诊、急诊和住院部门的分布情况

（五）血液危急值报告时间超过 15min 的试验比例

参与调查一半以上实验室均在 15min 内完成了调查的血液项目全部危急值的报告。也有约 20% 的实验室有 20% 左右的报告未在 15min 内完成。门诊、急诊和住院危急值报告时间超过 15min 的试验比例存在显著差异（$P<0.001$）。两两比较结果显示，门诊和急诊危急值报告时间超过 15min 的试验比例均小于住院部门（门诊与住院：$P<0.001$；急诊与住院：$P=0.001$），但门诊和急诊间危急值报告时间超过 15min 的试验比例不存在显著差异（$P=0.853$）。不同等级、不同床位数、通过和未通过 ISO 15189 或 CAP 认可的实验室间血液危急值报告时间超过 15min 的试验比例均不存在显著差异。详见表 3-54 ～ 表 3-57 和图 3-16。

表3-54　血液项目危急值报告时间超过 15min 的试验比例（%）
在门诊、急诊和住院部门的统计学描述

部门	N	均值	P_5	P_{25}	中位数	P_{75}	P_{95}	P^*
血液门诊	584	10.12	0.00	0.00	0.00	6.02	70.65	0.000
血液急诊	553	11.30	0.00	0.00	0.00	7.64	81.65	0.000
血液住院	757	13.00	0.00	0.00	0.00	10.91	76.39	0.000

* 采用 Kolmogorov-Smirnov 检验，$P<0.05$ 数据为非正态分布

表3-55　血液项目不同等级医院危急值报告时间超过 15min 的试验比例（%）比较

部门	医院等级	N	P_5	P_{25}	中位数	P_{75}	P_{95}	P^*	P^{**}
血液门诊	三级甲等医院	363	0.00	0.00	0.00	6.93	70.67	0.000	
	三级乙等医院	107	0.00	0.00	0.00	3.51	74.94	0.000	0.138
	二级及以下医院	114	0.00	0.00	0.00	3.76	67.75	0.000	
血液急诊	三级甲等医院	346	0.00	0.00	0.00	10.00	82.08	0.000	
	三级乙等医院	104	0.00	0.00	0.00	1.87	95.45	0.000	0.374
	二级及以下医院	103	0.00	0.00	0.00	4.35	62.51	0.000	
血液住院	三级甲等医院	470	0.00	0.00	0.00	10.70	79.90	0.000	
	三级乙等医院	145	0.00	0.00	0.00	15.56	69.72	0.000	0.421
	二级及以下医院	142	0.00	0.00	0.00	5.71	77.75	0.000	

* 采用 Kolmogorov-Smirnov 检验，$P<0.05$ 数据为非正态分布

** 采用 Kruskal-Wallis 秩和检验，$P<0.05$ 视为有统计学意义

表3-56　血液项目不同床位数危急值报告时间超过 15min 的试验比例（%）比较

部门	床位数	N	P_5	P_{25}	中位数	P_{75}	P_{95}	P^*	P^{**}
血液门诊	0~1000	320	0.00	0.00	0.00	5.48	78.51	0.000	
	1001~2000	201	0.00	0.00	0.00	6.00	56.77	0.000	0.271
	2000~	63	0.00	0.00	0.00	10.00	67.76	0.000	
血液急诊	0~1000	296	0.00	0.00	0.00	8.42	83.12	0.000	
	1001~2000	196	0.00	0.00	0.00	6.92	74.64	0.000	0.869
	2000~	61	0.00	0.00	0.00	6.58	78.32	0.000	
血液住院	0~1000	416	0.00	0.00	0.00	13.68	77.77	0.000	
	1001~2000	257	0.00	0.00	0.00	9.00	70.39	0.000	0.869
	2000~	84	0.00	0.00	0.00	13.74	92.13	0.000	

* 采用 Kolmogorov-Smirnov 检验，$P<0.05$ 数据为非正态分布

** 采用 Kruskal-Wallis 秩和检验，$P<0.05$ 视为有统计学意义

表 3-57 血液项目通过 ISO 15189/CAP 认可实验室与未通过实验室危急值
报告时间超过 15min 的试验比例（%）比较

部门	是否通过认可	N	P_5	P_{25}	中位数	P_{75}	P_{95}	P^*	P^{**}
血液门诊	通过认可	72	0.00	0.00	0.00	9.89	74.12	0.000	
	未通过认可	512	0.00	0.00	0.00	5.83	70.98	0.000	0.170
血液急诊	通过认可	67	0.00	0.00	0.00	9.09	65.01	0.000	
	未通过认可	486	0.00	0.00	0.00	7.06	82.82	0.000	0.369
血液住院	通过认可	83	0.00	0.00	0.66	16.99	90.53	0.000	
	未通过认可	674	0.00	0.00	0.00	10.65	76.48	0.000	0.154

* 采用 Kolmogorov-Smirnov 检验，$P<0.05$ 数据为非正态分布

** 采用 Mann-Whitney U 秩和检验，$P<0.05$ 视为有统计学意义

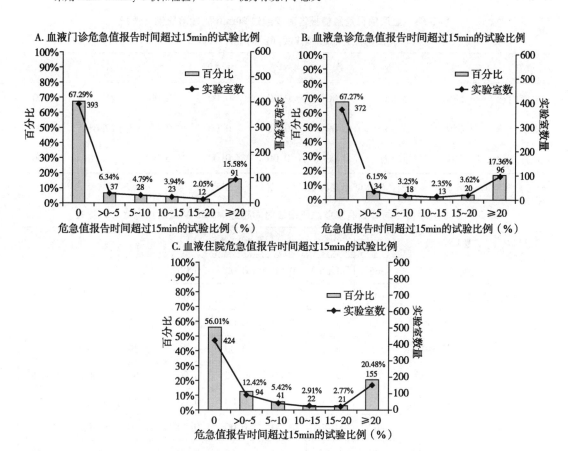

图 3-16 血液项目危急值报告时间超过 15min 的试验比例（%）在门诊、急诊和住院部门的分布情况

（六）血液危急值报告时间超过 30min 的试验比例

参与调查的大多数实验室均在 30min 内完成了调查血液项目全部危急值的报告。也有约 5% 的实验室有 20% 左右的报告未在 30min 内完成。门诊、急诊和住院危急值报告时间超过 30min 的试验比例存在显著差异（$P<0.001$）。两两比较 Mann-Whitney U 检验结果显

示，门诊和急诊危急值报告时间超过 30min 的试验比例均小于住院部门（门诊与住院：$P=0.004$；急诊与住院：$P<0.001$）。门诊和急诊间危急值报告时间超过 30min 的试验比例不存在显著差异（$P=0.464$）。血液门诊和急诊项目不同床位数实验室间危急值报告时间超过 30min 的试验比例有显著差异（门诊：$P=0.020$；急诊：$P=0.037$）。两两比较 Mann-Whitney U 检验显示，床位数在 0~1000 之间的实验室危急值报告时间超过 30min 的试验比例显著小于床位数大于 2000 的实验室（门诊：$P=0.006$；急诊 $P=0.012$），床位数在 1001~2000 之间的实验室与床位数在 0~1000 之间的实验室（门诊：$P=0.451$；急诊：$P=0.181$）和床位数大于 2000 的实验室（门诊：$P=0.033$；急诊：$P=0.142$）危急值报告时间超过 30min 的试验比例均无显著差异。不同医院等级血液危急值报告时间超过 30min 的试验比例不存在显著差异。血液急诊和住院项目，通过 ISO 15189 或 CAP 认可的实验室危急值报告不及时率显著高于未通过实验室（急诊：$P=0.032$；住院 $P=0.002$）。详见表 3-58~表 3-61 和图 3-17。

表 3-58 血液项目危急值报告时间超过 **30min** 的试验比例（%）
在门诊、急诊和住院部门的统计学描述

部门	N	均值	P_5	P_{25}	中位数	P_{75}	P_{95}	P^*
血液门诊	585	3.65	0.00	0.00	0.00	0.00	21.83	0.000
血液急诊	550	3.55	0.00	0.00	0.00	0.00	22.61	0.000
血液住院	754	4.39	0.00	0.00	0.00	0.00	32.98	0.000

* 采用 Kolmogorov-Smirnov 检验，$P<0.05$ 数据为非正态分布

表 3-59 血液项目不同等级医院危急值报告时间超过 **30min** 的试验比例（%）比较

部门	医院等级	N	P_5	P_{25}	中位数	P_{75}	P_{95}	P^*	P^{**}
血液门诊	三级甲等医院	365	0.00	0.00	0.00	0.00	23.54	0.000	0.051
	三级乙等医院	107	0.00	0.00	0.00	0.00	14.13	0.000	
	二级及以下医院	113	0.00	0.00	0.00	0.00	13.62	0.000	
血液急诊	三级甲等医院	345	0.00	0.00	0.00	0.00	29.29	0.000	0.065
	三级乙等医院	102	0.00	0.00	0.00	0.00	29.65	0.000	
	二级及以下医院	103	0.00	0.00	0.00	0.00	15.47	0.000	
血液住院	三级甲等医院	467	0.00	0.00	0.00	0.59	31.50	0.000	0.057
	三级乙等医院	145	0.00	0.00	0.00	0.00	38.46	0.000	
	二级及以下医院	142	0.00	0.00	0.00	0.00	37.67	0.000	

* 采用 Kolmogorov-Smirnov 检验，$P<0.05$ 数据为非正态分布

** 采用 Kruskal-Wallis 秩和检验，$P<0.05$ 视为有统计学意义

表 3-60 血液项目不同床位数危急值报告时间超过 **30min** 的试验比例（%）比较

部门	床位数	N	P_5	P_{25}	中位数	P_{75}	P_{95}	P^*	P^{**}
血液门诊	0~1000	318	0.00	0.00	0.00	0.00	22.25	0.000	
	1001~2000	203	0.00	0.00	0.00	0.00	13.78	0.000	0.020
	2000~	64	0.00	0.00	0.00	0.92	33.74	0.000	
血液急诊	0~1000	293	0.00	0.00	0.00	0.00	23.50	0.000	
	1001~2000	196	0.00	0.00	0.00	0.00	19.23	0.000	0.037
	2000~	61	0.00	0.00	0.00	0.22	31.97	0.000	
血液住院	0~1000	416	0.00	0.00	0.00	0.00	33.41	0.000	
	1001~2000	255	0.00	0.00	0.00	0.56	29.33	0.000	0.054
	2000~	83	0.00	0.00	0.00	1.62	53.53	0.000	

* 采用 Kolmogorov-Smirnov 检验，$P<0.05$ 数据为非正态分布

** 采用 Kruskal-Wallis 秩和检验，$P<0.05$ 视为有统计学意义

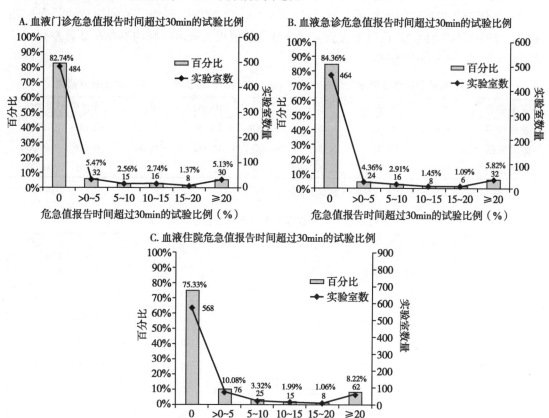

图 3-17 血液项目危急值报告时间超过 **30min** 的试验比例（%）在门诊、急诊和住院部门的分布情况

表 3-61 血液项目通过 ISO 15189/CAP 认可实验室与未通过实验室危急值报告时间超过 30min 的试验比例（%）比较

部门	是否通过认可	N	P_5	P_{25}	中位数	P_{75}	P_{95}	P^*	P^{**}
血液门诊	通过认可	71	0.00	0.00	0.00	0.26	64.95	0.000	0.054
	未通过认可	514	0.00	0.00	0.00	0.00	17.01	0.000	
血液急诊	通过认可	67	0.00	0.00	0.00	0.29	20.16	0.000	0.032
	未通过认可	483	0.00	0.00	0.00	0.00	24.04	0.000	
血液住院	通过认可	81	0.00	0.00	0.00	3.07	49.09	0.000	0.002
	未通过认可	673	0.00	0.00	0.00	0.00	32.00	0.000	

* 采用 Kolmogorov-Smirnov 检验，$P<0.05$ 数据为非正态分布

** 采用 Mann-Whitney U 秩和检验，$P<0.05$ 视为有统计学意义

（七）血液危急值报告规定时间

多数实验室血液项目危急值报告规定时间都在 10~20min 或 30~40min。门诊、住院和急诊危急值报告规定时间无显著差异（$P=0.790$）。不同医院等级、不同床位数、通过和未通过 ISO 15189 或 CAP 认可的实验室间血液危急值报告规定时间均不存在显著差异。详见表 3-62~表 3-65 和图 3-18。

表 3-62 血液项目危急值报告规定时间（min）在门诊、急诊和住院部门的统计学描述

医嘱来源	N	均值	P_5	P_{25}	中位数	P_{75}	P_{95}	P^*
血液门诊	583	19.03	5.00	10.00	15.00	30.00	30.00	0.000
血液急诊	565	19.48	5.00	10.00	15.00	30.00	30.00	0.000
血液住院	762	20.27	5.00	10.00	15.00	30.00	38.50	0.000

* 采用 Kolmogorov-Smirnov 检验，$P<0.05$ 数据为非正态分布

表 3-63 血液危急值不同等级医院危急值报告规定时间（min）比较

部门	医院等级	N	P_5	P_{25}	中位数	P_{75}	P_{95}	P^*	P^{**}
血液门诊	三级甲等医院	355	5.00	10.00	15.00	30.00	30.00	0.000	0.315
	三级乙等医院	108	3.35	10.00	15.00	30.00	30.00	0.000	
	二级及以下医院	120	5.00	10.00	15.00	30.00	30.00	0.000	
血液急诊	三级甲等医院	345	5.00	10.00	15.00	30.00	30.00	0.000	0.937
	三级乙等医院	110	3.65	10.00	15.00	30.00	30.00	0.000	
	二级及以下医院	110	5.00	10.00	15.00	30.00	30.00	0.000	
血液住院	三级甲等医院	462	5.00	10.00	15.00	30.00	57.00	0.000	0.332
	三级乙等医院	146	3.05	10.00	15.00	30.00	30.00	0.000	
	二级及以下医院	154	5.00	10.00	15.00	30.00	32.50	0.000	

* 采用 Kolmogorov-Smirnov 检验，$P<0.05$ 数据为非正态分布

** 采用 Kruskal-Wallis 秩和检验，$P<0.05$ 视为有统计学意义

表 3-64 血液项目不同床位数危急值报告规定时间（min）比较

部门	床位数	N	P_5	P_{25}	中位数	P_{75}	P_{95}	P^*	P^{**}
血液门诊	0~1000	332	5.00	10.00	15.00	30.00	30.00	0.000	0.590
	1001~2000	192	5.00	10.00	15.00	30.00	33.50	0.000	
	2000~	59	5.00	10.00	15.00	30.00	60.00	0.000	
血液急诊	0~1000	319	5.00	10.00	15.00	30.00	30.00	0.000	0.665
	1001~2000	187	5.00	10.00	15.00	30.00	60.00	0.000	
	2000~	59	3.00	10.00	15.00	30.00	60.00	0.000	
血液住院	0~1000	433	5.00	10.00	15.00	30.00	30.00	0.000	0.767
	1001~2000	250	5.00	10.00	15.00	30.00	60.00	0.000	
	2000~	79	3.00	10.00	15.00	30.00	60.00	0.000	

* 采用 Kolmogorov-Smirnov 检验，$P<0.05$ 数据为非正态分布

** 采用 Kruskal-Wallis 秩和检验，$P<0.05$ 视为有统计学意义

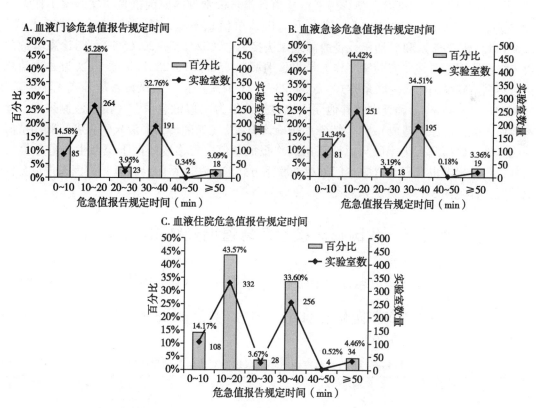

图 3-18 血液项目危急值报告规定时间（min）在门诊、急诊和住院部门的分布情况

表 3-65 血液项目通过 ISO 15189/CAP 认可实验室与未通过实验室危急值报告规定时间（min）比较

部门	是否通过认可	N	P_5	P_{25}	中位数	P_{75}	P_{95}	P^*	P^{**}
血液门诊	通过认可	67	3.20	10.00	15.00	30.00	60.00	0.000	0.330
	未通过认可	516	5.00	10.00	15.00	30.00	30.00	0.000	
血液急诊	通过认可	65	5.00	10.00	15.00	30.00	60.00	0.000	0.111
	未通过认可	500	5.00	10.00	15.00	30.00	30.00	0.000	
血液住院	通过认可	81	2.30	10.00	20.00	30.00	60.00	0.000	0.081
	未通过认可	681	5.00	10.00	15.00	30.00	30.00	0.000	

* 采用 Kolmogorov-Smirnov 检验，$P<0.05$ 数据为非正态分布

** 采用 Mann-Whitney U 秩和检验，$P<0.05$ 视为有统计学意义

（八）血液危急值未报告原因

实验室上报的血液住院、急诊和门诊患者的危急值未报告原因数量各不相同。住院患者危急值未报告原因中最常见的是"实验室工作人员报告遗漏"（91/419，21.72%），其次为"重复出现危急值"（77/419，18.38%）和"申请单信息不全，缺少临床医生联系方式"（72/419，17.18%）。急诊患者危急值未报告最常见的原因也是"实验室工作人员报告遗漏"（35/155，22.58%），其次为"申请单信息不全，缺少临床医生联系方式"（33/155，21.29%）和"通讯设备故障或无法接通"（32/155，20.65%）。门诊患者危急值未报告原因主要是"实验室工作人员报告遗漏"（58/231，25.11%），其次为"申请单信息不全，缺少临床医生联系方式"（54/231，23.38%）和"通讯设备故障或无法接通"（38/231，16.45%）。调查中的其他原因也包括结果为"假危急值"（由输液侧采样，标本溶血，凝血等原因造成）和"特殊疾病确诊患者"（如确诊为血液疾病患者、服用抗凝药物、确诊肿瘤病人化疗后与血液科协商不报危急值；与临床协商不报新生儿危急值）。另外，门诊患者也有因为"缺少门诊患者联系方式或无法联系门诊患者"原因未报危急值的情况。详见图 3-19（见文末彩图）。

第五节 我国临床检验危急值调查结果（血气）

一、血气项目危急值清单中各项目比例

危急值清单中包含的不同血气项目比例不同，其中 pH 比例最高，其次是 pCO_2 和 pO_2。详见表 3-66 和图 3-20。

表 3-66 参与实验室血气项目危急值清单中各项目比例

项目	门诊		急诊		住院	
	数量	百分比	数量	百分比	数量	百分比
pH	383	60.70%	447	69.09%	537	73.43%
pCO_2（mmHg）	351	56.25%	404	63.42%	469	67.48%
pO_2（mmHg）	356	57.05%	414	64.69%	481	68.71%

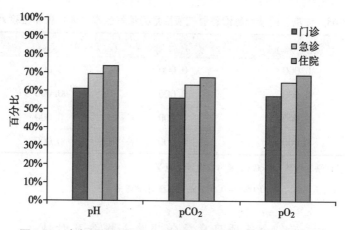

图 3-20　参与调查实验室血气项目危急值清单中各项目比例

二、血气项目危急值发生率

不同血液项目的危急值发生率不同，在调查的 3 个项目中，急诊 pCO_2 危急值发生率最高（中位数：3.33%），而门诊 pO_2 危急值发生率最低（中位数：0.00%）。参与调查实验室血气项目门诊、急诊和住院部门危急值发生率存在显著差异，门诊患者危急值发生率小于急诊和住院患者。详见表 3-67、表 3-68。

表 3-67　血气项目危急值发生率在住院、门诊和急诊部门的统计学描述以及门诊、
急诊、住院各项目危急值发生率

项目	门诊			急诊			住院		
	N	中位数（%）(P_{25}，P_{75})	P^*	N	中位数（%）(P_{25}，P_{75})	P^*	N	中位数（%）(P_{25}，P_{75})	P^*
pH	260	0.00 (0.00，6.67)	0.000	392	4.94 (1.43，10.00)	0.000	508	3.17 (1.13，6.76)	0.000
pCO_2（mmHg）	233	0.00 (0.00，8.89)	0.000	358	5.49 (1.86，11.13)	0.000	452	4.70 (1.99，9.09)	0.000
pO_2（mmHg）	234	0.00 (0.00，5.88)	0.000	356	3.87 (0.65，8.29)	0.000	461	3.13 (1.14，6.82)	0.000
全部项目	231	0.42 (0.00，9.97)	0.000	359	6.59 (1.45，14.44)	0.000	433	5.38 (1.57，11.83)	0.000

* 采用 Kolmogorov-Smirnov 检验，$P<0.05$ 数据为非正态分布

表 3-68 住院、门诊和急诊各血气项目危急值发生率（%）秩和检验 P 值

项目	$P_{(门诊,急诊,住院)}$[*]	$P_{(门诊,急诊)}$[**]	$P_{(门诊,住院)}$[**]	$P_{(急诊,住院)}$[**]
pH	0.000	0.000	0.000	0.000
pCO_2（mmHg）	0.000	0.000	0.000	0.093
pO_2（mmHg）	0.000	0.000	0.000	0.698
全部项目	0.000	0.000	0.000	0.214

[*] 采用 Kruskal-Wallis 秩和检验，$P<0.05$ 视为有统计学意义

[**] 采用 Mann-Whitney U 检验，$P<0.05/3=0.017$ 视为有统计学意义

三、血气项目危急值报告和报告及时性

（一）血气危急值未报告率

参与调查的大多数实验室血气危急值未报告率均为 0.00% 且西格玛水平都达到了 6σ。门诊、急诊和住院危急值未报告率不存在显著差异（$P=0.876$）。不同等级医院危急值未报告率没有显著差异。血气住院不同床位数危急值未报告率有显著差异（$P=0.004$）。床位数在 0~1000 之间的实验室危急值未报告率显著小于床位数在 1001~2000 间的实验室（$P=0.001$），但床位数在 0~1000 之间的实验室（$P=0.107$）和床位数在 1001~2000 间的实验室（$P=0.627$）与床位数大于 2000 的实验室间均无显著差异。通过和未通过 ISO 15189 或 CAP 认可的实验室间血气危急值未报告率不存在显著差异。详见表 3-69~表 3-72 和图 3-21。

表 3-69 血气项目危急值未报告率在门诊、急诊和住院部门的统计学描述

部门	值	N	均值	P_5	P_{25}	中位数	P_{75}	P_{95}	P[*]
血气门诊	百分率	162	0.81	0.00	0.00	0.00	0.00	0.00	0.000
	西格玛	162	5.85	6.00	6.00	6.00	6.00	6.00	0.000
血气急诊	百分率	380	0.66	0.00	0.00	0.00	0.00	0.00	0.000
	西格玛	380	5.86	6.00	6.00	6.00	6.00	6.00	0.000
血气住院	百分率	522	0.60	0.00	0.00	0.00	0.00	0.57	0.000
	西格玛	522	5.85	4.27	6.00	6.00	6.00	6.00	0.000

[*] 采用 Kolmogorov-Smirnov 检验，$P<0.05$ 数据为非正态分布

表 3-70 血气项目不同等级医院危急值未报告率比较

部门	医院等级	值	N	P_5	P_{25}	中位数	P_{75}	P_{95}	P[*]	P[**]
血气门诊	三级甲等医院	百分率	109	0.00	0.00	0.00	0.00	1.32	0.000	0.971
		西格玛		4.71	6.00	6.00	6.00	6.00	0.000	
	三级乙等医院	百分率	29	0.00	0.00	0.00	0.00	16.67	0.000	
		西格玛		3.97	6.00	6.00	6.00	6.00	0.000	
	二级及以下医院	百分率	24	0.00	0.00	0.00	0.00	9.78	0.000	
		西格玛		3.47	6.00	6.00	6.00	6.00	0.000	

续表

部门	医院等级	值	N	P_5	P_{25}	中位数	P_{75}	P_{95}	P^*	P^{**}
血气急诊	三级甲等医院	百分率	244	0.00	0.00	0.00	0.00	2.08	0.000	0.784
		西格玛		4.06	6.00	6.00	6.00	6.00	0.000	
	三级乙等医院	百分率	67	0.00	0.00	0.00	0.00	0.00	0.000	
		西格玛		6.00	6.00	6.00	6.00	6.00	0.000	
	二级及以下医院	百分率	69	0.00	0.00	0.00	0.00	10.00	0.000	
		西格玛		4.17	6.00	6.00	6.00	6.00	0.000	
血气住院	三级甲等医院	百分率	312	0.00	0.00	0.00	0.00	1.16	0.000	0.365
		西格玛		3.79	6.00	6.00	6.00	6.00	0.000	
	三级乙等医院	百分率	103	0.00	0.00	0.00	0.00	0.00	0.000	
		西格玛		6.00	6.00	6.00	6.00	6.00	0.000	
	二级及以下医院	百分率	107	0.00	0.00	0.00	0.00	0.00	0.000	
		西格玛		6.00	6.00	6.00	6.00	6.00	0.000	

* 采用 Kolmogorov-Smirnov 检验，$P<0.05$ 数据为非正态分布

** 采用 Kruskal-Wallis 秩和检验，$P<0.05$ 视为有统计学意义

表 3-71　血气项目不同床位数危急值未报告率比较

部门	床位数	值	N	P_5	P_{25}	中位数	P_{75}	P_{95}	P^*	P^{**}
血气门诊	0~1000	百分率	87	0.00	0.00	0.00	0.00	0.00	0.000	0.559
		西格玛		6.00	6.00	6.00	6.00	6.00	0.000	
	1001~2000	百分率	65	0.00	0.00	0.00	0.00	12.46	0.000	
		西格玛		2.76	6.00	6.00	6.00	6.00	0.000	
	2000~	百分率	10	0.00	0.00	0.00	0.00	0.00	0.000	
		西格玛		6.00	6.00	6.00	6.00	6.00	0.000	
血气急诊	0~1000	百分率	204	0.00	0.00	0.00	0.00	0.00	0.000	0.934
		西格玛		6.00	6.00	6.00	6.00	6.000	0.000	
	1001~2000	百分率	136	0.00	0.00	0.00	0.00	0.51	0.000	
		西格玛		5.60	6.00	6.00	6.00	6.00	0.000	
	2000~	百分率	40	0.00	0.00	0.00	0.00	10.56	0.000	
		西格玛		2.89	6.00	6.00	6.00	6.00	0.000	
血气住院	0~1000	百分率	303	0.00	0.00	0.00	0.00	0.00	0.000	0.004
		西格玛		6.00	6.00	6.00	6.00	6.00	0.000	
	1001~2000	百分率	173	0.00	0.00	0.00	0.00	2.65	0.000	
		西格玛		3.44	6.00	6.00	6.00	6.00	0.000	
	2000~	百分率	46	0.00	0.00	0.00	0.00	18.00	0.000	
		西格玛		2.42	6.00	6.00	6.00	6.00	0.000	

* 采用 Kolmogorov-Smirnov 检验，$P<0.05$ 数据为非正态分布

** 采用 Kruskal-Wallis 秩和检验，$P<0.05$ 视为有统计学意义

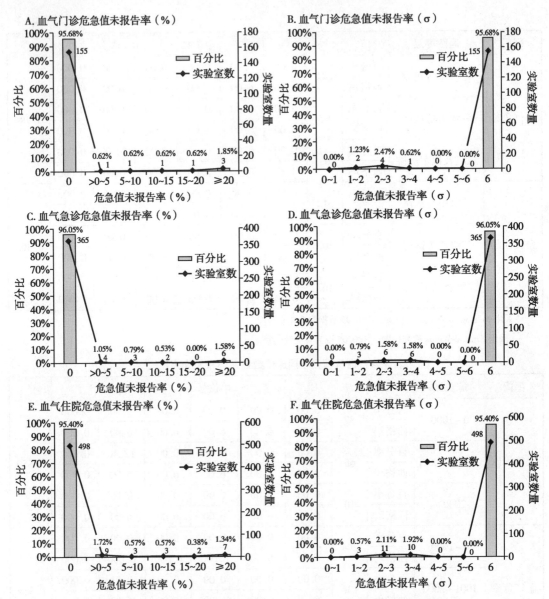

图 3-21 血气项目危急值未报告率在门诊、急诊和住院部门的分布情况

表 3-72 血气项目通过 ISO 15189/CAP 认可实验室与未通过实验室危急值未报告率比较

部门	是否通过认可	值	N	P_5	P_{25}	中位数	P_{75}	P_{95}	P^*	P^{**}
血气门诊	通过认可	百分率	17	0.00	0.00	0.00	0.00	/	0.000	0.739
		西格玛		2.467	6.00	6.00	6.00	/	0.000	
	未通过认可	百分率	145	0.00	0.00	0.00	0.00	0.00	0.000	
		西格玛		6.00	6.00	6.00	6.00	6.00	0.000	

续表

部门	是否通过认可	值	N	P_5	P_{25}	中位数	P_{75}	P_{95}	P^*	P^{**}
血气急诊	通过认可	百分率	48	0.00	0.00	0.00	0.00	0.00	0.000	0.427
		西格玛		6.00	6.00	6.00	6.00	6.00	0.000	
	未通过认可	百分率	332	0.00	0.00	0.00	0.00	0.00	0.000	
		西格玛		6.00	6.00	6.00	6.00	6.00	0.000	
血气住院	通过认可	百分率	58	0.00	0.00	0.00	0.00	9.41	0.000	0.920
		西格玛		2.82	6.00	6.00	6.00	6.00	0.000	
	未通过认可	百分率	464	0.00	0.00	0.00	0.00	0.51	0.000	
		西格玛		4.48	6.00	6.00	6.00	6.00	0.000	

* 采用 Kolmogorov-Smirnov 检验，$P<0.05$ 数据为非正态分布

** 采用 Mann-Whitney U 秩和检验，$P<0.05$ 视为有统计学意义

（二）血气危急值报告不及时率

参与调查的大多数实验室血气危急值报告不及时率均为 0.00%且西格玛水平都达到了 6σ。门诊、急诊和住院危急值报告不及时率无显著差异（$P=0.125$）。血气住院不同床位数实验室危急值报告不及时率有显著差异（$P=0.018$）。床位数在 0～1000 之间的实验室危急值报告不及时率显著小于床位数在 1001～2000 的实验室（$P=0.006$），但床位数在 0～1000 间的实验室（$P=0.987$）和床位数在 1001～2000 的实验室（$P=0.163$）与床位数大于 2000 的实验室间无显著差异。不同医院等级、通过和未通过 ISO 15189 或 CAP 认可的实验室间血气危急值未报告率不存在显著差异。详见表 3-73～表 3-76 和图 3-22。

表 3-73　血气项目危急值报告不及时率在门诊、急诊和住院部门的统计学描述

部门	值	N	均值	P_5	P_{25}	中位数	P_{75}	P_{95}	P^*
血气门诊	百分率	143	1.38	0.00	0.00	0.00	0.00	11.95	0.000
	西格玛	143	5.66	2.68	6.00	6.00	6.00	6.00	0.000
血气急诊	百分率	342	1.66	0.00	0.00	0.00	0.00	13.59	0.000
	西格玛	342	5.63	2.60	6.00	6.00	6.00	6.00	0.000
血气住院	百分率	467	1.98	0.00	0.00	0.00	0.00	15.72	0.000
	西格玛	467	5.50	2.51	6.00	6.00	6.00	6.00	0.000

* 采用 Kolmogorov-Smirnov 检验，$P<0.05$ 数据为非正态分布

表 3-74　血气项目不同等级医院危急值报告不及时率比较

部门	医院等级	值	N	P_5	P_{25}	中位数	P_{75}	P_{95}	P^*	P^{**}
血气门诊	三级甲等医院	百分率	98	0.00	0.00	0.00	0.00	7.80	0.000	0.914
		西格玛		2.92	6.00	6.00	6.00	6.00	0.000	

续表

部门	医院等级	值	N	P₅	P₂₅	中位数	P₇₅	P₉₅	P*	P**
血气门诊	三级乙等医院	百分率	23	0.00	0.00	0.00	0.00	18.58	0.000	0.914
		西格玛		2.40	6.00	6.00	6.00	6.00	0.000	
	二级及以下医院	百分率	22	0.00	0.00	0.00	0.00	26.87	0.000	
		西格玛		2.12	6.00	6.00	6.00	6.00	0.000	
血气急诊	三级甲等医院	百分率	219	0.00	0.00	0.00	0.00	13.33	0.000	0.750
		西格玛		2.61	6.00	6.00	6.00	6.00	0.000	
	三级乙等医院	百分率	59	0.00	0.00	0.00	0.00	20.00	0.000	
		西格玛		2.34	6.00	6.00	6.00	6.00	0.000	
	二级及以下医院	百分率	64	0.00	0.00	0.00	0.00	21.97	0.000	
		西格玛		2.29	6.00	6.00	6.00	6.00	0.000	
血气住院	三级甲等医院	百分率	278	0.00	0.00	0.00	0.00	15.83	0.000	0.544
		西格玛		2.50	6.00	6.00	6.00	6.00	0.000	
	三级乙等医院	百分率	93	0.00	0.00	0.00	0.00	16.14	0.000	
		西格玛		2.49	6.00	6.00	6.00	6.00	0.000	
	二级及以下医院	百分率	96	0.00	0.00	0.00	0.00	20.30	0.000	
		西格玛		2.34	6.00	6.00	6.00	6.00	0.000	

* 采用 Kolmogorov-Smirnov 检验，$P<0.05$ 数据为非正态分布

** 采用 Kruskal-Wallis 秩和检验，$P<0.05$ 视为有统计学意义

表 3-75　血气项目不同床位数危急值报告不及时率比较

部门	床位数	值	N	P₅	P₂₅	中位数	P₇₅	P₉₅	P*	P**
血气门诊	0~1000	百分率	75	0.00	0.00	0.00	0.00	20.35	0.000	0.480
		西格玛		2.33	6.00	6.00	6.00	6.00	0.000	
	1001~2000	百分率	59	0.00	0.00	0.00	0.00	7.69	0.000	
		西格玛		2.93	6.00	6.00	6.00	6.00	0.000	
	2000~	百分率	9	0.00	0.00	0.00	0.00	/	0.000	
		西格玛		2.80	6.00	6.00	6.00	/	0.000	
血气急诊	0~1000	百分率	182	0.00	0.00	0.00	0.00	8.57	0.000	0.172
		西格玛		2.87	6.00	6.00	6.00	6.00	0.000	
	1001~2000	百分率	124	0.00	0.00	0.00	0.00	17.16	0.000	
		西格玛		2.45	6.00	6.00	6.00	6.00	0.000	
	2000~	百分率	36	0.00	0.00	0.00	0.00	26.36	0.000	
		西格玛		2.14	6.00	6.00	6.00	6.00	0.000	

续表

部门	床位数	值	N	P_5	P_{25}	中位数	P_{75}	P_{95}	P^*	P^{**}
血气住院	0~1000	百分率	269	0.00	0.00	0.00	0.00	15.48	0.000	0.018
		西格玛		2.52	6.00	6.00	6.00	6.00	0.000	
	1001~2000	百分率	157	0.00	0.00	0.00	0.00	17.99	0.000	
		西格玛		2.42	6.00	6.00	6.00	6.00	0.000	
	2000~	百分率	41	0.00	0.00	0.00	0.00	15.50	0.000	
		西格玛		2.52	6.00	6.00	6.00	6.00	0.000	

* 采用 Kolmogorov-Smirnov 检验，$P<0.05$ 数据为非正态分布

** 采用 Kruskal-Wallis 秩和检验，$P<0.05$ 视为有统计学意义

表 3-76　血气项目通过 ISO 15189/CAP 认可实验室与未通过实验室危急值报告不及时率比较

部门	是否通过认可	值	N	P_5	P_{25}	中位数	P_{75}	P_{95}	P^*	P^{**}
血气门诊	通过认可	百分率	17	0.00	0.00	0.00	2.38	/	0.000	0.066
		西格玛		2.47	4.58	6.00	6.00	/	0.000	
	未通过认可	百分率	126	0.00	0.00	0.00	0.00	9.03	0.000	
		西格玛		2.84	6.00	6.00	6.00	6.00	0.000	
血气急诊	通过认可	百分率	41	0.00	0.00	0.00	0.00	9.92	0.000	0.496
		西格玛		2.79	6.00	6.00	6.00	6.00	0.000	
	未通过认可	百分率	301	0.00	0.00	0.00	0.00	13.86	0.000	
		西格玛		2.59	6.00	6.00	6.00	6.00	0.000	
血气住院	通过认可	百分率	51	0.00	0.00	0.00	0.00	0.25	0.000	0.556
		西格玛		2.18	6.00	6.00	6.00	6.00	0.000	
	未通过认可	百分率	416	0.00	0.00	0.00	0.00	15.65	0.000	
		西格玛		2.51	6.00	6.00	6.00	6.00	0.000	

* 采用 Kolmogorov-Smirnov 检验，$P<0.05$ 数据为非正态分布

** 采用 Mann-Whitney U 秩和检验，$P<0.05$ 视为有统计学意义

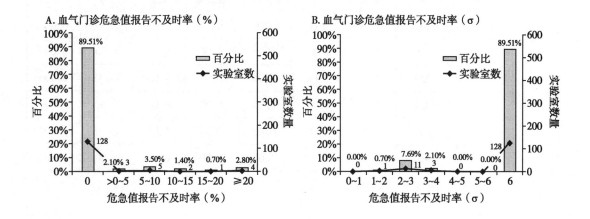

A. 血气门诊危急值报告不及时率（%）

B. 血气门诊危急值报告不及时率（σ）

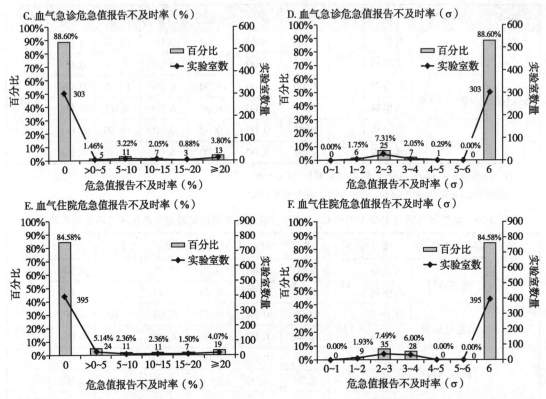

图3-22 血气项目危急值报告不及时率在门诊、急诊和住院部门的分布情况

（三）血气危急值报告临床医生未确认率

参与调查的大多数实验室血气危急值报告临床医生未确认率均为 0.00%，且西格玛水平都达到了 6σ。门诊、急诊和住院临床医生未确认率无显著差异（$P = 0.385$）。不同医院等级、不同床位数、通过和未通过 ISO 15189 或 CAP 认可的血气实验室间危急值报告临床医生确认率无显著差异。详见表 3-77 ~ 表 3-80 和图 3-23。

表 3-77 血气项目危急值报告临床医生确认率在门诊、急诊和住院部门的统计学描述

部门	值	N	均值	P_5	P_{25}	中位数	P_{75}	P_{95}	P^*
血气门诊	百分率	149	2.89	0.00	0.00	0.00	0.00	3.33	0.000
	西格玛	149	5.79	4.50	6.00	6.00	6.00	6.00	0.000
血气急诊	百分率	357	1.98	0.00	0.00	0.00	0.00	11.35	0.000
	西格玛	357	5.71	2.71	6.00	6.00	6.00	6.00	0.000
血气住院	百分率	490	2.72	0.00	0.00	0.00	0.00	15.48	0.000
	西格玛	490	5.68	2.52	6.00	6.00	6.00	6.00	0.000

* 采用 Kolmogorov-Smirnov 检验，$P < 0.05$ 数据为非正态分布

表 3-78　血气项目不同等级医院危急值报告临床医生未确认率比较

部门	医院等级	值	N	P_5	P_{25}	中位数	P_{75}	P_{95}	P^*	P^{**}
血气门诊	三级甲等医院	百分率	100	0.00	0.00	0.00	0.00	0.00	0.000	0.112
		西格玛		6.00	6.00	6.00	6.00	6.00	0.000	
	三级乙等医院	百分率	25	0.00	0.00	0.00	0.00	88.46	0.000	
		西格玛		0.36	6.00	6.00	6.00	6.00	0.000	
	二级及以下医院	百分率	24	0.00	0.00	0.00	0.00	12.50	0.000	
		西格玛		3.35	6.00	6.00	6.00	6.00	0.000	
血气急诊	三级甲等医院	百分率	232	0.00	0.00	0.00	0.00	14.79	0.000	0.292
		西格玛		2.55	6.00	6.00	6.00	6.00	0.000	
	三级乙等医院	百分率	60	0.00	0.00	0.00	0.00	14.14	0.000	
		西格玛		2.57	6.00	6.00	6.00	6.00	0.000	
	二级及以下医院	百分率	65	0.00	0.00	0.00	0.00	0.00	0.000	
		西格玛		6.00	6.00	6.00	6.00	6.00	0.000	
血气住院	三级甲等医院	百分率	294	0.00	0.00	0.00	0.00	12.89	0.000	0.929
		西格玛		2.64	6.00	6.00	6.00	6.00	0.000	
	三级乙等医院	百分率	97	0.00	0.00	0.00	0.00	23.13	0.000	
		西格玛		2.24	6.00	6.00	6.00	6.00	0.000	
	二级及以下医院	百分率	99	0.00	0.00	0.00	0.000	26.32	0.000	
		西格玛		2.13	6.00	6.00	6.00	6.00	0.000	

* 采用 Kolmogorov-Smirnov 检验，$P<0.05$ 数据为非正态分布

** 采用 Kruskal-Wallis 秩和检验，$P<0.05$ 视为有统计学意义

表 3-79　血气项目不同床位数危急值报告临床医生未确认率比较

部门	床位数	值	N	P_5	P_{25}	中位数	P_{75}	P_{95}	P^*	P^{**}
血气门诊	0~1000	百分率	78	0.00	0.00	0.00	0.00	0.83	0.000	0.708
		西格玛		5.82	6.00	6.00	6.00	6.00	0.000	
	1001~2000	百分率	61	0.00	0.00	0.00	0.00	55.38	0.000	
		西格玛		1.69	6.00	6.00	6.00	6.00	0.000	
	2000~	百分率	10	0.00	0.00	0.00	0.00	/	0.000	
		西格玛		3.00	6.00	6.00	6.00	/	0.000	
血气急诊	0~1000	百分率	190	0.00	0.00	0.00	0.00	10.08	0.000	0.699
		西格玛		2.78	6.00	6.00	6.00	6.00	0.000	

续表

部门	床位数	值	N	P_5	P_{25}	中位数	P_{75}	P_{95}	P^*	P^{**}
血气急诊	1001~2000	百分率	128	0.00	0.00	0.00	0.00	12.68	0.000	
		西格玛		2.65	6.00	6.00	6.00	6.00	0.000	
	2000~	百分率	39	0.00	0.00	0.00	0.00	25.41	0.000	0.699
		西格玛		2.16	6.00	6.00	6.00	6.00	0.000	
血气住院	0~1000	百分率	284	0.00	0.00	0.00	0.00	13.79	0.000	
		西格玛		2.59	6.00	6.00	6.00	6.00	0.000	
	1001~2000	百分率	162	0.00	0.00	0.00	0.00	18.87	0.000	0.287
		西格玛		2.41	6.00	6.00	6.00	6.00	0.000	
	2000~	百分率	44	0.00	0.00	0.00	0.00	18.74	0.000	
		西格玛		2.39	6.00	6.00	6.00	6.000	0.000	

* 采用 Kolmogorov-Smirnov 检验，$P<0.05$ 数据为非正态分布

** 采用 Kruskal-Wallis 秩和检验，$P<0.05$ 视为有统计学意义

表 3-80 血气项目通过 ISO 15189／CAP 认可实验室与未通过实验室
危急值报告临床医生未确认率比较

部门	是否通过认可	值	N	P_5	P_{25}	中位数	P_{75}	P_{95}	P^*	P^{**}
血气门诊	通过认可	百分率	18	0.00	0.00	0.00	0.00	0.00	0.000	
		西格玛		6.00	6.00	6.00	6.00	6.00	0.000	
	未通过认可	百分率	131	0.00	0.00	0.00	0.00	10.67	0.000	0.317
		西格玛		2.79	6.00	6.00	6.00	6.00	0.000	
血气急诊	通过认可	百分率	45	0.00	0.00	0.00	0.00	25.29	0.000	
		西格玛		2.17	6.00	6.00	6.00	6.00	0.000	
	未通过认可	百分率	312	0.00	0.00	0.00	0.00	10.85	0.000	0.044
		西格玛		2.73	6.00	6.00	6.00	6.00	0.000	
血气住院	通过认可	百分率	57	0.00	0.00	0.00	0.00	60.44	0.000	
		西格玛		1.24	6.00	6.00	6.00	6.00	0.000	
	未通过认可	百分率	433	0.00	0.00	0.00	0.00	12.49	0.000	0.812
		西格玛		2.65	6.00	6.00	6.00	6.00	0.000	

* 采用 Kolmogorov-Smirnov 检验，$P<0.05$ 数据为非正态分布

** 采用 Mann-Whitney U 秩和检验，$P<0.05$ 视为有统计学意义

（四）血气危急值报告时间中位数和第 90 百分位数

不同实验室血气专业危急值报告时间中位数和 P_{90} 各不相同。危急值报告时间中位数

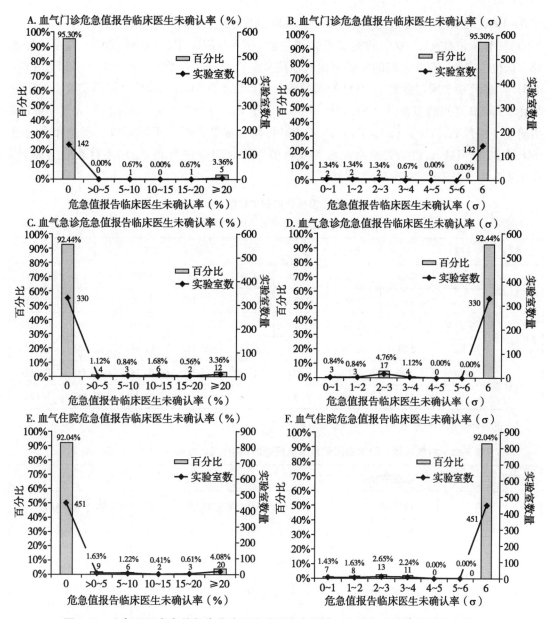

图 3-23　血气项目危急值报告临床医生确认率在门诊、急诊和住院部门的分布情况

多在 0~5min 间，P_{90} 则多在 0~6.05min 间。门诊、住院和急诊危急值报告时间显著不同（中位数：$P<0.001$；P_{90}：$P<0.001$）。两两比较 Mann-Whitney U 检验结果显示，门诊报告时间中位数（门诊与急诊：$P<0.001$；门诊与住院：$P<0.001$）和 P_{90}（门诊与急诊：$P<0.001$；门诊与住院：$P<0.001$）显著低于急诊部门和住院部门。而急诊报告时间中位数（$P=0.002$）和 P_{90}（$P=0.002$）显著低于住院部门。多数实验室血气门诊危急值报告可立即报告（0min）。血气门诊和住院不同床位数危急值报告时间中位数（门诊：$P=0.023$；住院：$P=0.004$）和 P_{90}（门诊：$P=0.017$；住院：$P=0.049$）均存在显著差异。两两比较 Mann-Whitney U 检验结果显示，床位数在 1001~2000 之间的实验室血气门诊危急值报告中位数（$P=0.011$）和 P_{90}（$P=0.012$）显著高于床位数大于 2000 的实验室，而床位数

在 0~1000 的实验室与床位数在 1001~2000 的实验室（中位数：$P = 0.050$；P_{90}：$P = 0.031$）和床位数大于 2000 的实验室（中位数：$P = 0.171$；P_{90}：$P = 0.204$）均无显著差异。床位数在 0~1000 之间的实验室血气住院危急值报告中位数（$P = 0.001$）和 P_{90}（$P = 0.017$）显著高于床位数大于 2000 的实验室，而床位数在 1001~2000 之间的实验室与床位数在 0~1000 之间的实验室（中位数：$P = 0.534$；P_{90}：$P = 0.894$）和床位数大于 2000 的实验室（中位数：$P = 0.023$；P_{90}：$P = 0.021$）均无显著差异。不同等级、通过和未通过 ISO 15189 或 CAP 认可的实验室间血气危急值报告时间中位数和 P_{90} 均不存在显著差异。详见表 3-81~表 3-84 和图 3-24。

表 3-81 血气项目危急值报告时间中位数（min）和 P_{90}（min）
在门诊、急诊和住院部门的统计学描述

部门	值	N	均值	P_5	P_{25}	中位数	P_{75}	P_{95}	P^*
血气门诊	中位数	480	4.26	0.00	0.00	0.00	5.00	20.00	0.000
	P_{90}	478	5.49	0.00	0.00	0.00	8.00	27.00	0.000
血气急诊	中位数	522	6.11	0.00	0.00	4.00	8.00	22.85	0.000
	P_{90}	520	8.33	0.00	0.00	5.00	11.00	28.00	0.000
血气住院	中位数	564	7.27	0.00	1.00	5.00	10.00	25.00	0.000
	P_{90}	558	9.90	0.00	1.00	6.05	13.00	30.00	0.000

* 采用 Kolmogorov-Smirnov 检验，$P<0.05$ 数据为非正态分布

表 3-82 血气项目不同等级医院危急值报告时间中位数（min）和 P_{90}（min）比较

部门	值	医院等级	N	P_5	P_{25}	中位数	P_{75}	P_{95}	P^*	P^{**}
血气门诊	中位数	三级甲等医院	287	0.00	0.00	0.00	5.00	27.40	0.000	
		三级乙等医院	83	0.00	0.00	0.00	5.00	20.00	0.000	0.263
		二级及以下医院	110	0.00	0.00	0.00	5.00	20.00	0.000	
	P_{90}	三级甲等医院	286	0.00	0.00	0.00	8.13	29.30	0.000	
		三级乙等医院	83	0.00	0.00	0.00	7.00	25.20	0.000	0.211
		二级及以下医院	110	0.00	0.00	0.00	8.00	24.45	0.000	
血气急诊	中位数	三级甲等医院	317	0.00	0.00	4.00	8.25	30.00	0.000	
		三级乙等医院	92	0.00	0.00	3.00	8.00	20.35	0.000	0.291
		二级及以下医院	113	0.00	0.00	4.00	17.60	20.90	0.000	
	P_{90}	三级甲等医院	316	0.00	0.00	6.00	12.00	30.00	0.000	
		三级乙等医院	92	0.00	0.00	4.00	9.75	23.70	0.000	0.057
		二级及以下医院	112	0.00	0.00	4.00	10.00	25.00	0.000	

续表

部门	值	医院等级	N	P_5	P_{25}	中位数	P_{75}	P_{95}	P^*	P^{**}
血气住院	中位数	三级甲等医院	341	0.00	1.00	5.00	10.00	27.80	0.000	
		三级乙等医院	101	0.00	1.25	5.00	9.50	21.00	0.000	0.937
		二级及以下医院	122	0.00	1.00	5.00	10.00	25.00	0.000	
	P_{90}	三级甲等医院	339	0.00	1.00	7.00	14.00	30.00	0.000	
		三级乙等医院	99	0.00	2.00	6.00	12.00	29.00	0.000	0.945
		二级及以下医院	120	0.00	1.00	6.00	12.00	27.90	0.000	

* 采用 Kolmogorov-Smirnov 检验，$P<0.05$ 数据为非正态分布

** 采用 Kruskal-Wallis 秩和检验，$P<0.05$ 视为有统计学意义

表 3-83　血气项目不同床位数危急值报告时间中位数（min）和 P_{90}（min）比较

部门	值	床位数	N	P_5	P_{25}	中位数	P_{75}	P_{95}	P^*	P^{**}
血气门诊	中位数	0~1000	278	0.00	0.00	0.00	5.00	21.10	0.000	
		1001~2000	158	0.00	0.00	1.00	6.00	20.25	0.000	0.023
		2000~	44	0.00	0.00	0.00	2.00	17.75	0.000	
	P_{90}	0~1000	277	0.00	0.00	0.00	8.00	27.00	0.000	
		1001~2000	157	0.00	0.00	1.00	9.90	28.20	0.000	0.017
		2000~	44	0.00	0.00	0.00	4.26	18.25	0.000	
血气急诊	中位数	0~1000	295	0.00	0.00	4.00	8.00	25.40	0.000	
		1001~2000	173	0.00	0.00	5.00	8.00	20.00	0.000	0.451
		2000~	54	0.00	0.00	2.00	8.13	22.50	0.000	
	P_{90}	0~1000	294	0.00	0.00	5.00	10.25	28.50	0.000	
		1001~2000	172	0.00	0.00	6.00	12.00	30.09	0.000	0.331
		2000~	54	0.00	0.00	4.00	11.55	26.75	0.000	
血气住院	中位数	0~1000	326	0.00	1.00	5.00	10.00	29.30	0.000	
		1001~2000	188	0.00	1.61	5.00	10.00	25.00	0.000	0.004
		2000~	50	0.00	0.00	2.00	5.63	17.25	0.000	
	P_{90}	0~1000	321	0.00	2.00	6.23	13.00	30.00	0.000	
		1001~2000	187	0.00	2.00	8.00	13.50	29.60	0.000	0.049
		2000~	50	0.00	0.00	4.00	10.75	23.25	0.000	

* 采用 Kolmogorov-Smirnov 检验，$P<0.05$ 数据为非正态分布

** 采用 Kruskal-Wallis 秩和检验，$P<0.05$ 视为有统计学意义

表 3-84　血气项目通过 ISO 15189/CAP 认可实验室与未通过
实验室危急值报告时间中位数（min）和 P_{90}（min）比较

部门	值	是否通过认可	N	P_5	P_{25}	中位数	P_{75}	P_{95}	P^*	P^{**}
血气门诊	中位数	通过认可	53	0.00	0.00	0.00	5.00	31.50	0.000	0.457
		未通过认可	427	0.00	0.00	0.00	5.00	20.00	0.000	
	P_{90}	通过认可	53	0.00	0.00	0.00	5.45	30.90	0.000	0.538
		未通过认可	425	0.00	0.00	0.00	8.00	26.70	0.000	
血气急诊	中位数	通过认可	58	0.00	0.00	2.50	9.25	30.25	0.000	0.552
		未通过认可	464	0.00	0.00	4.00	8.0	21.75	0.000	
	P_{90}	通过认可	58	0.00	0.00	4.11	15.00	32.15	0.000	0.934
		未通过认可	462	0.00	0.00	5.00	11.00	27.00	0.000	
血气住院	中位数	通过认可	66	0.00	0.00	3.00	11.00	33.25	0.000	0.171
		未通过认可	498	0.00	1.00	5.00	10.00	25.00	0.000	
	P_{90}	通过认可	66	0.00	0.00	5.90	15.00	31.30	0.000	0.561
		未通过认可	492	0.00	2.00	6.62	13.00	30.00	0.000	

＊采用 Kolmogorov-Smirnov 检验，$P<0.05$ 数据为非正态分布

＊＊采用 Mann-Whitney U 秩和检验，$P<0.05$ 视为有统计学意义

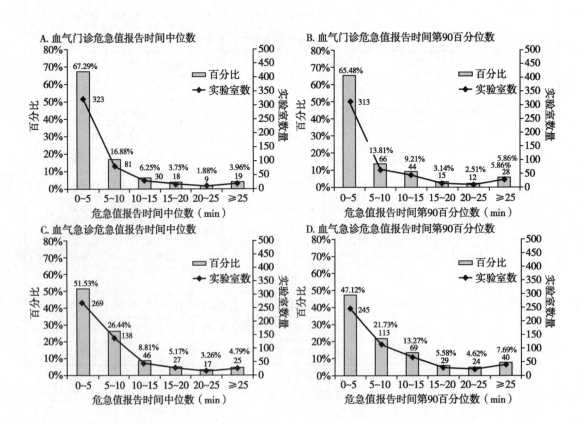

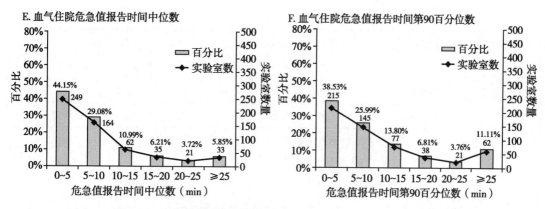

图 3-24　血气项目危急值报告时间中位数（min）和 P_{90}（min）

在门诊、急诊和住院部门的分布情况

（五）血气危急值报告时间超过 15min 的试验比例

参与调查的大多数实验室均在 15min 内完成了调查的血液项目全部危急值的报告。也有约 10%的实验室有 20%的危急值报告时间超过了 15min。门诊、急诊和住院危急值报告时间超过 15min 的试验比例无显著差异（$P=0.074$）。血气急诊不同床位数危急值报告时间超过 15min 的试验比例有显著差异（$P=0.030$）。床位数在 0~1000 之间（$P=0.008$）和床位数大于 2000（$P=0.008$）的实验室血气急诊危急值报告时间超过 15min 的比例显著低于床位数在 1000~2000 之间的实验室，但床位数在 0~1000 之间的实验室与床位数大于 2000 的实验室（$P=0.607$）间无显著差异。不同等级、通过和未通过 ISO 15189 或 CAP 认可的实验室间血气危急值报告时间超过 15min 的试验比例均不存在显著差异。详见表 3-85~表 3-88 和图 3-25。

表 3-85　血气项目危急值报告时间超过 15min 的试验比例（%）

在门诊、急诊和住院部门的统计学描述

部门	N	均值	P_5	P_{25}	中位数	P_{75}	P_{95}	P^*
血气门诊	146	9.02	0.00	0.00	0.00	0.00	100.00	0.000
血气急诊	349	7.05	0.00	0.00	0.00	0.00	72.07	0.000
血气住院	480	9.67	0.00	0.00	0.00	0.00	82.16	0.000

* 采用 Kolmogorov-Smirnov 检验，$P<0.05$ 数据为非正态分布

表 3-86　血气项目不同等级医院危急值报告时间超过 15min 的试验比例（%）比较

部门	医院等级	N	P_5	P_{25}	中位数	P_{75}	P_{95}	P^*	P^{**}
血气门诊	三级甲等医院	101	0.00	0.00	0.00	0.00	100.00	0.000	
	三级乙等医院	23	0.00	0.00	0.00	14.29	95.63	0.000	0.070
	二级及以下医院	22	0.00	0.00	0.00	0.00	87.50	0.000	
血气急诊	三级甲等医院	225	0.00	0.00	0.00	0.00	95.19	0.000	
	三级乙等医院	60	0.00	0.00	0.00	0.00	73.75	0.000	0.260
	二级及以下医院	64	0.00	0.00	0.00	0.00	26.67	0.000	

续表

部门	医院等级	N	P_5	P_{25}	中位数	P_{75}	P_{95}	P^*	P^{**}
血气住院	三级甲等医院	289	0.00	0.00	0.00	0.46	82.84	0.000	
	三级乙等医院	95	0.00	0.00	0.00	0.00	68.99	0.000	0.892
	二级及以下医院	96	0.00	0.00	0.00	0.00	100.00	0.000	

* 采用 Kolmogorov-Smirnov 检验，$P<0.05$ 数据为非正态分布

** 采用 Kruskal-Wallis 秩和检验，$P<0.05$ 视为有统计学意义

表 3-87　血气项目不同床位数危急值报告时间超过 15min 的试验比例（%）比较

部门	床位数	N	P_5	P_{25}	中位数	P_{75}	P_{95}	P^*	P^{**}
血气门诊	0~1000	75	0.00	0.00	0.00	0.00	100.00	0.000	
	1001~2000	62	0.00	0.00	0.00	0.00	100.00	0.000	0.778
	2000~	9	0.00	0.00	0.00	0.00	/	0.000	
血气急诊	0~1000	185	0.00	0.00	0.00	0.00	65.76	0.000	
	1001~2000	126	0.00	0.00	0.00	0.53	100.00	0.000	0.030
	2000~	38	0.00	0.00	0.00	0.00	27.95	0.000	
血气住院	0~1000	277	0.00	0.00	0.00	0.000	80.05	0.000	
	1001~2000	162	0.00	0.00	0.00	3.74	85.69	0.000	0.128
	2000~	41	0.00	0.00	0.00	5.48	75.88	0.000	

* 采用 Kolmogorov-Smirnov 检验，$P<0.05$ 数据为非正态分布

** 采用 Kruskal-Wallis 秩和检验，$P<0.05$ 视为有统计学意义

表 3-88　血气项目通过 ISO 15189/CAP 认可实验室与未通过实验室危急值报告时间超过 15min 的试验比例（%）比较

部门	是否通过认可	N	P_5	P_{25}	中位数	P_{75}	P_{95}	P^*	P^{**}
血气门诊	通过认可	17	0.00	0.00	0.00	0.00	/	0.000	
	未通过认可	129	0.00	0.00	0.00	0.00	100.00	0.000	0.941
血气急诊	通过认可	42	0.00	0.00	0.00	1.76	22.83	0.000	
	未通过认可	307	0.00	0.00	0.00	0.00	89.58	0.000	0.311
血气住院	通过认可	51	0.00	0.00	0.00	9.90	100.00	0.000	
	未通过认可	429	0.00	0.00	0.00	0.00	80.46	0.000	0.171

* 采用 Kolmogorov-Smirnov 检验，$P<0.05$ 数据为非正态分布

** 采用 Mann-Whitney U 秩和检验，$P<0.05$ 视为有统计学意义

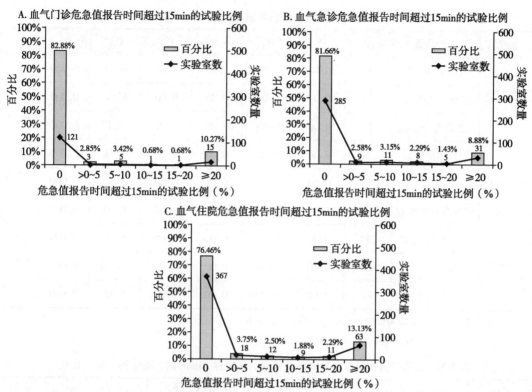

图 3-25 血气项目危急值报告时间超过 **15min** 的试验比例（%）
在门诊、急诊和住院部门的分布情况

（六）血气危急值报告时间超过 **30min** 的试验比例

参与调查的大多数实验室均在 30min 内完成了调查血气项目全部危急值的报告。也有约 3% 的实验室有 20% 左右的报告未在 30min 内完成。门诊、急诊和住院危急值报告时间超过 30min 的试验比例无显著差异（$P=0.183$）。血气住院不同床位数实验室间危急值报告时间超过 30min 的试验比例有显著差异（$P=0.006$）。两两比较 Mann-Whitney U 检验显示，床位数在 0~1000 之间的实验室血气住院危急值报告时间超过 30min 的试验比例显著小于床位数在 1001~2000 之间的实验室（$P=0.001$），但床位数大于 2000 的实验室与床位数在 0~1000 之间的实验室（$P=0.389$）和床位数在 1001~2000 之间的实验室（$P=0.360$）危急值报告时间超过 30min 的试验比例均无显著差异。不同医院等级、通过和未通过 ISO 15189 或 CAP 认可的实验室间血气危急值报告时间超过 30min 的试验比例均不存在显著差异。详见表 3-89~表 3-92 和图 3-26。

表 3-89 血气项目危急值报告时间超过 **30min** 的试验比例（%）
在门诊、急诊和住院部门的统计学描述

部门	N	均值	P_5	P_{25}	中位数	P_{75}	P_{95}	P^*
血气门诊	143	2.69	0.00	0.00	0.00	0.00	8.37	0.000
血气急诊	346	1.77	0.00	0.00	0.00	0.00	4.24	0.000
血气住院	475	2.10	0.00	0.00	0.00	0.00	8.00	0.000

*采用 Kolmogorov-Smirnov 检验，$P<0.05$ 数据为非正态分布

表 3-90 血气项目不同等级医院危急值报告时间超过 **30min** 的试验比例（%）比较

部门	医院等级	N	P_5	P_{25}	中位数	P_{75}	P_{95}	P^*	P^{**}
血气门诊	三级甲等医院	98	0.00	0.00	0.00	0.00	9.36	0.000	0.556
	三级乙等医院	23	0.00	0.00	0.00	0.00	54.62	0.000	
	二级及以下医院	22	0.00	0.00	0.00	0.00	14.17	0.000	
血气急诊	三级甲等医院	222	0.00	0.00	0.00	0.00	7.78	0.000	0.189
	三级乙等医院	60	0.00	0.00	0.00	0.00	4.32	0.000	
	二级及以下医院	64	0.00	0.00	0.00	0.00	0.00	0.000	
血气住院	三级甲等医院	284	0.00	0.00	0.00	0.00	8.00	0.000	0.339
	三级乙等医院	95	0.00	0.00	0.00	0.00	14.99	0.000	
	二级及以下医院	96	0.00	0.00	0.00	0.00	6.15	0.000	

* 采用 Kolmogorov-Smirnov 检验，$P<0.05$ 数据为非正态分布

** 采用 Kruskal-Wallis 秩和检验，$P<0.05$ 视为有统计学意义

表 3-91 血气项目不同床位数危急值报告时间超过 **30min** 的试验比例（%）比较

部门	床位数	N	P_5	P_{25}	中位数	P_{75}	P_{95}	P^*	P^{**}
血气门诊	0~1000	73	0.00	0.00	0.00	0.00	26.67	0.000	0.645
	1001~2000	61	0.00	0.00	0.00	0.00	7.57	0.000	
	2000~	9	0.00	0.00	0.00	0.00	/	0.000	
血气急诊	0~1000	184	0.00	0.00	0.00	0.00	0.00	0.000	0.065
	1001~2000	124	0.00	0.00	0.00	0.00	10.95	0.000	
	2000~	38	0.00	0.00	0.00	0.00	11.06	0.000	
血气住院	0~1000	276	0.00	0.00	0.00	0.00	6.15	0.000	0.006
	1001~2000	159	0.00	0.00	0.00	0.00	13.89	0.000	
	2000~	40	0.00	0.00	0.00	0.00	5.96	0.000	

* 采用 Kolmogorov-Smirnov 检验，$P<0.05$ 数据为非正态分布

** 采用 Kruskal-Wallis 秩和检验，$P<0.05$ 视为有统计学意义

表 3-92 血气项目通过 **ISO 15189/CAP** 认可实验室与未通过
实验室危急值报告时间超过 **30min** 的试验比例（%）比较

部门	是否通过认可	N	P_5	P_{25}	中位数	P_{75}	P_{95}	P^*	P^{**}
血气门诊	通过认可	16	0.00	0.00	0.00	0.00	/	0.000	0.463
	未通过认可	127	0.00	0.00	0.00	0.00	8.20	0.000	

续表

部门	是否通过认可	N	P_5	P_{25}	中位数	P_{75}	P_{95}	P^*	P^{**}
血气急诊	通过认可	42	0.00	0.00	0.00	0.00	7.28	0.000	0.109
	未通过认可	304	0.00	0.00	0.00	0.00	2.77	0.000	
血气住院	通过认可	51	0.00	0.00	0.00	0.00	60.00	0.000	0.103
	未通过认可	424	0.00	0.00	0.00	0.00	6.63	0.000	

* 采用 Kolmogorov-Smirnov 检验，$P<0.05$ 数据为非正态分布

** 采用 Mann-Whitney U 秩和检验，$P<0.05$ 视为有统计学意义

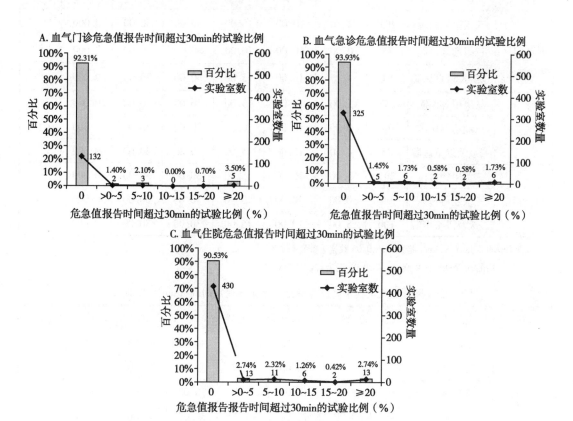

图 3-26　血气项目危急值报告时间超过 **30min** 的试验比例（%）

在门诊、急诊和住院部门的分布情况

（七）血气危急值报告规定时间

多数实验室血气项目危急值报告规定时间在 10~20min 或 30~40min 之间。门诊、住院和急诊危急值报告规定时间无显著差异（$P=0.612$）。通过 ISO 15189 或 CAP 认可的实验室血气危急值报告规定时间显著大于未通过认可实验室（门诊：$P=0.022$；急诊：$P=0.015$；住院：$P=0.035$）。不同医院等级、不同床位数实验室间血气危急值报告规定时间均不存在显著差异。详见表 3-93~表 3-96 和图 3-27。

表 3-93　血气项目危急值报告规定时间（min）在门诊、急诊和住院部门的统计学描述

医嘱来源	N	均值	P_5	P_{25}	中位数	P_{75}	P_{95}	P^*
血气门诊	320	17.10	1.00	10.00	15.00	30.00	30.00	0.000
血气急诊	406	17.67	5.00	10.00	15.00	30.00	30.00	0.000
血气住院	497	18.00	5.00	10.00	15.00	30.00	30.00	0.000

* 采用 Kolmogorov-Smirnov 检验，$P<0.05$ 数据为非正态分布

表 3-94　血气项目不同等级医院危急值报告规定时间（min）比较

部门	医院等级	N	P_5	P_{25}	中位数	P_{75}	P_{95}	P^*	P^{**}
血气门诊	三级甲等医院	201	2.10	10.00	15.00	30.00	30.00	0.000	
	三级乙等医院	55	0.00	10.00	10.00	30.00	30.00	0.000	0.552
	二级及以下医院	64	1.25	10.00	15.00	30.00	30.00	0.000	
血气急诊	三级甲等医院	257	5.00	10.00	15.00	30.00	60.00	0.000	
	三级乙等医院	74	0.00	10.00	10.00	20.00	30.00	0.000	0.121
	二级及以下医院	75	4.60	10.00	15.00	30.00	30.00	0.000	
血气住院	三级甲等医院	301	5.00	10.00	15.00	30.00	30.00	0.000	
	三级乙等医院	96	0.00	10.00	10.00	30.00	30.00	0.000	0.094
	二级及以下医院	100	5.00	10.00	15.00	30.00	30.00	0.000	

* 采用 Kolmogorov-Smirnov 检验，$P<0.05$ 数据为非正态分布

** 采用 Kruskal-Wallis 秩和检验，$P<0.05$ 视为有统计学意义

表 3-95　血气项目不同床位数危急值报告规定时间（min）比较

部门	床位数	N	P_5	P_{25}	中位数	P_{75}	P_{95}	P^*	P^{**}
血气门诊	0~1000	183	0.00	10.00	15.00	30.00	30.00	0.000	
	1001~2000	111	3.80	10.00	15.00	30.00	30.00	0.000	0.999
	2000~	26	3.70	10.00	15.00	30.00	30.00	0.001	
血气急诊	0~1000	223	3.20	10.00	15.00	30.00	30.00	0.000	
	1001~2000	140	5.00	10.00	15.00	30.00	30.00	0.000	0.885
	2000~	43	5.00	10.00	15.00	30.00	30.00	0.000	
血气住院	0~1000	291	5.00	10.00	15.00	30.00	30.00	0.000	
	1001~2000	165	5.00	10.00	15.00	30.00	30.00	0.000	0.884
	2000~	41	1.20	10.00	15.00	30.00	30.00	0.000	

* 采用 Kolmogorov-Smirnov 检验，$P<0.05$ 数据为非正态分布

** 采用 Kruskal-Wallis 秩和检验，$P<0.05$ 视为有统计学意义

表 3-96　血气项目通过 ISO 15189/CAP 认可实验室与未通过实验室
危急值报告规定时间（min）比较

部门	是否通过认可	N	P_5	P_{25}	中位数	P_{75}	P_{95}	P^*	P^{**}
血气门诊	通过认可	30	1.10	10.00	22.50	30.00	60.00	0.000	0.022
	未通过认可	290	1.00	10.00	15.00	30.00	30.00	0.000	
血气急诊	通过认可	46	5.00	10.00	15.00	30.00	60.00	0.000	0.015
	未通过认可	360	5.00	10.00	15.00	30.00	30.00	0.000	
血气住院	通过认可	48	5.00	10.00	17.50	30.00	60.00	0.000	0.035
	未通过认可	396	5.00	10.00	15.00	30.00	30.00	0.000	

* 采用 Kolmogorov-Smirnov 检验，$P<0.05$ 数据为非正态分布

** 采用 Mann-Whitney U 秩和检验，$P<0.05$ 视为有统计学意义

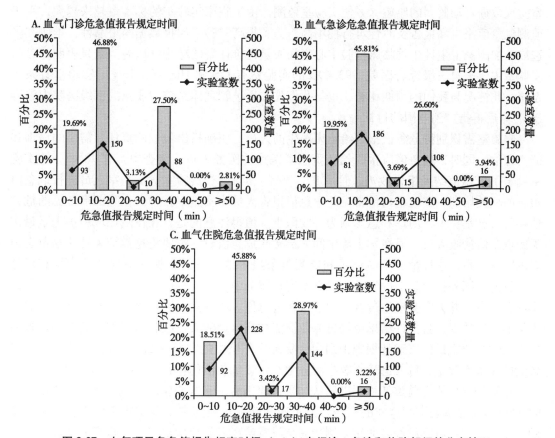

图 3-27　血气项目危急值报告规定时间（min）在门诊、急诊和住院部门的分布情况

（八）血气危急值未报告原因

实验室上报的血气住院、急诊和门诊患者的危急值未报告原因数量各不相同。住院患者危急值未报告原因中最常见的是"实验室工作人员报告遗漏"（20/58，34.48%），其次为"重复出现危急值"（14/58，24.14%）和"通讯设备故障或无法接通"（9/58，15.52%）。急诊患者危急值未报告最常见的原因也是"实验室工作人员报告遗漏"

（23/50，46.00%），其次为"通讯设备故障或无法接通"（13/50，26.00%），"申请单信息不全，缺少临床医生联系方式"（6/50，12.00%）和"重复出现危急值"（6/50，12.00%）。门诊患者危急值未报告原因主要是"实验室工作人员报告遗漏"（6/13，46.15%），其次为"通讯设备故障或无法接通"（5/13，38.46%）。调查中的其他原因也包括结果为"假危急值"（如静脉血等）和"特殊疾病确诊患者"（如呼吸科病人）。另外，门诊患者也有因为"缺少门诊患者联系方式或无法联系门诊患者"原因未报危急值的情况。详见图 3-28（见文末彩图）。

第六节　总　　结

本次研究包含的三个专业的调查回收率均在 60% 以上，优于 2011 年危急值调查，可能是因为临床实验室对危急值报告越来越重视，同时目前的信息技术也越来越能满足实验室实现数据自动监测的愿望，方便实验室监测。由于临床实验室的标本量越来越大，手工监测危急值报告和报告及时性可行性不高，为了提高实验室回报数据的可靠性，本研究多选取参加国家卫生计生委临床检验中心室间质量评价计划的综合性医院。结果表明，参与实验室主要来自三级综合医院，93.49% 的实验室有 LIS 和 HIS，93.16% 的实验室有条码系统。此情况与我们的预期相符，也与我们先在质量管理体系较为成熟的三级医院中施行 QIs，然后再推广到全国的目标一致。

实验室需识别将危急值报告给临床医生的人员，明确指出他们的责任、需要的培训和能力评估。同时，危急值应报告给负责患者医疗的医务人员。调查中，有 98.45% 的实验室制定了危急值结果报告政策，且有 97.72% 的参与调查实验室对实验室人员进行危急值报告的相关培训。实验室内最常见的危急值报告人员为实验室技师。住院部最常见的危急值接收人员是护士，门诊和急诊则为一线医生。值得注意的是，在住院环境中护士是最常见的危急值接收人员，而在护士等中间人员接收危急值时，需要将这类结果转达给负责患者的医务人员，这种情况下应记录和监测整条报告链并且需要保证报告的及时性和可靠性。目前，国外越来越多的实验室建立了客户服务中心，有专门的人员报告危急值。但是本次调查中，并无实验室通过客服中心报告危急值。研究表明客户服务中心提高了实验室人员的工作效率并且允许结果由经过专业交流技巧培训的人员报告，它在疾病控制和预防中心医学实验室最佳实践计划中识别为住院医疗环境中的"循证最佳实践"。建议工作量较大的大型实验室，可考虑建立客户服务中心负责危急值的报告。

在报告危急值之前重新检测以确认结果目前仍然是非常普遍的实践。本次调查中，有 94.06% 的实验室表示有这样的实践。但是这些验证实践多在从前实验室使用较为不精密的仪器时，当代研究已经表明重复测量完全没有给患者安全增加好处，重复验证反而会推迟危急结果的及时发布。有专家推荐仅在检测危急值超出仪器检测范围时重复检测以验证，从而降低危急值差错。建议采用现代化仪器获取的危急值，如果在仪器可报告范围内并且没有触发差值（delta）规则，则认为是有效的。实验室应该在仪器上评估危急值的准确性，确定重复检测是对患者安全有帮助还是会导致不必要的延迟。

本次调查中，最常见的报告系统是电话报告，其次为计算机报告和短信报告。75.90% 的实验室表明报告危急值时要求临床复述结果。研究表明通过短信报告或者专门的电子报告系统报告危急值，与使用电话报告相比更加迅速且准确性更高。但是由于目前大多数医院的信息技术状态仍然落后，不具备电子通知系统自动反馈接收到警示结果的功能，这类方法的应用不是很广泛。相信未来电子通讯的应用会更加广泛。临床实验室需要对危急值报告过程进行记录，调查中97.80%的实验室要求记录危急值结果通知。不同的实验室危急值记录内容多不同，包含最多的内容为患者姓名、危急值结果、患者科室、危急值接收人名或身份（ID）、危急值通知人姓名或ID、危急值通知日期、患者病房病床号和患者ID。仅有少数实验室危急值报告记录内容包含了临床反馈。

危急值的通知政策应该在实验室和临床科室间保持一致。因此，实验室对危急值清单的制定和修改都应与临床共同完成，在危急值政策的制定中实验室与临床的沟通至关重要。本次调查中有80.46%的实验室表示会定期与临床医生沟通，以确认危急值的"有效性"，且有85.10%的实验室会通过临床意见对危急值项目和危急值界限进行必要的修改。但是仅有18.65%的实验室表明临床在接收到危急值并处理后，会给实验室关于处理措施的回馈。临床对危急值处理措施的回馈，对实验室确保危急值已经有效处理，评估危急值项目和界限的合理性都有很大的帮助。若可行，应要求临床给予反馈。

实验室结果的迅速改变也可能预示着危及生命的状况，然而如果危急值报告仅仅依据危急值界限，就可能会忽视这种情况。本次调查中仅有24.43%的实验室将实验室结果的迅速改变作为危急值，说明大家对这类危急值的理解和重视程度不足。建议将实验室结果的迅速改变也列为危急值，以防对患者产生重大威胁。当同一患者相同检验项目结果重复出现危急值时，71.99%的实验室表明一旦有危急值即报告，无论是否为重复的危急值。重复危急值报告可增加电话数量，这就会使得医务人员对真正要求立即采取行动的危急值不敏感同时也会给实验室人员增加不必要的负担。实验室应该尽量限制重复致电的频率来避免警示疲劳以及给临床人员带来不必要的干扰，可在危急值清单中增加重复危急值的报告政策。

参与调查的不同实验室危急值清单中包含的项目不同，本次调查中较常见项目有钾、钠、钙、血糖、肌酐、WBC、PLT、Hb、PT、APTT、pH、pCO_2和pO_2。实验室在选择危急值项目时可作为参考，但是除了本次调查中包含的这些定量危急值项目外，也有一些其他的项目如血涂片中出现原始细胞等也可包含在危急值清单中，实验室需要根据自身情况参考发表的文献指南与临床沟通共同修订。参与调查的实验室不同部门危急值发生率不同，不管是生化、血液还是血气专业，急诊危急值发生率都显著高于住院部门，门诊部门危急值发生率则最低。急诊标本患者多处于危急状态，实验室在进行急诊标本的检验时，应多注意是否有危急值检出。

危急值报告及时性对患者的安全至关重要。本研究中对危急值未报告率、报告不及时率和临床医生未确认率进行了调查。由于LIS功能限制，前期调查中多数实验室无法记录危急值发现时间，因此本研究中危急值报告时间指实验室确认危急值到临床接收报告的时间。多数参与调查的实验室危急值未报告率、报告不及时率和报告临床医生未确认率均达到0.00%（6σ），但也分别约有5%、15%和5%~10%的实验室危急值未报告率、报告不及时率和报告临床医生未确认率性能不可接受（σ<3）。国际临床化学和实验室医学联盟（International Federation of Clinical Chemistry and Laboratory Medicine，IFCC）的质量指标模型（model of quality indicators，MQI）计划中检验后QI"危急值报告不及时率"2013年中位数高达17.80%，与之相比我国危急值报告及时性则较为满意，这可能与为了满足监管

和认可要求，我国实验室对危急值报告十分重视有关。但是与美国 CAP 的一项 Q-Probes 研究结果相比，我国实验室危急值报告时间较长，说明仍有缩短空间。本次调查中，生化、血液危急值报告时间中位数和 P_{90} 分别多在 10min 和 15min 以内。血气专业则分别多在 5min 和 10min 之内，小于生化和血液专业。大多数实验室都能在 15min 以内完成 90% 的危急值报告，且能在 30min 内完成全部报告。同时，本研究多数参与调查实验室危急值报告规定时间都在 10~20min 或 30~40min 之间。因此本研究建议临床实验室可将危急值报告时间规定在 15~30min 之间。

秩和检验结果表明，生化和血液专业住院部门危急值未报告率、报告不及时率、临床医生未确认率、报告时间中位数和 P_{90} 均高于门诊和急诊部门。这与美国 CAP 的一个 Q-Probes 和 Q-Tracks 研究结果相反，在此研究中门诊患者报告失败率高于住院患者。这种情况可能与我国门诊患者危急值发生率较低，实验室工作量较少相关。

不同专业各指标之间分组比较情况各有不同，但也有共同之处。秩和检验结果表明不同等级医院、不同床位数和通过与未通过 ISO 15189 或 CAP 认可的实验室间危急值未报告率、报告不及时率、报告临床医生未确认率、报告时间中位数和 P_{90} 多无显著差异，但是从分布上来看三级甲等医院危急值报告时间中位数和 P_{90} 普遍大于三级乙等和二级及以下医院。床位数在 0~1000 之间的实验室危急值未报告率、报告不及时率和危急值临床确认率多小于床位数在 1001~2000 之间和床位数大于 2000 的实验室。通过 ISO 15189 或 CAP 认可的实验室生化和血液专业危急值报告不及时率、临床医生未确认率、报告时间中位数和 P_{90} 以及危急值报告规定时间都普遍高于未通过认可实验室。调查中出现这种大型三级甲等医院危急值报告及时性性能低于三级乙等或二级以下医院的情况，可能是因为大型医院危急值数较多且实验室和临床日常工作量都较大，一方面实验室人员未能及时地处理检出的危急值，另一方面与三级乙等或二级医院相比，大型三级甲等医院联系临床医生可能也是一项更加困难的工作。建议工作量较大的大型医院检验科，可引入客服中心专门处理危急值报告，或改进 LIS 以实现危急值报告的自动化，从而提高危急值报告的及时性和准确性。

本调查还要求实验室上报了危急值未报告的原因。实验室危急值未报告的常见原因包括"实验室工作人员报告遗漏""通讯设备故障或无法接通""申请单信息不全，缺少临床医生联系方式"和"重复出现危急值"。其他原因也包括"假危急值"和"特殊疾病确诊患者"。"假危急值"生化和血液专业主要是由输液侧采样、标本溶血、凝血等原因造成；而血气专业主要是凝血和采集静脉血。"特殊疾病确诊患者"在生化专业主要指如确诊为慢性肾病、肾衰竭，与肾内科协商不报肌酐；确诊心肌梗死，与心内科、急诊科协商不报 cTnI；与儿科和新生儿科协商不报新生儿危急值，血液专业主要指如确诊为血液疾病患者、服用抗凝药物、确诊肿瘤病人化疗后与血液科协商不报危急值；与临床协商不报新生儿危急值，血气专业则主要为呼吸科病人。另外，门诊患者也有因为"缺少门诊患者联系方式或无法联系门诊患者"报告失败的情况。实验室需对工作人员进行培训，普及危急值及时准确报告的重要性，以预防"实验室工作人员遗漏"的情况。同时，实验室应该有详尽的通讯设备故障停用计划以保证在"通讯设备故障或无法接通时"能及时准确报告危急值。"申请单信息不全，缺少医生联系方式"或"缺少门诊患者联系方式或无法联系门诊患者"也是危急值未能报告成功的重要原因，申请信息完整性对患者安全至关重要，应对 HIS 进行改进从而避免医生或患者联系方式空缺。

需要说明的是，危急值有很多不同的术语和定义，包括危急结果、恐慌值、危急警告、警告值等。CLSI GP47 文件中将其定义为"危急-风险结果"以强调患者的风险度而不是结果的异常程度。由于国内实验室多使用术语"危急值"且本章调查项目均为定量项目，因此本调查使用术语"危急值"以方便实验室理解。另外，CLSI GP47 文件中还有另一个名词"重大-风险结果"，它指的是如果不在一定时间范围（明显短于常规报告服务时间）内进行临床查阅，就会有重大不良后果风险的实验室或解剖病理学定量、半定量或者定性结果。此定义适用于没有立即生命危险的异常或意料外结果，及时性不如"危急-风险结果"重要。实验室也应在适当的时间内向临床报告此类结果。

本次研究还有许多不足。第一，由于 LIS 功能有限，本次调查中危急值报告时间指的是从实验室确认危急值到临床接收报告的时间，并不包含从实验室人员发现危急值到确认危急值（复检）这段时间。如果 LIS 功能允许，临床实验室也应对此段时间进行监测，以确保报告的及时性。第二，除了本研究中调查的 QI 外，临床检验危急值规范化管理京冀专家共识中还建议实验室需要对危急值临床确认及时率、危急值报告成功率、危急值临床干预率、危急值复检率等进行监测。本研究中并未涉及这些指标，如果可行，实验室在日常工作中也应对这些指标进行监测，从而更全面地监控危急值报告过程。第三，本次调查对象主要是三级医院，研究结果更多的是代表危急值较多、工作量较大的实验室，不能代表全国水平，研究结论仅供参考。建议实验室在实践工作中加强信息系统建设，长期监测危急值报告相关 QI 并定期与临床沟通，结合自身情况制定适当的危急值报告政策。此外，本次调查仅为单次调查，调查时间仅为 1 个月，数据稳健性有待考证，质量规范的设定需要更大范围的长期纵向监测数据。

第四章

临床实验室信息系统在
危急值中的应用

第一节　利用信息化手段优化危急值报告制度

检验危急值的应用在临床上越来越重要。危急值的报告涉及实验室、信息科、护理部、临床医生，直接关系到患者的生命安全。同时，危急值报告制度也是 ISO 15189、美国病理学家学会（CAP）等管理体系要求的内容。因此，危急值制度的建立是实验室提高自身学科品味、保障患者医疗质量和医疗安全的良好举措。

北京大学人民医院检验科于 2008 年通过 ISO 15189 实验室认证，并于 2015 年取得 CAP 实验室认证。从 2013 年准备申请 CAP 认证开始，我们将 CAP 有关危急值项目及危急值范围的标准指南和调查报告作为基准来设置和调整危急值项目；根据 CAP 认可中关于危急值报告的条款改进原有的危急值报告制度；利用信息化手段对危急值的检测、报告等相关流程进行了优化。目前已取得了不错的效果，现将我们的经验与体会进行归纳和总结，旨在抛砖引玉。

一、危急值管理

（一）危急值报告限

危急值报告限制定的合理与否与临床和实验室息息相关，过宽或过窄都将影响危急值的后续处理。

《患者安全目标手册》中明确要求，须将"血钙、血钾、血糖、血气、白细胞计数、血小板计数、凝血酶原时间、活化部分凝血活酶时间"列为危急值项目。不同医疗机构、不同临床专业科室对危急值项目和报告限的要求可能存在差异。此外，在确定危急值报告限时还应当考虑到，不同临床实验室在检测系统、检测方法、检测人群上的差异会导致生物参考区间存在变异。

北京大学人民医院医务处组织急诊科、重症医学科、心内科、呼吸科、肾内科、血液科和消化科等相关科室临床医生，以及检验医师在广泛阅读国内外相关文献、医疗法规、诊疗指南基础上，参考其他大型医院标准，结合其医院危急患者的情况共同讨论制定危急值检验项目和报告流程，确定各临床科室危急值项目及报告限。危急值项目包括生化、血气、血液学、临床微生物学等项目，涵盖血钙、血钾、血钠、血糖、二氧化碳结合力、总胆红素（婴儿）、血气分析、白细胞计数、血小板计数、凝血酶原时间、活化部分凝血活酶时间、血培养阳性结果、脑脊液显微镜检查及培养阳性结果、国家规定立即上报的法定传染病等。医务处上报医院批准后发布《危急值报告与处理规章与流程》后执行。

（二）危急值识别

危急值识别是危急值报告的前提。准确及时识别危急值，首先要在标本检验、报告审核阶段识别和确认危急值，保证危急值不漏报或错报。

北京大学人民医院检验科建立了危急值监测平台，通过自动化检测系统、LIS、中间插件等，与系统中维护的危急值项目和界限进行对比，自动识别危急值，并通过若干特殊信号（如特殊标志、颜色变化、闪烁显示、弹跳窗）主动提示或通知检验人员处理。这样就可以保证危急值识别的准确性和及时性，消除因人为失误而发生的漏报或错报情况。

（三）危急值复查

出现危急值结果时，该标本检测人员负责标本的复查。实验室的标准操作规程中规定了如何审查标本的合格性，如何审查检验结果，如何确认仪器性能稳定性，如何排除由于检验前影响因素导致标本问题对检验结果的影响。排除这些问题后，进行标本重新检测。必要时，检验人员需要及时和临床医生联系，重新采集标本进行复查。

值得一提的是，我们在检验仪器中设置了危急值自动复查程序。当检验结果达到危急值时，仪器会自动进行复检，复核初次检测结果的准确性，这样大大缩短了人工复查所花费的时间。

与医学检验危急值报告程序规范化专家共识一致，实验室标准操作规程规定，当复查结果与首次结果一致，报告首次结果；复查结果与首次结果不一致时，须认真分析原因，必要时重新留样再查，待正确结果确认后，报告正确结果。

（四）危急值忽略

危急值忽略是指检验人员对于 LIS 自动识别的危急值进一步判断，根据特殊规定对于不需要通报的危急值检验结果进行忽略处理。不同临床部门危急值界限值要求可能不同，如果按照同一个标准进行危急值上报，可能因界限范围偏窄，而产生很多不必要的危急值报告，给临床和检验科实验室增加负担，浪费大量的人力物力。因此检验科针对不同的人群设置了不同的上报要求。

就生化危急值而言，检验科与儿科和肾内科的临床医生进行讨论后，对血糖和血钾的危急值界限值设置达成了共识。新生儿（<28 天）血糖>2.5mmol/L，直接批准报告；血糖在 2.2~2.5mmol/L 之间，报告批准后选择危急值忽略；血糖<2.2mmol/L，复查后与临床联系，医生反馈床旁床旁检测（point of care testing，POCT）血糖、血气血糖，确认是否报告血糖结果后，批准或部分批准报告。危急值上报中记录通知人信息。肾内科血液透析中心的患者血钾>6.5mmol/L，报告批准后上报危急值；血钾在 6.0~6.5mmol/L 之间，报告批准后选择危急值忽略；肾内科其他患者血钾危急值上报标准为≥6.0mmol/L。此外，对于非血标本检测项目中出现结果有危急值，例如腹透液测定钾结果低于 2.8mmol/L，不需要进行危急值处理程序，直接忽略处理。

血常规危急值项目，血液科患者不再遵循，一律进行忽略处理。

危急值忽略处理的标本，专业组会有专人定期负责审核，也包括在每月的危急值统计中。

（五）危急值上报

北京大学人民医院检验科危急值监测平台选择了医生认可的电话报告方式。检验人员对于 LIS 自动识别的危急值进行进一步判断，需要通报的危急值结果立即与临床科室相关人员联系。检验科取消了危急值报告纸质记录。检验人员在 LIS 中记录危急值报告的信息，包括通报人、通报电话、接听电话人员姓名等，LIS 自动记录了危急值、危急值通报时间。

危急值的报告人员是由检验人员来担当的，但是接收人员可能是医生、护士或其他人员。接收人员不固定，会带来危急值周转时间延长、危急值记录不规范的问题。

对于这个问题，检验科在医务处的帮助下，与临床科室多次协商，指定和授权了危急值接收人员。病房患者危急值结果报告到各病房护士站；急诊患者危急值结果统一报告给急诊抢救室护士站。门诊患者危急值结果接收的授权问题，责任明确落到个人，工作日时间由各科门诊组长负责危急值接收和处理；非工作日时间由医院总值班负责。随后，我们对临床进行了定期培训，提高危急值报告的知晓率，规范危急值记录操作。

二、工作流程

我们通过实验室信息系统（LIS）加强了对检验危急值结果处理及反馈到临床的速度和质量，主要是通过 LIS 的实时监控提高实验室内部对危急值结果处理的速度。其次，通过明确临床科室危急值报告接收人员，及时地将危急值结果反馈到临床。

（一）实验室工作流程

首先在 LIS 内按需设置好检验项目的危急值参数。当标本检测中出现检验危急值时，在 LIS 待审核界面列表中，该标本检测信息前会出现黑色五角星（★）标志，提醒检验人员注意，优先处理该标本，及时复查和审核报告；在审核界面，危急值同样以黑色五角星（★）提醒，提示检验人员复核结果后尽快批准该报告。打印出的检验报告单上危急值项目也有黑色五角星标志提示。危急值标本一经批准，检验科电脑界面立刻出现黄色闪动的弹跳窗"危急标本提示"，提醒检验人员有危急值需要上报，需在 10min 内通知临床医生。"危急标本提示"弹跳窗中危急值以一览表形式列出，内容包括患者姓名、诊疗卡号、临床科室、标本编号、项目名称、报告批准人，以及危急值结果，同时显示危急值通报时间。直到检验人员点击弹跳窗，所有危急值均进行处理措施确认后，报警弹跳窗才消除。

检验科危急值的处理包括两种，危急值上报和危急值忽略。危急值上报的具体操作为，检验人员点开弹跳窗，选中待上报的危急值，点击右键选择"危急值上报"，LIS 弹出危急值上报对话框，电话报告危急值给临床医护人员。报告人员在对话框中，输入本人工号和姓名、临床联系电话、接听电话人员的工号和姓名，选择电话"已接听"，点击确定，关闭对话框，系统自动生成危急值报告的完整信息。如果第 1 次上报时，电话未接通，检验人员需在危急值上报对话框中选择电话"未接听"，点确定关闭对话框；弹跳窗报警继续，上报计时重新开始，直至电话接听。

危急值忽略的操作为检验人员在弹跳窗中选中准备忽略的危急值，点击右键选择"危急值忽略"。

在 LIS 的批准界面中，未上报的危急值标本信息前为黑色五角星标志，上报后变为绿色五角星标志，选择危急值忽略的标本信息前为黑色方块标志。

（二）临床科室工作流程

临床科室人员接听危急值报告电话时，在电话中需完整地复述一次报告结果，并在专用的《危急值结果记录本》中记录下报告时间（具体到分钟）、患者姓名、就诊号、检测项目、危急值结果、报告人员、报告电话和电话接听人员姓名。实验室会定期检查危急值记录本，记录本使用完之后需保存 2 年。

接收危急值的第一人需要立即通知相关医生处理，医生须在记录本上签字。

医生如发现患者危急值结果与临床症状不符，应考虑标本影响因素（尤其是标本分析前的影响），与检验科相关专业组及时联系，必要时重新采集标本免费复检，以避免误诊。

医生须立即对出现危急值的指标进行处理，同时密切观察患者临床表现并给予相应处理。

医生要及时记录对患者的处理经过，并追踪处理后的检查结果。

第二节　利用信息化手段监测危急值质量指标

准确及时是危急值报告的基本原则。危急值通报率和危急值通报及时率，是评价危急值准确及时的质量指标。在使用 LIS 优化危急值报告制度后，统计危急值通报率与危急值通报及时率更加便捷，而数字化的管理无疑强化了实验室危急值报告的效率。

危急值通报率，是指已通报的危急值检验项目数占同期需要通报的危急值检验项目总数的比例，反映危急值通报情况。计算公式：

$$危急值通报率 = \frac{已通报的危急值检验项目数}{同期需要通报的危急值检验项目总数} \times 100\%$$

危急值通报及时率，是指危急值通报时间（从结果确认到与临床医生交流的时间）符合规定时间的检验项目数占同期需要危急值通报的检验项目总数的比例，反映危急值通报是否及时。计算公式：

$$危急值通报及时率 = \frac{危急值通报时间符合规定时间的检验项目数}{同期需要危急值通报的检验项目总数} \times 100\%$$

北京大学人民医院检验科质量管理要求，在每月第 1 周内由各专业组信息管理员负责统计危急值通报率、危急值通报及时率等质量指标，提交各专业组长审核，每月 1 次的质量管理会上质量主管总结本月质量管理情况。在这样的管理模式下，检验科危急值报告效率得以快速提升，危急值通报率 ≥ 99.9%，危急值通报及时率（规定时限：门诊患者 15min，病房患者 10min）≥ 95.0%，并及时发现潜在问题，采取改进措施。

通过危急值监测平台，还可进一步对危急值报告的数据进行挖掘。一方面，系统评估危急值项目发生数及分布频率、危急值复查政策的适宜性、危急值报告的周转时间等，持续改进实验室医疗质量；另一方面，系统评估临床科室危急值处理情况，与临床科室沟通，评估危急值与临床符合性，调整危急值项目和报告限、危急值报告流程及报告时间。

本 章 小 结

通过实验室信息系统搭建危急值报告监测平台，有效地提高了实验室人员对危急值处理的及时性，提高了危急值回报临床的及时性以及实验室能够及时得到临床的反馈，增强了危急值的可管理性。

　　将实验室信息系统与实验室危急值报告的管理有机结合，强化了实验室的规范化管理，提高了实验室工作效率，更好地服务于临床，服务于患者，对提高医院医疗质量和管理水平、实现医院精细化管理起到很好的促进和保障作用。

第五章

临床实验室周转时间的监测

　　质量可以定义为产品或服务满足顾客需求和期望的能力。传统实验室都将精力放在技术和分析质量上，目的在于满足精密度和准确度目标。而临床医生则主要关注服务质量，包括试验总误差（精密度和准确度）、有效性、成本、关联性和及时性等。临床医生需要快速、可靠和有效的低成本服务，而且对他们来说及时性可能是最为重要的。为了获取更快的周转时间，他们可能会同意牺牲分析质量。

　　实验室可能不同意这种做法，他们认为除非能够达到要求的分析质量，否则其他的任何特征都是不重要的。然而 TAT 是实验室服务的最重要的指标之一，并且很多临床医生都利用 TAT 来评判实验室质量。我们知道虽然及时的 TAT 不会引起用户注意，但是 TAT 延迟能立即导致来自用户的抱怨。不满意的 TAT 是对实验室服务不满意的主要来源，并且实验室人员耗费了很多时间和精力来解决抱怨和提升质量。尽管分析技术、运输系统和计算机系统有了进步，很多实验室在改进 TAT 方面仍有困难。急诊（emergency department，ED）TAT 在数十年间都没有得到改进。早在 1965 年就有研究报道 ED TAT 为 55min，1978 年又有报道 TAT 均值为 55min，而在 1983 年有研究报道生化项目的标本采集到结果报告 TAT 均值为 86min。实验室的 TAT 延长可能会导致延迟的 ED 治疗和增长的 ED 住院时间（length of stay，LOS）。随着对检验前和检验后阶段的重视，越来越多的实验室将 TAT 作为服务的关键性能指标，但是他们通常难以满足这类 TAT 目标。

　　本章总结了实验室 TAT 相关文献，重点阐述不同的定义、测量方法、期望值、发布的数据、相关的临床后果和可能的改进途径。目的在于总结 TAT 有用的基线数据，以便帮助实验室设定 TAT 目标，同时鼓励实验室引入 TAT 作为性能指标进行监控。

第一节　周转时间的术语和定义

　　TAT 有各种各样的定义方法，可以根据试验（例如，钾）、优先级（例如，紧急或常规）、服务人群（例如，住院患者、门诊患者、ED 患者）和活动来分类。Lundberg 将执行实验室试验的过程定为"脑脑循环"或者"检验全过程循环"，并将其划分为 9 个阶段：申请、采样、识别、运输、准备、分析、报告、结果解释和行动。术语"治疗 TAT"有时用于描述从试验申请到做出治疗决策的时间。虽然实验室可以并且应该将这些阶段全都包含在内，但是许多情况下实验室仅仅将 TAT 限制在实验室内。他们认为其他因素在他们的直接控制范围之外，并且实验室外的时间数据无法轻易地获取。由于非检验阶段的延迟占总 TAT 的将近 96%，这种定义方法必然会导致对 TAT 的低估。例如在 ED 中，可以想象临床医生延迟查看结果将是 TAT 的最大组成部分，因此实验室外 TAT 是有必要监测的。实验室内 TAT 的定义也有差异，可能的开始时间点有标本接收时间、登记时间或者分析采样时间；而可能的结束时间点包括分析完成时间、结果确认时间、结果转移到电子病历时间和报告打印时间。另一种分类方法将检验全程分为三个阶段：检验前（申请到准备）、检验中（分析）和检验后（报告到行动）阶段。这种分类方法通常在需要将差错和延迟进行分类时应用，有时也用于描述 TAT。

　　临床医生和实验室对 TAT 的定义是不同的。1998 年的美国病理学家学会（College of American Pathologists，CAP）Q-Probes 计划中，41% 的实验室定义 ED TAT 为从实验室接收标本到结果报告的时间，27% 的定义为从试验申请到结果报告的时间，而 18% 则定义为从标本采集到结果报告的时间。超过 40% 的临床医生认为 ED TAT 的起始时间应该是试验申请时间且仅有 9% 的医生认为是从实验室接收开始（见表 5-1）。实验室和临床医生在 TAT 终点选择方面是较一致的，超过 40% 的医生认为 TAT 终点为医生拿到实验结果而 50% 则认为是 ED 拿到试验结果。类似的结果在 1990 年 CAP Q-Probes 调查中也可以看出，对大多数医生来说试验申请或采血时间是首选的 TAT 起始点，实验室报告或医生接收时间是首选的 TAT 终点。

表 5-1　临床医生对 ED TAT 起始点和终点的定义（% 应答）

	全部	ED	儿科	外科	内科	其他
起始点						
实验室接收标本	9	13	8	4	5	7
标本采集	15	13	22	14	14	18
ED 申请	28	40	16	18	19	16
临床医生申请	45	33	51	63	58	57
临床医生完成	2	1	4	1	3	2
终点						
临床医生采取措施	0	0	0	1	1	3
制定报告单	5	3	3	7	6	7
ED 得到结果	50	67	26	33	32	29
临床医生得到结果	44	26	72	22	62	57

　　使用不同的方法描述 TAT 会使实验室间的比对变得复杂。在决定适当的描述方法前要先检验数据的分布。对 TAT 来说，整个过程由许多连续的阶段组成，每一阶段都有可能的最低或最快时间。例如，如果离心机设定为 10min，那么离心时间则不能少于 10min 并且可能会因为有延迟而更长（例如，配平问题）。这就意味着每个阶段的或总的 TAT 并不是高斯分布的。因此不应该使用均值和标准差来描述 TAT 的分布。

　　TAT 分布是带有阳性倾斜的非高斯分布（尾部向右），意味着中位数和尾侧数据大小是首选的检测量。尾部数据大小可以利用超出规定时间的百分比（阈外值率）或者是规定的百分位数（例如，第90百分位数）来定量描述。第90百分位数在现在的文献中越来越常见，有时也将其称为90%完成时间。Valenstein 和 Emancipator 研究了实验室 TAT 的四种度量指标的性能：均值、中位数、第90百分位数和阈外值。对 TAT 很长的试验来说，度量指标最重要的特点应该是高再现性，这样就可以轻易识别报告速度的改进。在这四个度量指标中均值的再现性最好，其次是中位数。均值可以在 100~500 标本量的情况中获得可接受的精密度。

然而，对有些试验来说 TAT 一般很短，这时最重要的度量指标特点则是高灵敏度和特异度，这样才能检出 TAT 是否低于标准。这种情况中阈外值率是最适宜的，但是至少需要 500 标本量才能获得可接受的准确度。

有些文献推荐使用阈外值率，但是使用双重度量指标可以同时提供有用的总体（中位数）和异常（尾部数据）信息。这样就使得对 TAT 的监测更加平衡并且能避免对单一参数的过分关注。另一个选择是单独使用均值作为指标，因为它对阈外值和大部分标本延迟都敏感。

研究 TAT 的方法也包括使用失效时间，例如 KM 生存曲线。Kaplan-Meier 方法将标本当作生存的患者。在标本登记处将 TAT 时钟设置为0。在标本检测完成时，状态与患者死亡类似（TAT 时钟设定为1），从登记到完成的时间为"生存"时间。这种方法允许使用 log-rank 检验比较不同类别的 TAT（例如，急诊/常规标本），并且可以利用 COX 模型帮助识别影响 TAT 的变量，但是在常规 TAT 监测中很少使用。尹志辉等人利用此方法建立了实验室内 TAT 影响因素的 COX 比例风险回归模型，结果表明送到时间、测定时段、操作者、项目组合、延时因素是导致实验室内 TAT 延迟的独立危险因素。

由于文献中对 TAT 定义和检测方法的不同，搜寻基线数据时有很大的困难。查看文章摘要有时不足以识别 TAT 是如何测量的，并且很多文章并没有清楚地阐述相关内容。TAT 的室间质量评价（external quality assessment，EQA）计划（例如，CAP Q-Probes、Q-Tracks）通常会提供清楚且容易理解的详细信息。发布了许多 CAP 调查结果的 Howanitz 建议，TAT 应该定义为从试验申请到医务人员可得到结果的时间，TAT 目标应该是全部结果完成时间的百分位数（例如，90%或95%结果完成时间）。然而没有电子申请输入系统的实验室可能难以采集准确的时间相关数据，因此目前采用实验室内 TAT 可能是一个更加可行的选项。

第二节 周转时间的期望值

超过80%的实验室都会接到与 TAT 有关的抱怨，但是目前几乎没有临床医生对可接受 TAT 有一致同意的结果。ED 是 TAT 不满意的重要来源（有87%的机构收到了抱怨）。不管实验室是否进行了技术更新（例如，分析仪器、气压输送带、计算机），临床医生对 TAT 的期望值都已增高。这可能是因为医生对减少患者 ED 和病房中 LOS 有了更多的关注，并且临床医生越来越熟悉分析速度较快的 POCT 设备，例如血气分析仪。

对 TAT 的不满意在今天仍然是个问题。一项 CAP Q-Probes 研究调查162家医院中护士对临床实验室服务的满意度，结果表明最满意的方面是检验结果准确度、对患者和护理人员采血态度和异常结果的通知。最不满意的方面是急诊结果 TAT 和常规试验 TAT 等。护士认为实验室服务最重要的方面是急诊试验 TAT。

与 TAT 期望值有关的发布数据通常很少。1990 年的一项 CAP Q-Probes 计划调查了临床医生和实验室人员对血红蛋白、钾、血糖和 pO_2 检测的 ED TAT 期望值，调查包含 2763 个临床医生和 722 家医疗机构。TAT（采血到结果报告）期望值分布见表 5-2。从表 5-2 中可以看出实验室人员在四个分析物上比临床医生设定的及时性目标要低。一般外科医生有最快的 TAT 期望值。根据过去 CAP Q-Probes 计划的调查数据，Steindel 和 Novis 建议，来自 ED 和重症监护室（intensive care unit，ICU）标本的合理试验申请到标本采集 TAT 目标为 15min，标本采集到接收目标 TAT 为 15min，而接收到确认则为 30min。

表 5-2　临床医生和实验室人员对 ED TAT 的期望值（min）

	<10	10~20	20~30	30~40	40~50	50~60	>60
Hb							
临床医生（%）	15	34	32	2	6	12	1
实验室（%）	2	8	18	4	9	54	8
K							
临床医生（%）	6	28	38	4	12	12	2
实验室（%）	0	6	16	5	8	58	10
Glu							
临床医生（%）	12	30	36	4	8	12	2
实验室（%）	0	6	14	5	10	56	10
pO_2							
临床医生（%）	57	34	8	1	1	1	0
实验室（%）	22	35	18	4	2	18	4

一项 2004 年的 CAP Q-Probes 心肌损伤标志物研究收集了来自 159 家医院的临床医生对申请到报告 TAT 的期望值。临床医生对 90% 试验完成 TAT 期望值的中位数（四分位间距）为 37.5（31~45）min。这种期望值比实验室人员评估的期望值（中位数 60min）和真实情况 [中位数 91（74~105）min] 都要短。实验室人员的 60min 期望值可能是因为临床生物化学国家研究院的 TAT（采集到报告）目标为 1h 或以下。也有文献表明尽管三级医院急诊实验室的合格血气或电解质 TAT 通常为少于 15min，从临床的角度来说，TAT 期望值通常是 5min 左右。满足这个要求可能需要使用 POCT，因此 POCT 将来可能成为标准的医疗途径。

Winkelman 等人调查了全血细胞计数（CBC）从实验室人员结果输入到临床采取行动的 TAT 期望值。常规住院试验中位数为 90min，急诊住院为 35min，急诊门诊则为 30min，然而仅有 31% 的常规门诊在 8h 内完成。这种结果可能与医护人员阅读结果并采取措施之间的时间延迟有关，在讨论改进 TAT 时应该考虑。

第三节　周转时间基线

虽然有很多已发表的研究 TAT 的文献，但是 EQA 计划，例如 CAP Q-Tracks 和 Q-Probes 计划可得到的统一数据是描述当前水平最有用的数据。CAP 调查数据可追溯到 1990 年，并且通过网页可以免费获取。然而有些 CAP 计划数据仅仅以图片格式提供，需要读者从图片中自己评估真实数据。表 5-1~表 5-3 中的数据就是由此方法获取的。

Q-Probes 是 CAP 的 EQA 计划，它要求实验室采集特定时间段的数据并提交给 CAP 的 Q-Probes 办公室。对这些上报数据进行统计分析之后，办公室会给实验室提供个体化报告和整个研究的总结报告。办公室会将实验室性能与相同规模的医院进行比较。Q-Tracks 是类似的计划，它每月或每季度上报数据以进行趋势分析并持续监测性能。而 Q-Probes 计划则是给定时间点的性能审核。

典型的例子是 118 家医院实验室 2002 年 CBCs、甲状腺和基础代谢物常规门诊试验 TAT 的研究。如果在标本采集后的第一个非节假日 07：00 以前，临床医生可得到实验结果，则认为试验在一天内完成了。分别有 98.8% 机构的基础代谢物试验，99.5% 机构的 CBC，88.8% 机构的甲状腺试验满足了此标准。而在之前在 1997 年参加过类似研究的 65 家机构中，满足标准的比例分别为 91.3% 到 98.2%（代谢物）、95.9% 到 99.6%（CBC）和 63.7% 到 90.0%（甲状腺试验）。

之前已描述过的 1998 年 CAP Q-Probes 的 ED TAT 调查也进行了 K 和血红蛋白 TAT 研究。693 家参与实验室的 90% 完成时间分布见表 5-3。一半的实验室表示 90% 的 K 试验从申请到报告可以在 69min 或更少时间内完成，而血红蛋白的 90% 完成 TAT 则为 55min 或更少。

表 5-3　CAP Q-Probes 计划中 K 和 Hb TAT 的第 90 百分位数（min）

	P_{10}	P_{25}	P_{50}	P_{75}	P_{90}
K TAT（min）					
试验申请到标本采集	43	29	21	13	4
标本采集到标本接收	45	31	18	11	7
标本接收到结果报告	66	54	45	37	29
标本采集到结果报告	95	75	57	45	40
试验申请到结果报告	101	85	69	57	47
Hb TAT（min）					
试验申请到标本采集	41	29	21	14	4
标本采集到标本接收	45	30	19	12	6
标本接收到结果报告	50	38	28	21	16
标本采集到结果报告	75	59	44	33	25
试验申请到结果报告	87	62	55	44	35

在 1996 年的一项 CAP Q-Probes 计划中，Steindel 和 Novis 调查了 ED 或 ICU 的急诊标本从申请到结果确认的时间。以 70min 为目标 TAT，ED 和 ICU 的阈外值百分比分别为 10.0% 和 14.7%。发生延迟的主要领域是试验申请，29.9%；检验中阶段，28.2%；标本采集，27.4%；检验后阶段，1.9% 和未确定，12.5%。人员因素（主要是人员数量不足）是导致延迟的主要原因，它在试验申请（37.8%），标本采集（51.4%）和分析（33.7%）阶段都存在。与试验性能相关的问题仅仅占了延迟原因的 10.9%。其他文献中也出现了这种实验性能问题低比例的情况。

2004 年 CAP Q-Probes 研究调查了心肌损伤生物标志物 CK-MB 和（或）肌钙蛋白从申请到报告的 TAT，调查对象为 ED 中有急性心肌梗死症状的患者。90% 完成 TAT 分布见表 5-4。较短的肌钙蛋白 TATs 与实验室人员进行标本采集是相关的。

表 5-4　CAP Q-Probes 计划肌钙蛋白和 CK-MB 申请到报告完成时间中位数和第 90 百分位数

	n	P_{10}	P_{25}	P_{50}	P_{75}	P_{90}
肌钙蛋白						
中位数	158	74.5	67	57.8	50	45
第 90 百分位数	158	129	108	93	76	66.5
CK-MB						
中位数	112	82	69.5	58.0	48.3	40
第 90 百分位数	112	131	112	91.5	73.0	61

1989 年的一项 Q-Probes 研究调查了超过 400 家实验室脑脊液细胞计数、蛋白、葡萄糖和革兰染色试验 TAT，发现实验室内 TAT（登记到报告）的中位目标值为 60min，而 30min 和 45min 则是次要目标值。而真实的 TAT 则为：细胞计数 32min，葡萄糖 34min，蛋白 37min 而革兰染色 45min。CAP Q-Probes 计划的另一个研究调查了 657 家医疗机构常规早晨采血标本 TAT。运输时间从标本采集到实验室接收，分析时间则从标本接收到试验完成或确认。TAT 的中位数（四分位间距）分布为：运输时间 25（17~35）min；分析时间 42（32~55）min；总 TAT 73（58~92）min。ICU（中位数：运输时间 22min；分析时间 38min；总时间 67min）的 TAT 比非 ICU（中位数：运输时间 30min；分析时间 43min；总时间 80min）要短。血红蛋白 TAT 中位数为运输时间 25min，分析时间 34min，总 TAT 67min；而 K 的 TAT 中位数则为运输时间 28min，分析时间 47，总 TAT 82min。与较低的总 TAT 相关的因素为郊区、低的实验室人均标本采集量、ICU 标本、利用血浆检测钾、气动导管运输系统、标本采集后的运输实践、直接运输路线和连续检测（而非批量检测）。

危急结果与其他结果相比需要更快的交流。Ricos 等人发表文献总结了实验室外质量指标基线，可用作相应质量规范。他们建议住院患者通知时间均值为 6min，门诊则为 14min。他们也建议报告时间超出实验室规定时间的比例应不超过 11%。1997 年的一个 CAP Q-Probes 研究调查了危急值报告及时性。此研究中 671 个医疗机构的 TATs 中位数结果如表 5-5 所示。确认时间定义为从实验完成到结果可报告的时间。通知时间定义为从结果可报告到将结果通知给医疗健康提供者的时间。总的 TAT 是从试验完成到通知给提供者的时间。与较长 TATs 相关的因素包括较大的机构和教学医院、门诊患者、在报告前需要进行结果确认、报告给临床医生（与其他医疗健康提供者相比）和使用血培养连续监测系统。

表 5-5　危急值：医疗机构 TATs 中位数分布

TAT 区间	n	P_{10}	P_{50}	P_{90}
PT				
确认	630	17	3	<1
通知	602	13	3	<1
总	631	28	10	1
K				
确认	640	14	4	<1
通知	607	8	2	<1
总	643	22	8	1
血培养				
确认	584	193	40	2
通知	561	24	5	<1
总	592	234	55	15

从 1998 年到 2002 年，周转时间控制标准化和促进研究组进行了一项 EQA 计划，评估 K、血红蛋白、肌钙蛋白或 CK-MB 以及 PT 的急诊试验实验室内 TAT。参与者记录标本接收和结果报告的时间。实验室连续七天收集急诊数据。结果在表 5-6 中展示。在此计划的五年中，不管是 TAT 均值还是阈外值，都没有改进的证据。

表 5-6　急诊 K、Hb、PT 和肌钙蛋白实验室内 TAT 调查结果

循环周期	分析物	n	TAT 均值（s）	90%试验完成时间（min）（s）	60min 内完成试验%（s）
1998 I	K	24	47.0（14.0）	79（30.0）	78.1（15.2）
	Hb	23	35.5（14.0）	67.4（29.6）	85.1（12.4）
	PT	22	49.5（16.8）	85.7（33.4）	75.2（18.2）
1998 II	K	30	45.3（14.0）	77.3（31.2）	80.6（14.6）
	Hb	28	34.3（16.9）	64.4（34.7）	85.8（12.9）
	PT	26	44.3（11.6）	74.4（26.7）	80.9（15.1）
1999 I	K	32	44.5（13.9）	73.7（25.7）	81.7（20.1）
	Hb	30	30.6（11.7）	55.6（25.3）	90.3（10.3）
	PT	27	42.9（9.8）	72.7（29.3）	85.0（12.9）
1999 II	K	28	40.7（12.8）	66.1（21.2）	85.9（14.6）
	Hb	28	30.5（16.7）	54.3（30.4）	89.3（13.2）
	PT	24	41.3（14.0）	63.9（24.5）	85.9（16.9）

续表

循环周期	分析物	n	TAT 均值（s）	90%试验完成 时间（min）（s）	60min 内完成 试验%（s）
2000	K	33	44.1（15.1）	72.4（31.3）	83.1（16.3）
	Hb	32	33.6（16.7）	61.5（30.3）	86.6（15.3）
	PT	29	41.4（14.0）	63.9（24.5）	85.9（16.9）
2001	K	32	46.1（14.2）	73.0（25.7）	80.2（18.7）
	Hb	32	34.4（13.5）	59.2（22.2）	87.5（13.0）
	PT	32	45.5（12.4）	72.6（25.3）	80.8（17.3）

一项 2005 年的研究调查了 11 个社区医院的 TAT 均值（接收到确认）和阈外值（CBC：>30min，化学检测：>40min，肌钙蛋白 I：>60min，尿检：>30min）百分比。TAT 均值（min）的最佳、平均、最差值分别为 CBC：6、10、12；尿检：8、10、13；代谢物：13、25、29 和肌钙蛋白：28、37、41。TAT 阈外值比例（%）的最佳、平均、最差值分别为：CBC 0.9、2.5、4.8；尿检：1.1、3.6、8.2；代谢物：2.4、8.3、17.3 和肌钙蛋白：0.8、5、8.1。

临床生物化学家学会发布了一项 ED TAT 的总结，包含 12 家实验室的 TATs 回应结果。其中七家实验室来自英国，一家来自加拿大，一家来自澳大利亚。五家实验室的 TAT 目标要求为 60min（90%~95%的标本），一个实验室为 45min（90%）还有一个实验室为 55min（没阐述%）。包含 6 家实验室的地区性审核结果表明这些实验室的平均 TAT 为 31~70min 而 P_{95} 则为 72min。很多参与审核实验室提到接收标本的延迟问题，并且如果将 40min 作为实验室内 TAT 目标，实验室内 TAT 均值可以满足此要求，但是由于标本稀释、质控失败、"问题标本"和高峰期拥堵等情况，第 95 百分位数无法在不损失质量的情况下达到这个目标。参与实验室提出的改进 TAT 的方法包括使用配置系统、减少标本登记时间、标本稀释完成后立即报告和使用肝素抗凝血浆标本。

Leung 等人在某家私立医院中检测了采血时间。研究包含 1867 个采血申请。平均时间（标准差）为 10.4（2.4）min。首次采血成功率为 97%。某儿童医院的采血时间审计结果表明采血花费的时间为每个采血申请 11min。急诊血气的分析时间接近 6min，总 TAT 则为 16min。

2011 年国家卫生计生委临床检验中心开展了实验室内周转时间（接收到报告发送）的全国性调查。调查涉及了全国范围内 479 个临床实验室，参与实验室的平各项目实验室内 TAT 中位数分布 [中位数（P_{10}，P_{90}）]分别为：K，136（51.2，349）min；TG，160（70，350）min；cTnI，97（37.7，300）min，急诊各项目实验室内 TAT 中位数分布 [中位数（P_{10}，P_{90}）] 则为：K，43（25，80）min；AMY，45（26，80）min；pH，14.3（5，30）min。急诊项目 TAT 明显较平诊项目低。

2013 年，欧阳维富等人对我国广州地区 4 家三级甲等医院急诊科样本周转时间现况进行了调查。结果表明 8196 例样本 TAT 的中位数为 72.9min，付费、采集样本、输送、检验前处理、检验、审核、取报告和医生处理分别用时 9.1min、5.1min、9.7min、12.5min、13.8min、5.3min、12.9min 和 3.9min，实验室内 TAT 为 32.1min。

第四节　周转时间和临床后果

人们普遍会期望较快的 TAT。文献中常出现类似于"试验执行的越及时迅速，质量就越好"和"提供一个更加迅速的结果会节约时间和成本"的表述。然而，较快的 TAT 未必能改善患者后果。Steindel 等人调查了 653 家机构住院患者早晨常规临床实验室试验的及时性，几乎没有证据可以表明较长的常规试验 TAT 能影响患者停留时间。美国有两项调查表明缩短微生物检测 TAT 能改进临床后果，但是欧洲没有相关研究发表。对利用快速方便的试验指导医疗决策的期望导致很多医院考虑使用分散检测（POCT 或卫星实验室），即便很少有证据表明利用分散检测能减少 LOS 或降低成本。POCT 可以用于要求 TAT<30min 的分析物检测。支持者认为如果使用分散检测的 TAT 较快，那么总的成本在理论上可以减少，因为护理周期会缩短且运输成本会降低。然而，从直接费用上来看，分散检测会更昂贵。比如 POCT 葡萄糖检测，就需要中心实验室检测的 3~4 倍费用。这些增加的成本多由于人员和设备的重复。

虽然实验室 TAT 和 ED 患者 LOS 之间的联系目前仍不清楚，但是目前普遍接受 POCT 并不是 ED 中 LOS 问题的解决办法。Heckerling 表示如果没有实验室或放射学检查申请，那么 2h 内获准出院的 ED 患者比例会更高（无检查申请：80%；实验室检测：42%；放射学试验：57%）。然而我们也不能肯定实验室检测延迟会使得患者 LOS 延长。Saunders 等人建立了 ED 操作的计算机模型，他们的研究结果表明约见最初的医疗提供者花费的时间是 LOS 的关键影响因素，并且试验检查（实验室或放射学）仅仅在停留超过 1h 时有潜在影响。ED TAT 延迟的最常见原因是检验前阶段和检验后阶段。Steindel 和 Howanitz 介绍了某华盛顿医院内的 ED TAT 研究结果，研究发现试验延迟的最普遍原因是标本采集和运输，中断常规试验以进行急诊分析的实践，以及将结果报告给临床医生。这些原因也在 1990—1993 年和 1999 年的研究中出现。

POCT 在 ED 中的价值在理论和实践中都有研究。研究者在中心实验室和 POCT 中进行了 ED 标本的比较性研究。TAT 均值从中心实验室的 59min（标本采集到结果输入电脑）减少到了 POCT 的 8min（标本采集到结果显示在 POCT 设备上）。治疗 TAT（利用中心实验室）均值为 85min（从标本采集到临床医生查看结果）。临床医生估计 POCT 可以使 19% 的患者接受更早的治疗措施，基于此估计，作者表示："利用 POCT 设备缩短 TAT 有助于更快的做出患者出院入院决策，做出更早和更适当的诊断，申请更少的试验和缩短停留时间"。决策分析建模表明 POCT 血气分析在冠状动脉分流术移植患者术后检查中被期待有积极的经济后果，并且与不良临床后果的减少和较早检出不良事件相关联。

然而"更快的必然是更好的"这类观点不总是正确的，我们在推论时还需要考虑非实验室的限制因素。Pavin 等人调查了 5 周时间内的 POCT 使用情况，ED 人员使用 POCT 设备进行 Na、K、Cl、葡萄糖和尿素检测。在此研究期间未观察到进行 POCT 试验患者的 ED LOS 降低。试验期间的 LOS 中位数为 209min，而对照组的为 201min。按照出现的症状（胸痛、创伤等），出院/入院情况对患者进行分层，也没有显示出任何亚组的患者 LOS 在试验期间降低。POCT 没有改进 LOS 是因为实验室 TAT 并不是批准出院的限速因素。

Kendall 等人使用了一个随机对照设计，将标本随机的分配到 POCT 或者医院中心实验室。在使用 POCT 进行血液学检测时与中心实验室测试相比提前 74min 做出决策，生化试验提前 86min，而血气试验则提前 21min。然而 ED 停留时间、医院 LOS、批准入院率和死亡率在两组间均无差异。

Van Heyningen 等人介绍了他们在试验期间 ED 中使用全血电解质分析仪的经验。使用 POCT 的 TAT（标本采集到结果可获取）（中位数为 5min）比服务人员将标本送往中心实验室分析并以电子形式返回结果（中位数为 58min）和采用气动导管快速运输系统（中位数为 49min）都要低。然而总的患者等待时间（POCT 中位数：219min；服务人员运输系统：219min；迅速运输系统：258min）并没有改变。其他因素，例如病房可用床位减少和与其他检查（例如放射性、酶、药物分析和血细胞计数）相关的延迟对患者有更大的影响。Nichols 等人进一步证明了试验 TAT 以外的其他重要因素，他们研究了 POCT 减少住院和门诊患者心血管程序等待时间的能力，发现将试验从中心实验室转移到医疗单元并不能改善等待时间除非工作流程做出了明显改变。

也有一些研究证明 POCT 在 ED 中的优势，但是这些研究通常有方法上的缺陷。例如，Singer 等人调查了肌钙蛋白-I POCT 对胸痛患者 ED LOS 的影响。此研究是一个前后对照试验，设计前两周在中心实验室执行肌钙蛋白试验，而接下来的两周护士进行肌钙蛋白-I POCT。利用 POCT，ED LOS 从 7.1h 缩短到了 5.2h。然而这不是一个随机试验并且仅局限于住院患者。Caragher 等人调查了 ED 中心脏标志物 POCT 对标本采集到结果报告 TAT 的影响，发现 TAT 均值从 87 下降到了 39min。然而 LOS 相关数据未报告。

仅有极少研究表明实验结果影响 ED 中患者入院或出院决策。Sands 等人的研究比较了在 ED 中利用 POCT 检测 Na、K、Cl、肌酐、葡萄糖和（或）Hct 和在中心实验室进行常规检测。Na、K 和 Cl 的床旁检测时间比中心实验室要提早 43min，尿素和葡萄糖提早 44min，然而临床医生指出虽然床旁结果可得到，仅在 95% 的情况中使患者有了不同的或较早的治疗。有 10.7% 的患者根据一个或多个实验室结果获准入院或出院。没有一个临床医生报告最终 ED 临床后果可能受到影响。

尽管直觉告诉我们更快的结果是更好的，但是极少数研究除外，几乎没有证据表明更快的 TAT 对 LOS 或患者医疗有益处。很明显，我们需要更多的研究，但是由于每个医疗环境的特定工作流程，我们很难推广研究结论。然而，现有的文献已经可靠的证实了实验室 TAT 以外影响因素的重要性，并且如果我们想要获取改进，就必须同时考虑工作流程。

第五节 改进周转时间的方法

1993—1998 年，CAP Q-Probes 研究表明 K 和血红蛋白的 90% 完成时间（采集到报告）从 60min 和 45min 分别低限度地降低到了 57min 和 44min，表明改进 TAT 服务存在一定的困难。CAP 计划帮助识别了与更快性能相关的因素并提出了改进服务的建议。

一个例子是 CAP 的 Q-Tracks 计划，它监测了 291 家医院两年的 ED 急诊 K 和常规住院患者早晨采血结果的阈外值率。阈外值定义为 TAT 超出医疗机构设定的 TAT 目标的试验，TAT 定义为从实验室接收标本到结果发布给临床医生（急诊 K），或从标本采集到报告（住院患者早晨采血结果）。ED 急诊 K 阈外值率在 8 个季度内从 11.2% 下降到了 7.1%，相同时间段早晨采血试验报告阈外值率则从 9.9% 下降到了 7.8%。急诊 K 调查中性能较好的参与者（前 25%）提供了可能影响它们性能的因素：电子试验申请、标本获取条码自动打印且生成编号、急诊标本使用不同颜色的标签、使用三分钟紧急离心、使用血浆标本而不是血清、使用全血标本而不是血浆或血清、使用气动运输系统运输实验室标本、培训实验室人员加快处理急诊标本、利用 ED 中的急诊实验室。早晨采血结果调查中性能较好的参与者（前 25%）提供了可能影响它们性能的因素：较早的早晨采血时间；修改工作时间表来匹配人力和工作量；增加人员处理标本和加快标本运输到实验室的速度；将标本批量运往实验室这样标本可以在首批进行检验，而采血人员就可以返回病房采集第二批标本，利用新的标本分类（例如"紧急 2"）来加速早晨标本处理；定期查看待检测标本；使用血浆或全血进行生化试验；结果审核后在住院患者区域立即打印报告；通过气动导管运输实验室标本。

1995 年，Steindel 对之前与实验室结果及时性有关的 CAP Q-Probes 计划进行总结，记录一些普遍因素。有一些观察结果，例如计算机系统导致更慢的 TAT，仅在 1990 到 1993 年出现并且现在已经过时了。然而其他因素可能现在仍然相关。监测和不监测 TAT 的实验室有相同的 TAT 分布，这意味着实验室没有利用采集的数据来进行质量改进。运输时间是 TAT 的主要影响因素，可以通过将分析仪移至标本采集的地方或者提供更快的运输（例如，气动传输系统）来改进质量。实验室人员采集标本要比其他人员迅速。全血或血浆分析比血清分析标本准备时间要短。

1999 年，Steindel 和 Novis 调查了 TAT 阈外值（定义为急诊试验申请到审核 TAT>70min）。建立监测 TAT 阈外值的系统很容易，每个实验室应该确定他们自己机构的 TAT 阈外值分布并且设定 TAT 阈外值标准。在调查阈外值时，应该记录超出阈外值标准的全部标本延迟原因。如果延迟发生在检验前阶段，那么就需要检查采集和运输过程。他们认为实验室应该管理这些过程，因为实验室对检验前阶段管理的缺乏是导致 TAT 延迟的一个主要原因。这类建议虽然值得赞赏，但是可能由于数据难以获取、调查延迟原因的资源和时间有限等问题，在很多实验室里并不适用。

气动传输系统可以在不降低标本质量的情况下加速 TAT。Fernades 等人研究了气动传输系统对 ED 试验 TAT（申请到报告）和标本溶血率的影响。利用气动传输系统能将血红蛋白的 TAT 中位数从 43min 降为 33min，血钾 TAT 从 72min 降到 64min。并且没有明显的溶血率改变（气动传输系统为 6%，人工运输为 10%）。个别研究证明此类系统能改进 TAT 同时节约运输人员成本。然而这类系统可能由于设计不好或容量不足而运作较差。1990 年 CAP Q-Probes 的 ED TAT 研究表明很少有使用气动传输系统的实验室有较慢的 TAT，后来的研究表明不管它们的气动传输系统设计是什么类型都会有较高的摄取速率和较低的平均 TAT。这类延迟反映了工作人员没有及时送出或者取回标本方面的问题，并且强调了在设计运输系统的时候需要考虑工作流程的全方面而不仅仅是安装设备。

引入设备也可以改进 TAT。Berry 研究了引入自动化尿液分析仪对 TAT（申请到结果报告）的影响。利用自动化尿液分析仪系统，30min 内可获得的报告数增加了 30%，45min 内的增加了 9%，60min 内的则增加了 3.2%。负责尿液分析仪的人员也负责血液学分析。TAT 在 30min 内完成的 CBC 标本增加了 44%，45min 内的增加了 22%，60min 内的则增加了 8%。实验室人员能更快地完成尿液分析测试，就能更快地处理 CBC，使得两种试验 TAT 都有所改进。Holland 等人在引入全自动分析仪后并没有发现 ED 血钾 TAT（标本接收到确认）

均值的改变，但是发现了阈外值（定义为>40min）百分比从18%降到了5%。

在 ED 中使用卫星实验室可以改进 TAT 和降低患者 LOS。Lewandrowski 等人表示试验 TAT 平均降低了 51.5min，ED 患者 LOS 降低了 41min 并且临床医生满意度有所增高。Leman 等人也发现了类似的结果，他们表示 FBC 的 TAT（从标本配送到结果可获取）降低了 47.2min，D-二聚体降低了 66.1min，而化学试验则降低了 41.3min。患者出院决策明显加快但是患者入院决策速度并无改变。

Winkelman 和 Wybenga 研究了中心实验室和卫星实验室血气分析 TAT，发现中心实验室 TAT（气动传输系统，原始位置计算机终端播放结果）为 6min 而卫星实验室则为 4.5min。卫星试验室 TAT 较低是因为节约了中心实验室的气动传输时间和登记时间。但是卫星实验室每个结果的总成本比中心实验室要高。

其他研究也表现出了类似的结果，但是卫星试验室并不能保证这类改进。一项 1996 年的 CAP Q-Probes 研究表明，在急诊实验室内进行试验是 ED 和 ICU TAT 阈外值的显著影响因素。然而如果急诊实验室并不能处理大量的标本，就会导致标本排队。

有证据表明使用计算机临床申请输入（CCOE）系统能同时降低实验室内和总 TAT。然而即便使用 CCOE 系统，获取准确标本申请和采集时间的困难仍然存在。Mekhjian 等人在两个 ICUs 中研究了 CCOE 的效果，其中一个使用 CCOE 另一个不使用。手术室 ICU（利用 CCOE）的平均实验室结果报告 TAT（接收到报告）为 23min，而内科 ICU（不利用 CCOE）的平均实验室 TAT 则为 31min。TAT 的降低可能是因为节约了标本登记时间。这两个单位的可比性如何是不清楚的，但是文章表明手术室 ICU 的月申请量为 1142 几乎是内科 ICU 的两倍（每月 683 份申请）。

Thompson 等人研究了 CCOE 在一家三级教学医院急诊实验室和影像学检查报告及时性上的作用。利用 CCOE，试验申请到实验室获得标本的 TAT 中位数从 77min 下降到了 22min，试验申请到实验室结果报告的 TAT 中位数从 148min 下降到了 74min，而申请到影像检查完成的 TAT 从 97min 下降到了 30min。

Westbrook 等人进行了一项前后对照试验来研究 CCOE 系统的作用。优先试验（平均 4.5min）和非优先试验（15.6min）、工作时间内（12.8min）和工作时间外（17.8min）TAT（接收到结果可获取）都减少了。这种减少反映了实验室人员在接收标本时节约了登记时间。然而作者表示这种程度的改进是否会改进患者后果是不确定的，并且临床医生可能没有能力充分利用较快的结果。

Osbye 等人在医院内引入了一个实验室试验申请输入和报告模块，从申请到结果可得到的时间从 270~350min 降低到了 90~180min（平均降低 3h）。但是文章中并没有描述节约时间的详情，无论是检验前还是检验后。

Persoon 等人利用精益生产原则将检验前操作时间（从登记到载入分析仪）从 29min 降低到 19min，并且允许实验室连续 11 个月里 80% 的结果在目标 TAT（开始和结尾时间点不明）即 1h 内完成。

多因子分析表明 TAT 受许多因素影响，这些因素可以划分为两类。第一类是不可控的机构因素，例如机构类型、床位数、位置、人员水平、管理、病历组合和地理地形。第二类是可控过程因素，质量改进活动应该将注意力放在这类因素上。包括采血人员的特征、计算机化程度和标本运输模式。

林一民等人对我国某家三级综合医院门诊检验标本周转时间进行了分析和改进。以血尿便常规 TAT 小于 30min，血糖、心肌酶谱项目 TAT 小于 2h 为合格，通过优化空间布局、增加人员培训、增设采血窗口、优化工作流程等措施，门诊标本 TAT 合格率相较于优化前有了明显的提升。

Howanitz 的文章对临床实验室差错和改进患者安全实践进行了总结。他列出了改进 TAT 的 20 个建议（表 5-7）。对治疗 TAT 来说，更快的标本运输和呈递可能是降低检验前阶段延迟的最重要方法。在实验室内，初始步骤是检查标本需要的离心时间和速度，检查质控规则以减少假失控概率，以及在仪器中施行自动稀释和重新测量功能。要考虑的其他关键实验室过程包括使用血浆或全血标本代替血清标本、一体化分析平台、连接仪器和结果自动确认。识别实验室内限速步骤的流程图是有用的，在采取更加复杂的改进措施例如计划全自动化实验室和计算机化临床申请输入之前，需要考虑简单的改进措施

表 5-7 改进 TAT 的建议

步骤	元素	改进 TAT 的措施
试验选择和申请输入	试验申请	标准化命名法以便查询 个性化的查询以便快速申请 允许医疗提供者利用电子设备申请
标本采集和运输	采血	监督采血实践
	给标本贴标签	使用条码系统
	标本运输	考虑气动运输管道、机器人、升降机或带式传送机系统
	标本类型	检查使用的血浆和血清分离管以及全血管
登记	标本到达	使用条码扫描仪阅读条码
	标本在实验室内运输	考虑气动运输管道、机器人、升降机或带式传送机系统
	标本分拣	直接从标本容器取样（适当时）
试验	仪器	考虑全自动实验室 估计吞吐量 保证最低的故障停机时间和充足的备份 在结果异常或超出线性范围时，使用自动重复检测和自动稀释功能 考虑参考区间内结果的自动确认 经常检查未完成试验清单
	质量控制	采用有效的质控程序
报告	报告记录	将仪器与计算机链接 生成初步报告（例如，微生物、解剖病理学） 通过计算机、电子广播、纸质和（或）手机短信传输结果 考虑在如重症监护室之类的位置安装自动打印设备 提供结果和解释的帮助（帮助台、解释性报告、进一步检查）

续表

步骤	元素	改进 TAT 的措施
每个步骤		监测和改进 TAT（均值、中位数、满足标准和（或）阈外值的百分比） 评估标本流程来使效率最大化 跟踪和消除差错

第六节 小 结

尽管近十年内检测技术、运输和信息技术不断改进，TAT 仍然是导致用户对实验室服务不满意的一个方面。当实验室内 TAT 的改进因为实验室控制之外的检验前和检验后因素冲淡的时候，实验室人员可能会感到挫败。临床医生有时会延迟查阅甚至不查阅急诊实验室结果，这种情况并不会鼓励实验室提供更快的服务。另外，许多临床医生对 TAT 的期望是不现实或不实用的，这也是矛盾的一个来源。比如，1993 年 Howanitz 报告了理论上最快的血清葡萄糖实验室内 TAT 是 24min，而这对 1/3 的临床医生来说太慢。

为 TAT 推荐普遍目标值很困难。这有两个原因，首先，不同的工作实践（临床和实验室）和数据的不可获得性阻碍了对 TAT 定义的一致化。其次，几乎没有证据表明降低的 TAT 能改进患者医疗或医院 LOS。目前需要设计良好的研究方案来研究实验室 TAT 对患者后果影响。然而这种研究并不那么乐观，因为很难将实验室服务的作用与其他混杂因素区分开来，同时也很难产生适用于其他环境的归纳性结果。

由于目前缺少表明 TAT 改进对患者后果有影响的证据，我们应考虑是否该将 TAT 作为重要的质量监测量。Howanitz 强调如果实验室结果对患者管理十分重要，那么尽管缺乏证明，更快的结果也会改进患者医疗。对实验室结果的及时性能影响临床医生效率和医院 LOS 的假设是合理的。他们认为全部的实验室结果在理想情况下都应该利用产生高质量结果的方法尽快报告，建议从标本登记到报告 TAT 在最佳环境中应该少于 60min。

持续评估 TAT 需要一些基本步骤。具体如下：

1）选取适当的分析物进行监测。应该选择能反映不同实验室服务领域服务需求的分析物。需要选择不同的试验类型、优先顺序和位置以覆盖实验室提供服务的全范围。

2）在起点和终点方面清楚地定义 TAT。即便同时评估实验室内和实验室外 TAT 非常吸引人，但是这类数据通常难以获取。实验室应该使用容易获取、可靠和可持续监测的数据。随着 LIS 的广泛应用，临床申请和结果读取时间可获取性逐渐增加，对治疗 TAT 的近似估计成为可能。实验室内 TAT 可能是最易定义的，使用标本接收（或登记）时间为起点而申请者可得到结果（或者是拷贝打印）为终点。实验室应该保证选择的时间点是与他们的本地环境相关的，并且例如标本登记在标本采集之前（可能在门诊环境中）的实践不会导致时间框架计算错误，同时对已经登记的标本再次申请试验也不会导致时间框架计算错误。应该仔细研究 TAT 分布来识别意料之外部分或异常数据。

3）需要清楚地定义度量指标。相对于基于高斯分布的均值和标准差来说，中位数、90%（95%）完成时间和阈外值率是更适合的。虽然很适用，但是 LIS 通常不能计算 90% 完成时间因此需要对数据进行离线分析。阈外值可以轻易地持续获取并且可以定期进行深入调查（例如，对每月最慢的 20 份肌钙蛋白标本进行延迟的根源分析）。中位数一般不如均值普遍可获取，实验室应该利用可获取的度量指标并且了解其固有缺陷。

4）根据临床证据、基线数据和本地期望清楚的定义可接受和不可接受的性能。这些目标应该与用户商议决定。

5）利用可得到数据建立性能的长期监控系统。

6）定期（例如，每月）检查度量指标，寻找不可接受的性能和趋势。

7）在系统、工作流程或设备改变时，或者每年对性能目标进行审查。

8）可以参与 EQA 计划，例如 CAP Q-Probes 计划、IFCC 的质量指标模型计划，以及国家卫生计生委临床检验中心的 TAT 相关调查，来做室内 TAT 监测的补充。

由于临床医生认为 TAT 很重要，实验室应该利用 TAT 作为服务质量的测量指标，了解临床期望并且证明这些期望已经满足。TAT 监测是表明实验室致力于高质量服务的理想活动。

第六章

我国质量指标调查——2011年临床实验室周转时间调查结果

检验报告的及时性是临床实验室分析后阶段的一个重要质量指标，其对患者和医生的满意度影响很大。检验报告的延迟不仅可能延长患者的住院时间，增加不必要的住院费用，而且在危急值报告的情况下可能会因为错过最佳治疗措施而威胁到患者的生命安全。因此，临床实验室应积极改善报告的及时性。

国内外相关文件都对检验报告的及时性提出了明确的要求，包括 CLIA'88、JACHO 和 IOM 的相关文件、国家卫生计生委颁布的《医疗机构临床实验室管理办法》（卫医发〔2006〕73号）、《三级综合医院评审标准（2011年版）》（卫医管发〔2011〕33号）等。CAP 已将报告周转时间作为衡量检验报告及时性的一个定量指标，且已在美国开展了多次 TAT 的现状调查，并提出了相关改进措施。

报告周转时间（turnaround time，TAT），亦称结果回报时间，是指从临床医生开出检验申请单到接收到报告之间的时间。上述这个定义是符合临床医生期望的，而实验室对 TAT 的定义一般是指从接收到标本到报告结果的时间，即实验室内 TAT（intra-laboratory TAT）。据美国 Valenstein 教授的调查表明，TAT 数据成非正态分布，因此一般采用中位数等非正态分布参数对其进行描述。

尽管 TAT 监测的原理很简单，但在实际操作过程中，应该着重考虑如下问题：①TAT 的目标值。根据《综合医院评价标准实施细则》的规定，血、尿、便常规检验、心电图、影像常规检查项目自检查开始到出具结果时间≤30min，生化、凝血、免疫等检验项目自检查开始到出具结果时间≤6h。由于这个规定中的时间范围较宽，国内实验室的 TAT 目标值差异较大。因此，如何设定一个合理的 TAT 目标值是亟待解决的问题。②TAT 影响因素。据调查表明，分析前过程中标本运输费时、大量非急诊标本、仪器维护保养不足等问题，以及分析后报告效率等问题都会影响到分析全过程的 TAT。③信息系统。不同的医嘱申请方式、传递方式和结果报告方式都会产生不同的 TAT。目前我国的 TAT 监督现状不容乐观。据宋昊岚等人的调查表明，在其实验室的急诊标本中，TAT > 60min 的标本率占7.55%；邓德耀等人的调查结果显示，分析前、中、后三个阶段的 TAT 中位数分别为232、278 和 89min。这离国内很多医院的所设定 60min 的目标值相差很大。

基于上述背景，本调查将针对我国临床实验室报告周转时间的现状进行调查，旨在提供一套优化实验室报告流程，改进 TAT 的方案，以促进我国临床实验室质量水平的改进。

第一节　周转时间调查设计与统计方法

一、调 查 设 计

与危急值调查一样，TAT 调查分两次进行。第一次为针对室间质量评价用户的调查，纳入了 2011 年参加国家卫生计生委临床检验中心（以下称临检中心）所开展的全国常规生化、心脏标志物、N 末端前脑钠肽、血气、全血细胞计数和凝血专业室间质量评价的所有临床实验室。第二次为抽样调查，采取完全随机抽样的方式，按照《中国医院名录大全》中的医院比例对我国不同地区等比例抽取 600 家医院。

（一）室间质量评价用户调查

TAT 调查分为临床生化、血气和血液 TAT 三部分。其中，纳入 2011 年参加临检中心所开展的全国常规化学、心脏标志物、N 末端前脑钠肽三个专业室间质量评价计划的临床实验室作为临床生化 TAT 调查对象，纳入 2011 年参加临检中心血气专业室间质量评价的临床实验室作为血气 TAT 调查对象，纳入 2011 年参加临检中心全血细胞计数和凝血专业的临床实验室作为血液 TAT 调查对象，排除血站、疾病控制预防中心和独立的商业实验室。参与临床生化、血气和血液 TAT 调查的实验室总数分别为 1307、598 和 1250 家。

（二）随机抽样调查

采用完全随机抽样调查的方式，按照《中国医院名录大全》中的医院比例在我国不同地区等比例抽取 600 家医院。其中三级医院占 15%，抽取 90 家，二级医院占 85%，抽取 510 家。所抽取医院覆盖我国华北、华中、华南、西北、东北、西南和东南七大地区。随机抽样调查的实验室仅需填写生化专业的 TAT 调查表。

二、调 查 内 容

临床生化、血气和血液 TAT 调查表分两部分。第一部分为一般信息调查，包括医院基本信息和 TAT 常规监测情况。第二部分为生化、血气和血液三个专业从实验室接收到标本到发放报告的常规和急诊检验的 TAT 中位数和平均值，以及从周一到周日每一天所有标本 TAT 中位数与平均值。调查时间为从收到调查表开始的 1 周。

（一）一般信息调查

1. 调查问卷中涉及的医院基本信息有：

（1）医院等级；

（2）医院类型；

（3）是否通过 ISO 15189 认可或者 CAP 认可；

（4）是否有实验室信息系统（laboratory information system，LIS）和医院信息系统（hospital information system，HIS）及是否有条码系统。

2. TAT 常规监督情况　针对 TAT 常规监督情况及文献中可能影响 TAT 的相关因素提出了如下问题：

（1）是否针对每个项目设定 TAT 目标；

（2）血液学专业是否采用手工分类；

（3）是否常规监测 TAT；

（4）实验室设定的 TAT 与临床所期望的 TAT 之间的差距；

（5）医生最常见的下医嘱的方式；

（6）实验室最常见的结果报告方式；

（7）最常见的标本运输方式；

（8）最常见的急诊部门采血人员；

（9）最常见的门诊部门采血人员。

（二）各专业危急值检验项目

1. 生化专业 临床生化 TAT 调查中常规检验项目包括钾、钠、氯、钙、葡萄糖、总蛋白（TP）、白蛋白（ALB）、丙氨酸氨基转移酶（ALT）、天门冬氨酸氨基转移酶（AST）、乳酸脱氢酶（LDH）、总铁结合力、镁、γ-谷氨酰胺转移酶（GGT）、甘油三酯（TG）、高密度脂蛋白胆固醇（HDL）、低密度脂蛋白胆固醇（LDL）、肌酸激酶-MB（CK-MB）、肌红蛋白（Myo）和肌钙蛋白-I（cTnI），共 19 个检验项目。

急诊检验项目包括钾、钠、氯、钙、葡萄糖、肌酸激酶-MB、肌红蛋白、肌钙蛋白-I 和淀粉酶，共 9 个检验项目。

2. 血气专业 血气 TAT 调查以 pH 为代表。

3. 血液专业 血液 TAT 调查包括 WBC（WBC）、凝血酶原时间（PT）、活化部分凝血活酶时间（APTT）和纤维蛋白（Fbg），共 4 个检验项目。

三、信息采集与统计处理

（一）信息采集

实验室可通过如下三种方式来反馈调查表：①通过本中心与北京某公司共同开发的 TAT 室间质量评价网络平台来在线填报数据（www.clinet.com.cn）；②通过电子邮件的形式将调查表寄回；③通过普通邮件方式来返回调查表。在调查问卷中提倡参与实验室尽量通过室间质量评价网络平台在线填报形式，以便统计。

（二）统计处理

所有数据采用临检中心所设计的，由北京某公司开发的专用统计软件进行分析。研究表明 TAT 为非正态分布，因此采用非正态分布参数，包括中位数、2.5%、25%、75% 和 97.5% 百分位数，同时统计了 TAT 平均值。同时采用 SPSS 对不同等级医院的常规和急诊 TAT 中位数之间进行比较，$P<0.05$ 表明具有统计学意义。

第二节 周转时间调查结果

一、一般信息调查

（一）室间质量评价用户调查

共收到生化 TAT 调查表 479 份，血气 TAT 调查表 238 份，血液 TAT 调查表 449 份，回收率分别为 36.65%、38.13% 和 35.92%。回报单位以三级综合医院为主，占近八成。

通过 ISO 15189 或者 CAP 认可的实验室生化、血气和血液专业各占 16.70%、20.18% 和 15.81%（表 6-1）。

实验室信息系统结果调查显示，超过 70% 的实验室既有 LIS 又有 HIS，小于 10% 的实验室没有 LIS 和 HIS。有条码系统的实验室超过 60%（表 6-2）。

（二）随机抽样调查

共收到调查表 105 份，回收率为 17.5%。由于抽样中以二级医院更多，回报结果中的二级医院占 72.38%，三级医院占 25.71%。医院类型以综合性医院为主，占 73.33%，其他类型按比例从高到低依次为中医医院、妇幼保健院、肿瘤专科医院和心血管病医院。其中，通过 ISO 15189 或者 CAP 认可的实验室有 12 家，占 11.43%。

表 6-1　一般信息（室间质量评价用户调查）

分类特征	生化专业		血气专业		血液专业	
	实验室数	百分比	实验室数	百分比	实验室数	百分比
医院等级						
三级医院	375	78.29%	196	85.96%	351	78.17%
二级医院	90	18.79%	30	13.16%	82	18.26%
一级医院	6	1.25%	0	0%	10	2.23%
医院类型						
综合性医院	366	76.41%	192	84.21%	352	78.40%
妇科医院	5	1.04%	0	0%	4	0.89%
儿童医院	9	1.88%	5	2.19%	12	2.67%
心血管病医院	3	0.63%	3	1.32%	2	0.45%
肿瘤专科医院	13	2.71%	7	3.07%	15	3.34%
妇幼保健院	25	5.22%	6	2.63%	19	4.23%
中医医院	36	7.52%	11	4.82%	28	6.24%
是否通过 ISO 15189 或 CAP 认可						
是	80	16.70%	46	20.18%	71	15.81%
否	391	81.63%	179	78.51%	371	82.63%

表 6-2　信息系统情况（室间质量评价用户调查）

分类特征	生化专业		血气专业		血液专业	
	实验室数	百分比	实验室数	百分比	实验室数	百分比
医院是否有 LIS 和 HIS						
有 LIS 和 HIS	357	74.53%	185	81.14%	332	73.94%
有 LIS，无 HIS	43	8.98%	20	8.77%	45	10.02%
无 LIS，有 HIS	29	6.05%	12	5.26%	30	6.68%
无 LIS 和 HIS	44	9.19%	9	3.95%	40	8.91%

续表

分类特征	生化专业		血气专业		血液专业	
	实验室数	百分比	实验室数	百分比	实验室数	百分比
实验室是否有条码系统						
是	170	74.56%	170	74.56%	293	65.26%
否	56	24.56%	56	24.56%	151	33.63%

在随机抽样调查回报结果的实验室中，所在医院有 LIS 和 HIS 的占有 42 家，40.00%；有 LIS，无 HIS 的占 13.33%；无 LIS，有 HIS 的占 17.14%；既无 LIS，又无 HIS 的实验室有 29 家。在这些实验室中，没有条码系统的占多数，达 60.95%，仅有 39 家实验室有条码系统。

二、TAT 常规监督的相关情况

（一）室间质量评价用户调查

1. TAT 设定与监督情况　在针对临检中心室间质量评价用户的调查中，明确表明其为每一个检验项目都设定了 TAT 目标的实验室过半数，表示其平常监测 TAT 的实验室也超过 50%。就实验室设定的目标 TAT 与临床期望 TAT 之间差距的问题，认为两者间有很大差距的实验室占 10% 左右，认为差距不大的约 60%，大于 10% 的实验室认为两者间基本没有差距（表 6-3）。

表 6-3　TAT 监督情况（室间质量评价用户调查）

分类特征	生化专业		血气专业		血液专业	
	实验室数	百分比	实验室数	百分比	实验室数	百分比
是否设定了 TAT 目标						
是	254	53.03%	131	57.46%	131	57.46%
否	215	44.89%	90	39.47%	90	39.47%
平常是否监测 TAT						
是	283	59.08%	140	61.40%	140	61.40%
否	180	37.58%	77	33.77%	77	33.77%
实验室目标 TAT 与临床期望之间的差距						
有差距，而且很大	48	10.02%	24	10.53%	24	10.53%
有差距，但是差距不大	301	62.84%	148	64.91%	148	64.91%
基本没有差距	73	15.24%	38	16.67%	38	16.67%

2. TAT 影响因素调查　在对 TAT 影响因素的调查结果显示，就血液学专业是否采用手工分类、下医嘱的方式、结果报告方式和标本运输方式、急诊部门采血人员和门诊部门采血人员问题，各实验室的选择不同。但在生化、血液和血气三个专业间不存在明显差异（表 6-4）。

表 6-4　影响 TAT 的因素（室间质量评价用户调查）

分类特征	生化专业		血气专业		血液专业	
	实验室数	百分比	实验室数	百分比	实验室数	百分比
最常见的下医嘱方式						
HIS，电脑医嘱	216	94.74%	216	94.74%	413	91.98%
手写医嘱	5	2.19%	5	2.19%	17	3.79%
其他	0	0%	0	0%	1	0.22%
最常见的结果报告方式						
HIS，电脑报告	136	59.65%	136	59.65%	230	51.22%
自动打印机报告	56	24.56%	56	24.56%	130	28.95%
电话报告	4	1.75%	4	1.75%	1	0.22%
人工报告	17	7.46%	17	7.46%	15	3.34%
其他	7	3.07%	7	3.07%	38	8.46%
传真报告	0	0%	0	0%	18	4.01%
最常见运输标本的方式						
实验室人员运输	36	15.79%	36	15.79%	68	15.14%
专业运输人员运输	161	70.61%	161	70.61%	329	73.27%
机械管道运输系统	14	6.14%	14	6.14%	21	4.68%
其他	10	4.39%	10	4.39%	16	3.56%
最常见的急诊采血人员						
实验室人员	29	12.72%	29	12.72%	69	15.37%
护士	191	83.77%	191	83.77%	363	80.85%
临床医生	3	1.32%	3	1.32%	2	0.45%
其他	0	0%	0	0%	0	0%
最常见的门诊采血人员						
实验室人员	87	38.16%	87	38.16%	179	39.87%
护士	130	57.02%	130	57.02%	250	55.68%
临床医生	2	0.88%	2	0.88%	5	1.11%
其他	1	0.44%	1	0.44%	0	0%

（二）随机抽样调查

1. TAT 设定与监督情况　在随机抽样调查回报结果的 105 家实验室中，有 50.48% 的实验室针对每个检验项目都设定了 TAT 目标，同时也有 51.43% 的实验室常规监测 TAT。就实验室设定的 TAT 目标与临床所期望的 TAT 之间是否存在差距的问题，有 8 家医院称存在很大的差距，有 61 家认为差距不大，17.14% 的医院认为基本没有差距，未选择的实验室占 17.14%。

2. TAT 影响因素调查 对可能影响 TAT 的因素的调查结果如下：

（1）下医嘱的方式：94.29% 的医院中采用 HIS 来下医嘱，仅有 1 家实验室报告的医嘱方式为手写医嘱。

（2）结果报告方式：按照选择的比例，从高到低依次为自动打印机报告、HIS 报告、电话报告和人工报告，分别占 49.52%、26.67%、4.76% 和 12.38%。

（3）标本运输方式：以专业运输人员运输最为常见，占 60.95%，其次为实验室人员运输，仅有 0.95% 的实验室选择了机械管道运输系统。

（4）急诊部门采血人员：以护士为主，占 63.81%，实验室人员作为采血人员的比例相比于临床医生而言也更高，占 29.52%。

（5）门诊部门采血人员：与急诊部门的人员分布情况有所不同，实验室人员和护士的比例相近，分别占 52.38% 和 42.86%，没有实验室选择临床医生。

三、常规与急诊 TAT

（一）生化专业 TAT

1. 室间质量评价用户调查

（1）常规检验项目 TAT：在所调查的常规检验项目中，钾、钠、氯、钙、葡萄糖、总蛋白、白蛋白、丙氨酸氨基转移酶、天门冬氨酸氨基转移酶、乳酸脱氢酶、γ-谷氨酰基转移酶、甘油三酯、低密度脂蛋白胆固醇、高密度脂蛋白胆固醇和肌酸激酶-MB 的报告实验室数量都在 300 家左右，而常规肌红蛋白、肌钙蛋白和总铁结合力的实验室仅有 144、189 和 93 家。

钾、钠、氯、钙和葡萄糖的 TAT 中位数较为接近，在 130~140min 之间。此外，总蛋白、白蛋白、丙氨酸氨基转移酶、天门冬氨酸氨基转移酶、乳酸脱氢酶、镁、γ-谷氨酰基转移酶、甘油三酯、低密度脂蛋白胆固醇和高密度脂蛋白胆固醇的 TAT 中位数在 150~170min 之间。这可能与这些项目通常为一个生化项目组合相关，一般是同时申请，同时出结果（表 6-5）。

表 6-5 常规生化检验项目 TAT（室间质量评价用户调查，min）

分析物	实验室数量	TAT平均值	TAT中位数	第 2.5%TAT	第 25%TAT	第 75%TAT	第 97.5%TAT
钾	321	164.65	136	27	88	232	403
钠	318	165.63	138	27	88	236	420
氯	316	165.56	140	29	87.25	236	420
钙	316	169.21	142	33	90	240	420
葡萄糖	320	165.57	130	32.5	90	230.5	400
总蛋白	311	182.17	157	45	100	240	420
白蛋白	311	182.2	160	45	101	240	420
丙氨酸氨基转移酶	311	181.77	151	45	101	240	420

续表

分析物	实验室数量	TAT平均值	TAT中位数	第2.5%TAT	第25%TAT	第75%TAT	第97.5%TAT
天门冬氨酸氨基转移酶	312	180.75	150.5	46	101	240	420
乳酸脱氢酶	309	178.06	154	45	100	240	420
总铁结合力	93	184.77	170	45	100	240	420
镁	276	178.07	150	43	100	240	403
γ-谷氨酰基转移酶	309	182.61	156	45	104	240	420
甘油三酯	307	181.82	160	45	102	240	411
高密度脂蛋白胆固醇	299	182.12	160	45	103	240	411
低密度脂蛋白胆固醇	292	183.75	160	50	104.5	240	411
肌酸激酶-MB（μg/L）	271	158.06	121	30	78	210	410
肌红蛋白	144	123.82	92.5	30	53	177.5	360
肌钙蛋白-I	189	128.31	97	30	53	180	395

心脏标志物中，除了肌酸激酶-MB 的中位数为 121min 外，肌红蛋白和肌钙蛋白-I 的常规检验中位数均在 100min 内。这个时间较其他生化项目更短，从某种意义上说明了检验科对心脏标志物的重视。上报总铁结合力的实验室数较少，其 TAT 中位数为所有生化项目中 TAT 最大的，为 170min（图 6-1）。

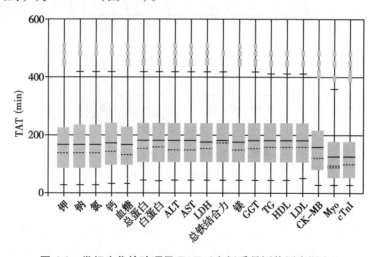

图 6-1 常规生化检验项目 TAT（室间质量评价用户调查）

从图 6-1 可以看出，各实验室间常规生化检验 TAT 相差很大，短至 20 多 min，长至 500 多 min。如规定大于第 95% 的值为离群值的话，各检验项目中均有大于 3~5 个离群值存在。

（2）急诊检验项目 TAT：所调查的 9 个生化项目的急诊 TAT 中位数均为 30 或略大于 30min，而其第 97.5% 位上的 TAT 均为 60min。以 60min 为界，大于该值则为离群值。在本次调查中，各项目的离群值从 5 个到 9 个不等。因此，如果以 60min 为目标值的话，我国的生化急诊检验及时性是较为令人满意的（表 6-6，图 6-2）。

表 6-6 急诊生化检验项目 TAT（室间质量评价用户调查，min）

分析物	实验室数量	TAT平均值	TAT中位数	第 2.5%TAT	第 25%TAT	第 75%TAT	第 97.5%TAT
钾	316	46.34	43	12	30	60	100
钠	314	46.76	43	13	30	60	100
氯	311	46.62	43	13	30	60	100
钙	301	48.29	45	14	30	60	100
葡萄糖	314	47.78	44.5	16	31	60	100
肌酸激酶-MB（μg/L）	268	48.89	45	20	33.5	60	100
肌红蛋白	158	49.05	45	20	32	60	120
肌钙蛋白-I	214	48.64	45	19	30.7	60	100
淀粉酶	298	48.34	45	15.25	34	60	100

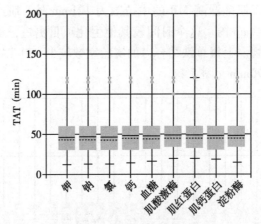

图 6-2 急诊生化检验项目 TAT
（室间质量评价用户调查）

2. 随机抽样调查

（1）常规检验 TAT：除了心脏标志物外，本调查中常规生化检验 TAT 中位数要小于或者接近针对室间质量评价用户的调查值，但是相差不大。肌酸激酶 TAT 中位数 150min，肌红蛋白和肌钙蛋白-I 120min，明显大于室间质量评价用户调查中的 121、92.5 和 97min。两次调查的整体分布情况相同，从最低的 10 多分钟到最高的 500 多分钟，实验室间差异较大（表 6-7，图 6-3）。

表 6-7 常规生化检验项目（随机抽样调查，min）

分析物	实验室数	TAT 平均值	TAT 中位数	第 2.5% TAT	第 25% TAT	第 75% TAT	第 97.5% TAT
钾	70	157.86	125.5	14.6	85	220	400
钠	69	155.35	125	14.6	85	210	400
氯	69	155.36	125	14.6	85	210	400
钙	67	160.91	125	20	90	225.5	400
葡萄糖	68	161.48	141	20.3	88.5	229	400
总蛋白	64	183.67	160.2	40	120	237.5	480
白蛋白	64	184.2	165	40	120	237.5	480
丙氨酸氨基转移酶	65	186.93	162	43.6	120	240	480
天门冬氨酸氨基转移酶	65	186.21	162	40	120	240	480
乳酸脱氢酶	60	180.3	155.6	40	109.5	238	480
总铁结合力	15	163.31	140	40	100	240	390
镁	44	171.87	151.5	43.6	99.5	223.85	390
γ-谷氨酰基转移酶	64	189.92	165	43.6	115	240	480
甘油三酯	65	189.04	163	43.6	120	240	480
高密度脂蛋白胆固醇	63	189.8	168	43.6	120	240	480
低密度脂蛋白胆固醇	62	190.83	166.5	43.6	120	240	480
肌酸激酶-MB（μg/L）	54	165.23	150	40	90	210	400
肌红蛋白	25	163.76	120	20	60	240	480
肌钙蛋白-I	35	149.15	120	20	50	210	480

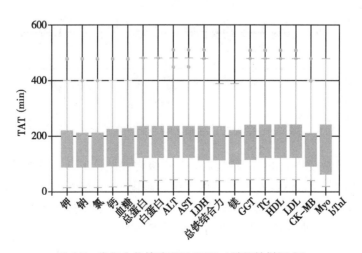

图 6-3 常规生化检验项目 TAT（随机抽样调查）

（2）急诊检验 TAT：急诊生化检验项目的 TAT 中位数要高于室间质量评价用户调查的结果，分布在 40~46.5min 之间，且 97.5% 位数上的 TAT 值明显大于第一次的调查结果（60min）。这可能跟随机抽样调查的对象相关。本次调查中二级医院较多，占 72.38%，其常规标本量小于三级医院，因此 TAT 时间略小于后者。但有可能因为设备或者人员等其他原因，对急诊标本的处理不够及时，因此部分实验室的 TAT 大于 60min（表 6-8，图 6-4）。

表 6-8　急诊生化检验项目（随机抽样调查，min）

分析物	实验室数	TAT 平均值	TAT 中位数	第 2.5% TAT	第 25% TAT	第 75% TAT	第 97.5% TAT
钾	66	48.76	44.25	14.6	30	60	100
钠	66	48.76	44.25	14.6	30	60	100
氯	66	48.76	44.25	14.6	30	60	100
钙	60	51.26	45	14.6	34	60	107
葡萄糖	66	49.41	44.25	15	33	60	100
肌酸激酶-MB（μg/L）	52	51.68	46.5	23	36	60	110
肌红蛋白	26	57.35	44	23	33	80	150
肌钙蛋白-I	35	50.31	40	19	30	60	150
淀粉酶	58	49.13	45	14	33	60	110

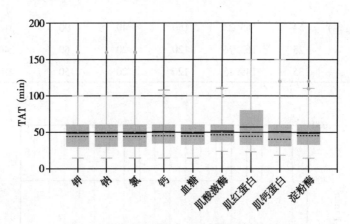

图 6-4　急诊生化检验 TAT（随机抽样调查）

3. 随机抽样调查的组间分析　将数据分为三级常规检验 TAT、二级常规检验 TAT、三级急诊检验 TAT 和二级急诊检验 TAT 共四个组，利用 SPSS 得到的结果如表 6-9 所示。因除钾、钠、氯、钙、葡萄糖和肌酸激酶-MB 外，其他项目的数据量过小，不足以达到做分组统计的有效值，故此处不对其进行组间分析（表 6-9）。

表 6-9　随机抽样调查生化 TAT 组间比较结果汇总表

项目	TAT 正态性检验结果，P 值				组间比较结果，P 值
	三级常规	二级常规	三级急诊	二级急诊	
钾	0.506	0.000*	0.000*	0.000*	0.000*
钠	0.512	0.000*	0.000*	0.000*	0.000*
氯	0.510	0.000*	0.000*	0.000*	0.000*
钙	0.359	0.000*	0.008*	0.000*	0.000*
葡萄糖	0.110	0.000*	0.001*	0.000*	0.000*
肌酸激酶-MB	0.469	0.001*	0.001*	0.000*	0.000*

备注：①由于数据分布为非正态分布，故此处先采用 SPSS 中的 Kruskal-Wallis 检验进行多组比较；②$P<0.05$ 有统计学意义，以 * 表示

可见，除了三级医院常规检验 TAT 外，其他三组 TAT 的分布都不是正态分布数据，故采用非参数秩和检验中的 Kruskal-Wallis 检验进行多组比较。因各项组间比较差异有意义，根据刘万里等人用 SPSS 实现完全随机设计多组比较秩和检验的多重比较研究，本研究采用秩转换采用 LSD 或者 SNK 法来进行多重比较。下文将一一展示组间比较结果。

（1）钾：二级急诊和三级急诊间没有明显差异，二级常规和三级常规间 TAT 没有明显差异，但是急诊和常规间的差异具有统计学意义（表 6-10）。

表 6-10　随机抽样钾 TAT 组间比较表

	(I) TAT 类型	(J) TAT 类型	均值差（I—J）	标准误	显著性	95%置信区间	
						下限	上限
LSD	三级常规	二级常规	15.23	8.89	0.089	−2.35	32.82
		三级急诊	55.79	10.96	0.000	34.11	77.48
		二级急诊	61.70	8.95	0.000	43.99	79.41
	二级常规	三级常规	−15.23	8.89	0.089	−32.82	2.35
		三级急诊	40.56	8.89	0.000	22.98	58.14
		二级急诊	46.47	6.24	0.000	34.13	58.82
	三级急诊	三级常规	−55.79	10.96	0.000	−77.48	−34.11
		二级常规	−40.56	8.89	0.000	−58.14	−22.98
		二级急诊	5.91	8.95	0.510	−11.79	23.62
	二级急诊	三级常规	−61.71	8.95	0.000	−79.41	−43.99
		二级常规	−46.47	6.24	0.000	−58.82	−34.13
		三级急诊	−5.91	8.95	0.510	−23.62	11.79

（2）钠：两组急诊 TAT 间没有明显差异，两组常规 TAT 间也没有明显差异，但是各组常规和急诊之间差异具有统计学意义（表 6-11）。

表 6-11　随机抽样钠 TAT 组间比较表

	（I）TAT 类型	（J）TAT 类型	均值差（I—J）	标准误	显著性	95％置信区间	
						下限	上限
LSD	三级常规	二级常规	15.92	8.87	0.075	−1.62	33.46
		三级急诊	55.62	10.91	0.000	34.03	77.20
		二级急诊	61.53	8.91	0.000	43.91	79.15
	二级常规	三级常规	−15.92	8.87	0.075	−33.46	1.62
		三级急诊	39.69	8.87	0.000	22.16	57.23
		二级急诊	45.61	6.24	0.000	33.26	57.94
	三级急诊	三级常规	−55.62	10.91	0.000	−77.20	−34.03
		二级常规	−39.69	8.87	0.000	−57.23	−22.16
		二级急诊	5.91	8.91	0.508	−11.71	23.53
	二级急诊	三级常规	−61.53	8.91	0.000	−79.15	−43.91
		二级常规	−45.61	6.24	0.000	−57.94	−33.26
		三级急诊	−5.91	8.91	0.508	−23.53	11.71

（3）氯：两组急诊 TAT 间没有明显差异，两组常规 TAT 间也没有明显差异，但是各组常规和急诊之间差异具有统计学意义（表 6-12）。

表 6-12　随机抽样氯 TAT 组间比较表

	（I）TAT 类型	（J）TAT 类型	均值差（I—J）	标准误	显著性	95％置信区间	
						下限	上限
LSD	三级常规	二级常规	15.92	8.87	0.075	−1.62	33.46
		三级急诊	55.62	10.91	0.000	34.03	77.20
		二级急诊	61.53	8.91	0.000	43.91	79.15
	二级常规	三级常规	−15.92	8.87	0.075	−33.46	1.62
		三级急诊	39.69	8.87	0.000	22.16	57.23
		二级急诊	45.61	6.24	0.000	33.26	57.94
	三级急诊	三级常规	−55.62	10.91	0.000	−77.20	−34.03
		二级常规	−39.69	8.87	0.000	−57.23	−22.16
		二级急诊	5.91	8.91	0.508	−11.71	23.53
	二级急诊	三级常规	−61.53	8.91	0.000	−79.15	−43.91
		二级常规	−45.61	6.24	0.000	−57.94	−33.26
		三级急诊	−5.91	8.91	0.508	−23.53	11.71

（4）钙：除了三级急诊和二级急诊间不存在差异外，三级常规和二级常规、常规和急诊间存在明显差异（表 6-13）。

表 6-13　随机抽样钙 TAT 组间比较表

	(I) TAT 类型	(J) TAT 类型	均值差 (I—J)	标准误	显著性	95%置信区间	
						下限	上限
LSD	三级常规	二级常规	22.58	8.14	0.006	6.46	38.69
		三级急诊	54.88	10.27	0.000	34.55	75.22
		二级急诊	64.46	8.21	0.000	48.21	80.7Z
	二级常规	三级常规	−22.58	8.14	0.024	−38.69	−6.46
		三级急诊	32.31	8.54	0.000	15.41	49.20
		二级急诊	41.88	5.89	0.000	30.22	53.54
	三级急诊	三级常规	−54.88	10.27	0.000	−75.22	−34.55
		二级常规	−32.31	8.54	0.000	−49.20	−15.41
		二级急诊	9.57	8.60	0.268	−7.45	26.59
	二级急诊	三级常规	−64.46	8.21	0.000	−80.70	−48.21
		二级常规	−41.88	5.89	0.000	−53.54	−30.22
		三级急诊	−9.57	8.60	0.268	−26.59	7.45

（5）葡萄糖：除了三级急诊和二级急诊间不存在差异外，三级常规和二级常规、常规和急诊间存在明显差异（表 6-14）。

表 6-14　随机抽样葡萄糖 TAT 组间比较表

	(I) TAT 类型	(J) TAT 类型	均值差 (I—J)	标准误	显著性	95%置信区间	
						下限	上限
LSD	三级常规	二级常规	20.71	8.39	0.015	4.12	37.29
		三级急诊	60.41	10.29	0.000	40.05	80.77
		二级急诊	68.25	8.41	0.000	51.63	84.88
	二级常规	三级常规	−20.71	8.39	0.015	−37.29	−4.12
		三级急诊	39.70	8.39	0.000	23.12	56.29
		二级急诊	47.55	5.91	0.000	35.85	59.25
	三级急诊	三级常规	−60.41	10.29	0.000	−80.77	−40.05
		二级常规	−39.70	8.39	0.000	−56.29	−23.12
		二级急诊	7.84	8.41	0.352	−8.78	24.47
	二级急诊	三级常规	−68.25	8.41	0.000	−84.88	−51.63
		二级常规	−47.55	5.91	0.000	−59.25	−35.85
		三级急诊	−7.84	8.41	0.352	−24.47	8.78

（6）肌酸激酶-MB：除了三级急诊和二级急诊间不存在差异外，三级常规和二级常规、常规和急诊间存在明显差异（表 6-15）。

表 6-15 随机抽样肌酸激酶-MB TAT 组间比较表

	（I）TAT 类型	（J）TAT 类型	均值差（I—J）	标准误	显著性	95%置信区间	
						下限	上限
LSD	三级常规	二级常规	16.96	7.41	0.024	2.27	31.64
		三级急诊	49.11	8.73	0.000	31.80	66.42
		二级急诊	53.54	7.46	0.000	38.75	68.33
	二级常规	三级常规	−16.96	7.41	0.024	−31.64	−2.27
		三级急诊	32.16	7.06	0.000	18.16	46.15
		二级急诊	36.58	5.40	0.000	25.87	47.30
	三级急诊	三级常规	−49.11	8.73	0.000	−66.42	−31.80
		二级常规	−32.16	7.06	0.000	−46.15	−18.16
		二级急诊	4.43	7.11	0.535	−9.67	18.52
	二级急诊	三级常规	−53.54	7.46	0.000	−68.33	−38.75
		二级常规	−36.58	5.40	0.000	−47.30	−25.87
		三级急诊	−4.43	7.11	0.535	−18.52	9.67

（二）血气专业 TAT

pH 的急诊和常规 TAT 间没有明显差异，其中位数分别为 14.6 和 15.52min。除了一个实验室上报结果为 369.08min，另一个为 114.42min，以及三个在 82.58min，其余的 TAT 中位数均低于 50.75min。该结果很好地满足了大部分实验室的 60min 目标值（表 6-16，图 6-5、图 6-6）。

表 6-16 血气检验 TAT

特征	实验室数量	TAT 平均值	TAT 中位数	第 2.5% TAT	第 25% TAT	第 75% TAT	第 97.5% TAT
常规	162	20.15	15.52	4	9.5	26	55
急诊	181	17.11	14.6	4	8	24.1	50

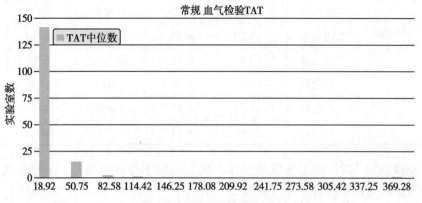

图 6-5 常规 pH 检验 TAT

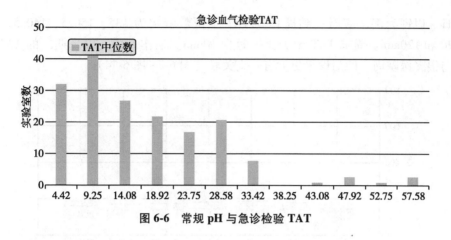

图 6-6　常规 pH 与急诊检验 TAT

（三）血液专业 TAT

1. 常规检验 TAT　血液检验项目中，WBC 的常规检验中位数 TAT 最小，为 42min。其余三项，PT、APTT 和 Fbg 的中位数大于 80min。但是 WBC 的最大值为 545min，而其他三项为 500min（表 6-17）。

表 6-17　常规血液检验项目 TAT

分析物	实验室 数量	TAT 平均值	TAT 中位数	第 2.5% TAT	第 25% TAT	第 75% TAT	第 97.5% TAT
WBC	319	72.17	42	8	25	90	320
PT	317	102.26	83	17	50	120	360
APTT	315	102.85	85	22	50	125	360
Fbg	311	103.06	85	22	51	125	360

2. 急诊检验 TAT　急诊血液检验项目 TAT 分布情况与常规相同，亦为 WBC 的中位数 TAT 最小，为 20min，其余三项均为 40min。这四项的 TAT 最大值均为 180min（表 6-18）。

表 6-18　急诊血液检验项目 TAT

分析物	实验室 数量	TAT 平均值	TAT 中位数	第 2.5% TAT	第 25% TAT	第 75% TAT	第 97.5% TAT
WBC	314	21.96	20	5	15	28	60
PT	316	42.64	40	15	30	50	100
APTT	313	43.02	40	16	30	51	100
Fbg	309	43.09	40	15	30	51	100

四、一周 TAT 变化趋势

（一）生化专业 TAT

1. 室间质量评价用户调查　从常规钾、钠、氯、钙、葡萄糖、肌酸激酶-MB、肌钙蛋白-I 和肌红蛋白的一周 TAT 趋势图中可以直观地看到，工作日的 TAT 中位数明显高于周六和周日。以钾为例，从周一到周日其TAT中位数依次为135、156.5、140.5、134.5、130、120和120min。周末TAT至少比平时少10min。工作日中，以星期二的TAT最长，这可能与很多医院周二的门诊量更大有一定关联（图6-7~图6-14）。

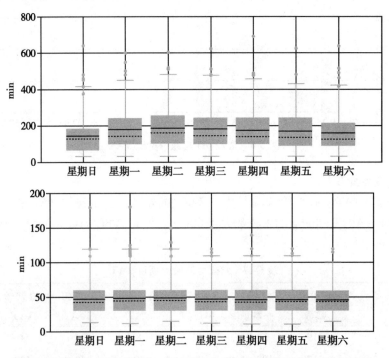

图 6-7　常规和急诊钾检验一周TAT分布（室间质量评价用户调查）

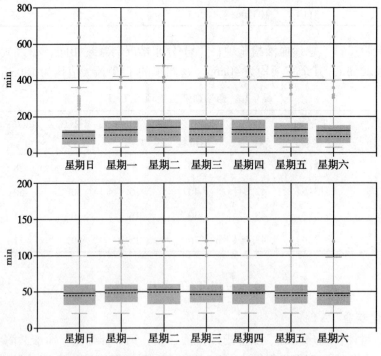

图 6-8　常规和急诊钠检验一周TAT分布（室间质量评价用户调查）

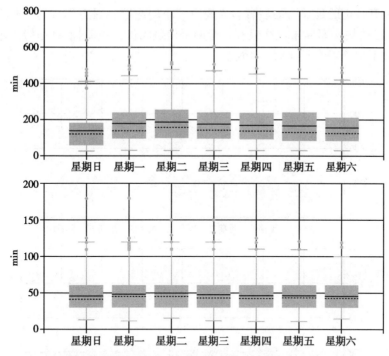

图 6-9　常规和急诊氯检验一周 TAT 分布（室间质量评价用户调查）

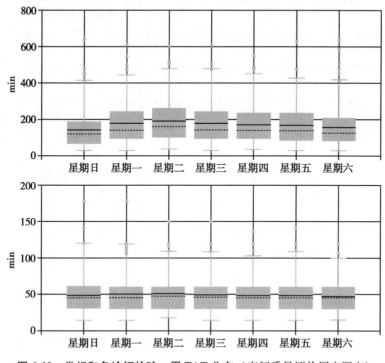

图 6-10　常规和急诊钙检验一周 TAT 分布（室间质量评价用户调查）

　　在我国所做的 TAT 调查中，有的学者的结论与本研究结果相同，即工作日的 TAT 大于周末；但也有相反的结果的。前者往往为大型医院，因为工作日的门诊量大，标本数量多，因此 TAT 有一定的延长；而后者多为规模较小的医院，因工作日的实验室人员更多，处理标本的速度更快，而周末往往只有一至两个值班人员，检验标本的速度变慢，因此呈现出了周末 TAT 大于工作日 TAT 的情况。

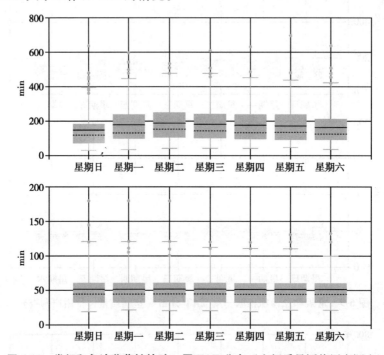

图 6-11 常规和急诊葡萄糖检验一周 **TAT** 分布（室间质量评价用户调查）

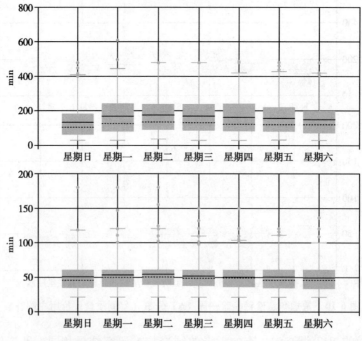

图 6-12 常规和急诊肌酸激酶-MB 检验一周 **TAT** 分布（室间质量评价用户调查）

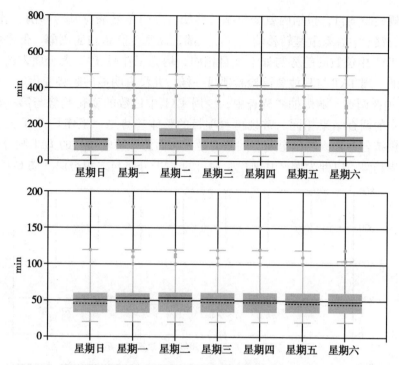

图 6-13　常规和急诊肌红蛋白检验一周 TAT 分布（室间质量评价用户调查）

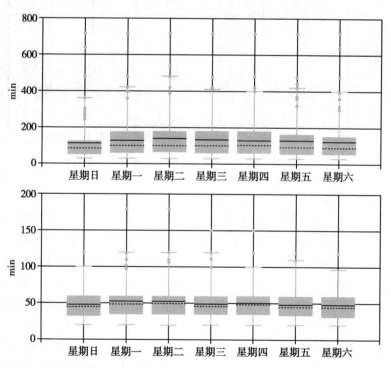

图 6-14　常规和急诊肌钙蛋白-I 检验一周 TAT 分布（室间质量评价用户调查）

其他常规检验项目，包括丙氨酸氨基转移酶、天门冬氨酸氨基转移酶、乳酸脱氢酶、总铁结合力、镁、γ-谷氨酰基转移酶、甘油三酯、高密度脂蛋白胆固醇、低密度脂蛋白胆固醇的一周 TAT 中位数的趋势与如上项目相同，均为工作日 TAT 大于周末的 TAT。急诊淀粉酶项目的一周 TAT 与其他急诊检验项目一样，并没有明显的趋势变化。

2. 随机抽样调查 随机抽样调查中，一周 TAT 中位数的变化趋势与第一次针对室间质量评价用户的调查结果相同。常规检验项目的整体趋势是：工作日 TAT 大于休息日的值，除了总铁结合力外，均以星期二的值为最大。而急诊检验项目的 TAT 则分布均匀，没有明显的一周趋势。以钾为例，其他检验项目的 TAT 分布与之相类似（图 6-15）。

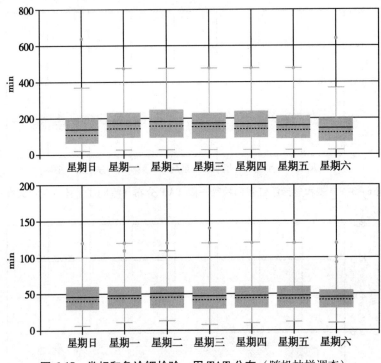

图 6-15 常规和急诊钾检验一周 TAT 分布（随机抽样调查）

（二）血气专业 TAT

常规 pH 检验的一周 TAT 中位数从周一到周日依次为：15、16、15、16、15、15、15min，急诊 pH 的 TAT 中位数依次为：14、13.5、13、12.5、13、13 和 13（图 6-16）。其中，提供常规 pH 数据的实验室为 140 家左右，而提供急诊数据的为 160 家左右。

pH 可代表血气检验项目的情况。从图 6-16 可以看出，常规与急诊 pH 的 TAT 集中程度相差不大，且没有明显的一周分布趋势。离群值（本章规定的为超过第 75% TAT 的值）的数量最少 3 个，最多 8 个，可见不同实验室间血气检验报告及时性仍存在较大差异。但常规与急诊之间报告周转时间并没有明显差异，这可能因为血气检验申请的剔除本身就代表了患者处于比较危急的状态，因此检验科对该项目的警觉与重视要高于其他项目。

（三）血液专业 TAT

血液专业中的 WBC、PT、APTT、和 Fbg 的常规检验 TAT 分布具有与生化项目一样的趋势，即工作日的 TAT 高于周六与周日，而急诊 TAT 则没有明显的日间差别。除 WBC 的中位数时间控制在 30~50min 内外，PT、APTT 和 Fbg 的 TAT 中位数均在 60~90min 之间。可见，WBC 的报告及时性优于其他三项（图 6-17~图 6-20）。

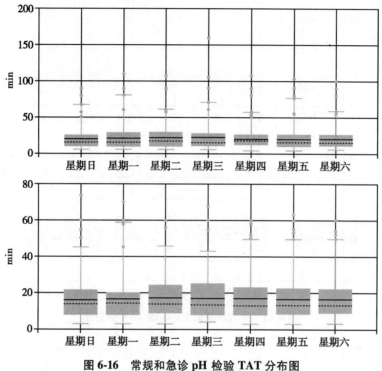

图 6-16　常规和急诊 pH 检验 TAT 分布图

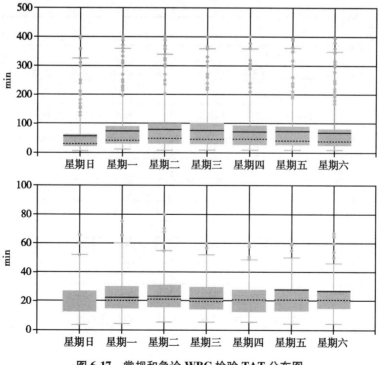

图 6-17　常规和急诊 WBC 检验 TAT 分布图

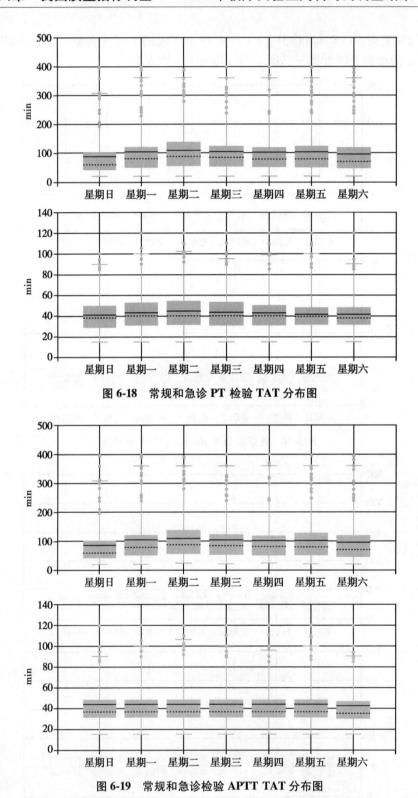

图 6-18 常规和急诊 PT 检验 TAT 分布图

图 6-19 常规和急诊检验 APTT TAT 分布图

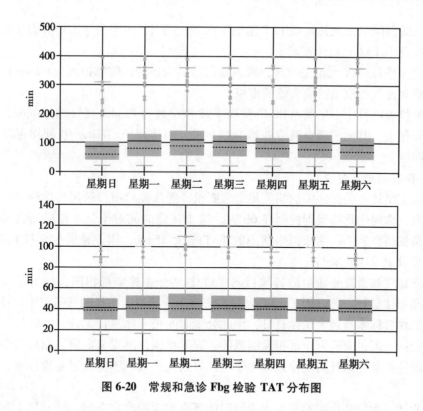

图 6-20 常规和急诊 Fbg 检验 TAT 分布图

实验室间常规 TAT 的差异也很大，从几分钟到 350min 不等。一周内的每天中大于第75%的值都有 20 个以上，中位数值中仅有 WBC 的周日 TAT 控制在 30min 内。

第三节 小 结

TAT 调查结果小结

（一）一般信息调查结果

此次调查中，针对室间质量评价用户的调查回收率接近 40%，随机抽样调查回收率17.5%，略低于危急值调查的回收率。室间质量评价用户调查主体为参加国家卫生计生委室间质量评价计划的三级医院，其次则为分布于全国各地的二级医院，两者所代表对象不同。从基本情况来看，除了门诊采血人员问题上，室间质量评价用户调查中护士占多数，而随机抽样调查中实验室人员与护士的比例相近外，两次调查的下医嘱方式、结果报告方式、标本运输方式和急诊采血人员之间没有明显差异。

（二）各专业检验项目 TAT 中位数调查结果

室间质量评价用户调查上报的生化专业 TAT 中位数中，常规钾、钠、氯、钙和葡萄糖在 130~140min 之间，肌红蛋白和肌钙蛋白接近 100min，肌酸激酶-MB 为 121min，其余项目则为 150~170min，急诊检验 TAT 中位数均在 30min 左右。随机抽样调查中钾、钠、氯、钙和葡萄糖 TAT 略小于室间质量评价用户调查结果，而心脏标志物时间则明显长于第一次的调查结果，急诊 TAT 中位数比第一次长十几分钟。这可能是因为二级医院的常规检验标本量小于三级医院，因此其常规 TAT 稍小于后者；同时，可能由于人员或者设备等其他原因，导致其急诊 TAT 稍长于后者。

血气检验项目 TAT 无论是常规，或者是急诊，大部分医院都控制在 60min 内，这表明临床实验室对血气检验项目危急值的重视。

而血液检验项目中，尽管 WBC 的常规 TAT 中位数为 42min，急诊为 20min，但是其实验室间差异很大。其他三项血液专业检验项目的 TAT 均大于 WBC，且同样存在实验室间明显差异问题。

（三）存在问题与建议

以国家卫生计生委文件中的相关规定来要求，急诊临检项目的报告周转时间应该控制在 30min 内，常规生化检验则控制在 6h 内。这个规定时间对于急诊临检而言，是较为合理的。但是据研究表明，临床医生期望的 TAT 值为 45min，因此倘若生化检验以 6h 为目标，是很难满足临床要求的。

生化、血气和血液专业中的各项目的 TAT 日间分布趋势都相同，均为常规检验 TAT 在工作日高于休息日，尤以周二 TAT 为最长，而急诊检验无明显的日间差距。这种结果可能是由于工作日标本量远大于休息日，因此处理时间长于休息日 TAT。本结果与之前某些研究结果相同，但也有研究出现相反结果的。究其原因，出现与本研究相反结果的实验室多为二级医院，其休息日的工作人员少于工作日的人员数，不能及时处理标本，因此 TAT 更长。

综上所述，我国临床实验室报告周转时间还有很大的改进空间。针对如上问题提出如下建议：

1. 与临床积极沟通，设定一个科学合理且实验室能够达到的 TAT 目标，急诊检验时间应严格控制在 30min 内。

2. 将 TAT 作为一个常规监测的指标，并在已有的信息系统中加入自动统计分析 TAT 的程序，既免除了人工统计的烦琐，又可定期监测 TAT 的变化趋势，及时分析原因。

3. 在工作日标本量大的时候，有条件的实验室可采取分检系统，以避免因为大量常规标本影响到急诊标本的处理。

4. 加强对危急值结果报告及时性的重视。

第七章

我国质量指标调查——2015年临床实验室周转时间调查结果

传统实验室都将精力放在技术和分析质量上，他们想要满足精密度和准确度目标。而临床医生则主要关注服务质量，他们需要快速、可靠和有效的低成本服务，对临床医生来说及时性可能是最重要的，为了获取更迅速的结果他们可能会同意牺牲分析质量。这在很多医生偏向于使用床旁检测（point of care testing，POCT）上就可以看出。实验室可能不同意这种做法，他们认为除非能够达到要求的分析质量，其他任何特征都是不重要的。然而 TAT 是实验室服务的最重要指标之一，并且很多临床医生都利用 TAT 来评判实验室质量。虽然充足的 TAT 不会引起用户注意，但是 TAT 延迟能立即导致来自用户的抱怨。因此 TAT 也是临床实验室的重要质量指标。

根据 ISO 15189：2012，TAT 指的是"经历检验前、检验和检验后过程中的两个指定点之间所用的时间。"它明确指出："实验室在咨询用户后，应为每项检验确定反映临床需求的周转时间。定期评审是否满足其所确定的周转时间。"除此以外，CLIA'88，我国的三级综合医院评审细则和"三好一满意活动"等都对临床实验室监测 TAT 提出了要求。2015 年，国家卫生计生委组织麻醉、重症医学、急诊、临床检验、病理、医院感染 6 个专业国家级质控中心，制定了相关专业的质控指标（国卫办医函〔2015〕252 号）。其中临床检验专业的 15 项 QIs 也包含了检验前和检验中的周转时间监测，要求临床实验室定期对 TAT 进行监测。

实验室在建立 TAT 监测系统前，需要对目标 TAT 值进行设定。《综合医院评价标准实施细则》规定，血、尿、便常规检验、心电图、影像常规检查项目自检查开始到出具结果时间≤30min，生化、凝血、免疫等检验项目自检查开始到出具结果时间≤6h。国家卫生计生委《进一步改善医疗服务行动计划考核指标（医疗机构）》中给出了急诊项目采样到出报告的平均要求时间。急诊检验项目，专家随机抽取当天 10 份报告，平均时间≤30min 得满分 1 分，30~60min 得 0.6 分，超过 60min 不得分；急诊生化、免疫项目，专家随机抽取当天 10 份报告，平均时间≤2h 得满分 1 分，2~8h 得 0.6 分，超过 8h 不得分。细则中并没有具体规定 TAT 的起点和终点，也没有给出不同的检验前、检验中和检验后目标 TAT 值。同时，行动计划考核指标中仅给出了急诊项目采样到报告的平均要求时间。因此，如何为不同项目设定合理的 TAT 目标值目前仍然是亟待解决的问题。

1998 年的一项 CAP Q-Probes 计划中，41% 的实验室定义急诊 TAT 为从实验室接收标本到结果报告的时间，27%定义为从试验申请到结果报告的时间而 18%则定义为从标本采集到结果报告的时间。超过 40%的临床医生认为急诊 TAT 的起始时间应该是试验申请时间，但是仅有 9%的医生认为是从实验室接收开始。由于检验前 TAT 占了总 TAT 的大部分，并且在标本报告延时原因中占了较大比例，我们有理由建议实验室在允许的情况下应该同时对实验室内和实验室外 TAT 进行监测。同时，TAT 分布为是带有阳性倾斜的非高斯分布（尾部向右），意味着中位数和尾侧数据大小是首选的度量指标。TAT 的度量指标不应该仅局限于关注整体数据的中位数上，临床实验室还应该监测反映尾侧数据的 P_{90} 和阈外值率。

由于大多数实验室中 LIS 不完善，2011 年国家卫生计生委临床检验中心仅对实验室内 TAT 中位数进行了调查，调查结果表明实验室内 TAT 的现状尚不能令人满意，不同实验室间室内 TAT 的差异显著。为了进一步收集检验全过程 TAT 的基线数据，设置适当的 TAT 目标并为临床实验室提供相关建议，本研究进行了全国范围内 TAT 的进一步调查。调查涉及检验全过程，包含检验前、中、后和总 TAT，并且同时对检验全过程的 TAT 中位数、P_{90} 和阈外值率进行调查。调查中涉及的具体定义如下：

检验前 TAT：从标本采集到实验室接收标本的时间。

检验中 TAT：从实验室接收标本到发送报告的时间。

检验后 TAT：从实验室发送报告到临床接收报告的时间，若 LIS 与 HIS 直接联通，一旦结束审核临床医生即可获取结果，则检验后 TAT 为 0min。

总 TAT：从标本采集到临床接收报告的时间。

TAT 阈外值个数：周转时间超过实验室目标周转时间的试验个数。

第一节　研究方法及调查内容

一、调查对象

调查对象为参加 2015 年国家卫生计生委临床检验中心开展的全国室间质量评价计划的实验室，排除专科实验室、独立实验室、临床检验中心等，纳入标准为医院检验科，本次调查研究纳入 1798 家实验室，由于不同实验室参加的全国室间质量评价计划专业有 1~4 个不等，最终纳入调查的实验室为：①参加临床生化检验全程周转时间研究的实验室 1589 家；②参加临床血液全程周转时间研究的实验室 1381 家；③参加临床血气全程周转时间研究的实验室 758 家；④参加临床自动化免疫全程周转时间研究的实验室 1301 家。向参加实验室统一发放纸质通知和短信通知，同时在检验医学信息网（www.clinet.com.cn）上提供电子版通知和数据填写操作指南。

二、调查内容

调查内容包括两部分：一般情况调查；全程周转时间调查。一般情况调查是对实验室所在医院的基本信息和实验室周转时间监测的相关信息进行调查。而全程周转时间针对临床化学、血液、血气和自动化免疫四个专业，按照平诊和急诊分别展开调查。

调查时间为 2015 年 7 月，要求参加实验室在调查期间完成一般情况调查表，收集接到全程周转时间调查通知后的一周内收集全程周转时间相关信息，并按照不同项目上报数据。

（一）一般情况调查

1. 医院基本信息临床实验室及其所在医院的基本信息包括：

（1）医院等级：三级甲等、三级乙等、二级甲等、二级乙等和其他；

（2）医院类型：综合医院、专科医院、妇幼保健院、中医医院、中西医结合医院和其他；

（3）医院床位数：0~500、501~1000、1001~1500、1501~2000 和 2000 以上；

（4）实验室认可：是否通过 ISO 15189 认可，是否通过 CAP 认可；

（5）信息系统建设：有无 HIS，有无 LIS 和有无条码系统。

2. TAT 监测情况调查

（1）实验室日常工作中是否监测检验前、中、后和总 TAT；

（2）实验室如何监测 TAT；

（3）实验室是否对开展的检验项目设定有检验前、检验中、检验后和总目标 TAT；

（4）实验室目标 TAT 的来源。

3. TAT 影响因素调查

（1）LIS 是否与仪器连接、LIS 是否与 HIS 连接；

（2）最常见的标本运输方式：实验室人员运输/专业运输人员运输/护士运输/机械管道运输系统/其他；

（3）最常见的结果报告方式：HIS，电脑报告/打印报告/传真报告/电话报告/人工报告/其他；

（4）是否有标本前处理系统；

（5）检验前、中和后 TAT 延长的主要原因。

（二）全程周转时间调查

1. 调查项目 临床生化平诊 TAT 调查项目包括钾、钠、氯、钙、葡萄糖、总蛋白（total protein，TP）、白蛋白（albumin，ALB）、丙氨酸氨基转移酶（alanine aminotransferase，ALT）、天门冬氨酸氨基转移酶（aspartate aminotransferase，AST）、碱性磷酸酶（alkaline phosphatase，ALP）、乳酸脱氢酶（lactic dehydrogenase，LDH）、γ-谷氨酰胺转移酶（γ-glutamyltransferase，GGT）、镁、总铁结合力、甘油三酯（triglyceride，TG）、高密度脂蛋白（high-density lipoprotein，HDL）、低密度脂蛋白（low-density lipoprotein，LDL）、肌酸激酶同工酶（creatine kinase-MB，CK-MB）、肌红蛋白（myoglobin，Myo）和心肌肌钙蛋白（cardiac troponin，cTn），共 20 个检验项目，急诊调查项目包括钾、钠、氯、钙、葡萄糖、淀粉酶、CK-MB、Myo 和 cTn，共 9 个检验项目；血液调查项目包括白细胞计数（white blood cell count，WBC）、凝血酶原时间（prothrombin time，PT）、活化部分凝血活酶时间（activated partial thromboplatin time，APTT）和纤维蛋白原（fibrinogen，Fbg），共 4 个检验项目；血气调查项目以 pH 为代表；自动化免疫调查以促甲状腺激素（thyroid stimulating hormone，TSH）、甲胎蛋白（alpha fetal protein，AFP）和 C

反应蛋白 3 个平诊项目为代表。若实验室未开展以上列出的某项目，则可在相应界面选择"实验室未开展该项目"。

2. 调查内容 对生化、血液、血气和自动化免疫专业按照平诊和急诊项目分别进行调查，调查内容包括：

(1) 数据来源：LIS/手工；

(2) 标本类型：血清/血浆/全血；

(3) 该项目一周内试验总量；

(4) 各项目和全部项目检验前 TAT：实验室目标检验前 TAT（min）；一周检验前 TAT 中位数（min）；一周检验前 TAT P_{90}（min）和一周检验前 TAT 阈外值个数；

(5) 各项目和全部项目检验中 TAT：实验室目标检验中 TAT（min）；一周检验中 TAT 中位数（min）；一周检验中 TAT P_{90}（min）和一周检验中 TAT 阈外值个数；

(6) 各项目和全部项目检验后 TAT：实验室目标检验后 TAT（min）；一周检验后 TAT 中位数（min）；一周检验后 TAT P_{90}（min）和一周检验后 TAT 阈外值个数；

(7) 各项目和全部项目总 TAT：实验室目标总 TAT（min）；一周总 TAT 中位数（min）；一周总 TAT P_{90}（min）和一周总 TAT 阈外值个数；

(8) 生化和血液急诊各项目：一周内检验前 TAT 小于 15min 的试验总数；检验中 TAT 小于 30min 的试验总数；检验后 TAT 小于 10min 的试验总数；总 TAT 小于 60min 的试验总数；总 TAT 小于 90min 的试验总数和总 TAT 小于 120min 的试验总数；

(9) 血气平诊和急诊项目：一周内检验前 TAT 小于 15min 的试验总数；检验中 TAT 小于 20min 的试验总数；检验后 TAT 小于 10min 的试验总数；总 TAT 小于 30min 的试验总数；总 TAT 小于 60min 的试验总数和总 TAT 小于 90min 的试验总数。

三、网络平台设计

本次调查研究所需的网络平台为国家卫生计生委临床检验中心与北京某公司共同研发，包括临床检验全程周转时间调查网络回报和反馈平台和临床检验全程周转时间调查统计分析软件。

四、信息采集

本次调查仅采用室间质量调查网络平台在线填报（www.clinet.com）进行结果上报。

五、统计分析

本调查研究的统计分析均采用全程周转时间室间质量调查统计分析软件完成，通过临床检验全程周转时间室间质量调查网络回报的数据可直接导入该软件进行统计分析。

统计分析具体包括：

1. 一般情况调查内容的描述性统计。

2. 全程周转时间调查 按照平诊和急诊分别统计全程 TAT 相关 QIs，本研究涉及的 QIs 包括：检验前、检验中、检验后和总 TAT 中位数（min）和 P_{90}（min）以及检验前、检验中、检验后和总 TAT 阈外值率 12 个 QIs。前 8 个指标利用 P_5、P_{25}、中位数、P_{75} 和 P_{95} 进行统计学描述，后 4 个 QI 以率（百分数）和西格玛（σ）度量两种方式评价后再进行统计学描述。

除了以上 QI 的统计外，本研究统计还包括：①生化和血液各急诊项目一周内检验前 TAT 小于 15min 的试验比例、检验中 TAT 小于 30min 的试验比例、检验后 TAT 小于 10min 的试验比例、总 TAT 小于 60min 的试验比例、总 TAT 小于 90min 的试验比例和总 TAT 小于 120min 的试验比例的描述性统计；②血气平诊和急诊项目一周内检验前 TAT 小于 15min 的试验比例、检验中 TAT 小于 20min 的试验比例、检验后 TAT 小于 10min 的试验比例、总 TAT 小于 30min 的试验比例、总 TAT 小于 60min 的试验比例和总 TAT 小于 90min 的试验比例的描述性统计；③实验室目标检验前、检验中、检验后和总 TAT（min）的描述性统计。

比较生化、血液和血气平诊和急诊项目 TAT 相关 QIs 之间是否存在显著性差异。经 Kolmogorov-Smirnov 检验，各组结果均为非正态分布。由于相关数据均为非正态分布，采用 Mann-Whitney U 检验，$P<0.05$ 视为有统计学意义。

3. 分组比较 分组比较包括：①根据医院等级、床位数、是否通过 ISO 15189 或 CAP 认可比较总 TAT 中位数和 P_{90} 有无差异；②根据医院等级、床位数、是否通过 ISO 15189 或 CAP 认可和标本运输方式分组，比较检验前 TAT 中位数和 P_{90} 有无差异；③根据医院等级、床位数、是否通过 ISO 15189 或 CAP 认可和是否有标本前处理系统分组，比较检验中 TAT 中位数和 P_{90} 有无差异；④根据医院等级、床位数、是否通过 ISO 15189 或 CAP 认可、LIS 是否与 HIS 连接和结果报告方式分组，比较检验后 TAT 中位数和 P_{90} 有无差异。经 Kolmogorov-Smirnov 检验，各组结果均为非正态分布。两组样本比较时，采用 Mann-Whitney U 检验，$P<0.05$ 视为有统计学意义。三组样本比较时，采用 Kruskal-Wallis 秩和检验，$P<0.05$ 视为有统计学意义；对三组样本 Kruskal-Wallis 秩和检验有统计学意义的指标，需进行两两比较，采用 Mann-Whitney U 检验，$P<0.05/3=0.017$ 视为有统计学意义。四组样本比较时，采用 Kruskal-Wallis 秩和检验，$P<0.05$ 视为有统计学意义；对四组样本 Kruskal-Wallis 秩和检验有统计学意义的指标，需进行两两比较，采用 Mann-Whitney U 检验，$P<0.05/6=0.008$ 视为有统计学意义。

第二节 实验室基本信息及其周转时间监测情况

本次参加实验室共 1025 家，不同实验室参加 1~4 个专业调查不等。共回收临床生化全程 TAT 调查 738 份，临床血液全程 TAT 调查 692 份，临床血气全程 TAT 调查 633 份，临床自动化免疫全程 TAT 调查 665 份，应答率分别为 46.44%（738/1589）、50.11%（692/1381）、83.51%（633/758）和 51.11%（665/1301）。

一、一般信息

大部分参加实验室来自三级甲等医院，占 62.34%（639/1025），其次为三级乙等医院，占 17.56%（180/1025）。医院类型主要为综合医院，占 82.93%（850/1025）。实验室所在医院床位数多在 501~1000 之间（37.66%，386/1025），其次在 1001~1500 之间（24.98%，256/1025）。参加实验室中有 12.00%（123/1025）通过了 ISO 15189 认可，1.95%（20/1025）通过了 CAP 认可。信息系统建设方面，94.44%（968/1025）的实验

室有 LIS 和 HIS，97.17%（996/1025）的实验室有条码系统。参与调查实验室不同专业一
周标本量如表 7-1 所示。

表 7-1　参与调查实验室不同专业一周标本量分布

医嘱类型	实验室数	实验室一周标本总量				
		P_5	P_{25}	中位数	P_{75}	P_{95}
生化平诊	615	802	4523	15 000	40 039	154 878
生化急诊	587	85	476	1400	4615	25 020
血液平诊	595	502	1545	3052	5680	38 363
血液急诊	578	61	270	719	1984	14 789
血气平诊	384	5	30	70	140	461
血气急诊	456	5	20	52	120	364
自动化免疫	580	150	600	1389	4185	19 209

二、实验室周转时间监测情况

参与调查实验室中，分别有 52.29%（536/1025），80.39%（824/1025），55.22%
（566/1025）和 56.00%（574/1025）的实验室在日常工作中监测检验前、检验中、检验
后和总 TAT。45.66%（468/1025）的实验室定期监测 TAT 均值，24.39%（250/1025）的
实验室监测 TAT 中位数，16.88%（173/1025）的实验室监测 TAT P_{90}，也有 37.85%
（388/1025）的实验室监测超过目标 TAT 标本所占比例。分别有 49.27%（505/1025），
76.39%（783/1025），48.98%（502/1025）和 58.44%（599/1025）的实验室对开展的检
验项目设定有目标检验前、检验中、检验后和总 TAT。实验室的目标 TAT 来源多为实验室
调查并与临床协商结果（60.00%，615/1025），其次为文献（40.98%，420/1025）和其
他实验室目标 TAT（29.46%，302/1025）。

三、周转时间影响因素调查结果

参与调查实验室中，97.17%（996/1025）的实验室 LIS 与仪器连接，91.61%
（939/1025）的实验室 LIS 与 HIS 连接，15.02%（154/1025）的实验室有标本前处理系
统。实验室最常见的标本运输方式为专业运输人员运输（63.12%，647/1025），其次为
护士运输（18.24%，187/1025）、实验室人员运输（7.90%，81/1025）和机械管道运
输（7.02%，72/1025）。最常见的结果报告方式为 HIS 电脑报告（63.61%，652/
1025），其次为打印报告（32.78%，336/1025）。参与调查实验室认为检验前 TAT 延时
原因主要为运输时间过长（43.71%，448/1025），检验中 TAT 延时原因主要为检测高
峰仪器拥堵（42.93%，440/1025），而检验后 TAT 延时的主要原因则是 LIS/HIS 故障
（16.88%，173/1025）。详见图 7-1。

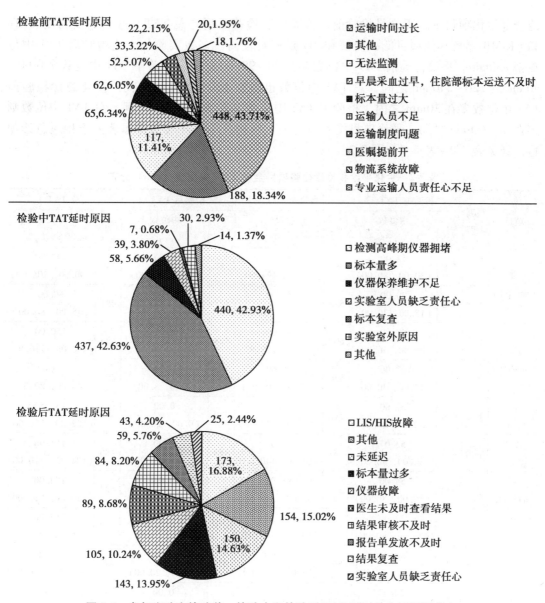

检验前TAT延时原因

- 运输时间过长
- 其他
- 无法监测
- 早晨采血过早，住院部标本运送不及时
- 标本量过大
- 运输人员不足
- 运输制度问题
- 医嘱提前开
- 物流系统故障
- 专业运输人员责任心不足

检验中TAT延时原因

- 检测高峰期仪器拥堵
- 标本量多
- 仪器保养维护不足
- 实验室人员缺乏责任心
- 标本复查
- 实验室外原因
- 其他

检验后TAT延时原因

- LIS/HIS故障
- 其他
- 未延迟
- 标本量过多
- 仪器故障
- 医生未及时查看结果
- 结果审核不及时
- 报告单发放不及时
- 结果复查
- 实验室人员缺乏责任心

图 7-1 参与实验室检验前、检验中和检验后 TAT 延时的主要原因分布

第三节 我国临床实验室全程周转时间调查结果（生化）

由于篇幅限制，以下仅列出部分生化项目结果。平诊项目包括钾、葡萄糖、TP、ALT、镁、总铁结合力、TG、CK-MB 和 cTn，急诊项目包括钾、葡萄糖、淀粉酶、CK-MB 和 cTn。

一、生化项目全程 TAT 中位数结果

参与调查的实验室各生化项目的检验前、中、后和总 TAT 中位数各不相同。在调查

的全部生化项目中，无论是检验前、检验中、检验后还是总TAT中位数，淀粉酶、cTn和CK-MB都较其他项目低，而镁和TG则相对较高。多数实验室生化检验后TAT中位数都为0min。平诊检验前TAT中位数多在30~90min之间，检验中TAT中位数多在60~90min或120~240min之间，总TAT中位数也多在120~240min之间。生化急诊检验前TAT中位数多在30min之内，检验中TAT中位数多在30~60min之间，总TAT中位数则多在30~90min之间。平诊项目检验前、中、后和总TAT中位数都显著大于相应急诊项目。详见表7-2~表7-4和图7-2。

表7-2　生化平诊和急诊检验项目全程TAT中位数（min）分布

项目	医嘱类型	检验前 TAT		检验中 TAT		检验后 TAT		总 TAT	
		N	中位数 (P_{25}, P_{75})	N	中位数 (P_{25}, P_{75})	N	中位数 (P_{25}, P_{75})	N	中位数 (P_{25}, P_{75})
钾 (mmol/L)	平诊	558	52.00 (30.00, 80.00)	661	88.00 (50.00, 124.00)	550	0.00 (0.00, 20.00)	549	143.00 (90.00, 205.00)
	急诊	488	20.00 (15.00, 30.00)	578	35.00 (24.75, 48.00)	477	0.00 (0.00, 8.00)	481	60.00 (45.00, 80.00)
血糖 (mmol/L)	平诊	506	50.00 (30.00, 76.00)	600	90.00 (58.25, 123.92)	494	0.00 (0.00, 20.00)	495	150.00 (100.00, 210.00)
	急诊	466	20.00 (15.00, 30.00)	556	36.00 (25.00, 48.00)	457	0.00 (0.00, 8.00)	459	60.00 (45.00, 80.00)
TP (g/L)	平诊	498	53.00 (30.00, 80.00)	592	95.00 (60.00, 134.50)	489	0.00 (0.00, 20.00)	492	151.50 (102.00, 210.00)
ALT (U/L)	平诊	495	53.07 (30.00, 80.00)	587	95.00 (60.00, 140.00)	484	0.00 (0.00, 20.00)	486	151.96 (104.75, 210.00)
镁 (mmol/L)	平诊	434	54.00 (30.00, 80.00)	521	98.98 (60.00, 139.50)	422	0.00 (0.00, 20.00)	423	153.00 (110.00, 211.00)
TG (mmol/L)	平诊	489	53.00 (30.50, 80.00)	584	98.35 (60.00, 141.75)	478	0.00 (0.00, 20.00)	483	153.00 (106.00, 210.00)
CK-MB (μg/L)	平诊	427	50.00 (30.00, 77.00)	507	85.00 (53.00, 120.00)	420	0.00 (0.00, 20.00)	420	137.00 (100.00, 200.00)
	急诊	409	20.00 (15.00, 30.50)	491	39.00 (28.00, 50.00)	396	0.00 (0.00, 7.00)	396	60.00 (45.00, 80.00)
cTn (μg/L)	平诊	330	41.50 (25.00, 65.00)	398	60.00 (40.00, 100.00)	323	0.00 (0.00, 14.60)	327	113.00 (70.00, 175.00)
	急诊	389	20.00 (14.68, 30.00)	471	40.00 (29.00, 50.00)	379	0.00 (0.00, 5.00)	384	60.00 (45.00, 79.50)
淀粉酶 (U/L)	急诊	454	20.00 (15.00, 30.00)	544	35.00 (25.00, 48.00)	445	0.00 (0.00, 7.50)	448	57.50 (42.00, 80.00)
全部项目	平诊	515	60.00 (35.00, 81.00)	607	100.00 (60.00, 148.00)	518	0.00 (0.00, 25.00)	512	153.00 (110.00, 224.75)
	急诊	490	25.00 (15.00, 35.50)	581	40.00 (30.00, 56.00)	490	0.00 (0.00, 10.00)	487	60.00 (45.00, 89.00)

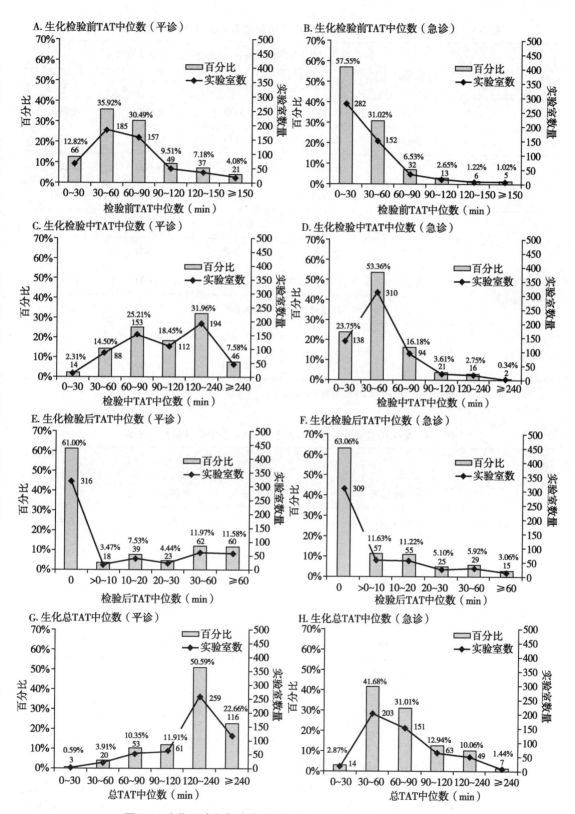

图 7-2　生化平诊和急诊检验项目全程 TAT 中位数（min）分布

表 7-3　生化检验平诊和急诊项目全程 TAT 中位数 Kolmogorov-Smirnov 检验 P 值

项目	医嘱	Kolmogorov-Smirnov 检验 P 值[*]			
		检验前	检验中	检验后	总
钾（mmol/L）	平诊	0.000	0.000	0.000	0.000
	急诊	0.000	0.000	0.000	0.000
血糖（mmol/L）	平诊	0.000	0.000	0.000	0.000
	急诊	0.000	0.000	0.000	0.000
CK-MB（μg/L）	平诊	0.000	0.000	0.000	0.000
	急诊	0.000	0.000	0.000	0.000
cTn（μgL）	平诊	0.000	0.000	0.000	0.000
	急诊	0.000	0.000	0.000	0.000
全部项目	平诊	0.000	0.000	0.000	0.000
	急诊	0.000	0.000	0.000	0.000

[*] 采用 Kolmogorov-Smirnov 检验，$P<0.05$ 数据为非正态分布

表 7-4　生化检验平诊和急诊项目全程 TAT 中位数秩和检验 P 值

项目	秩和检验 P 值[*]			
	检验前	检验中	检验后	总
钾（mmol/L）	0.000	0.000	0.000	0.000
血糖（mmol/L）	0.000	0.000	0.004	0.000
CK-MB（μg/L）	0.000	0.000	0.005	0.000
cTn（μg/L）	0.000	0.000	0.001	0.000
全部项目	0.000	0.000	0.006	0.000

[*] 采用 Mann-Whitney U 秩和检验，$P<0.05$ 视为有统计学意义

二、生化项目全程 TAT 第 90 百分位数结果

参与调查的实验室各生化项目的检验前、中、后和总 TAT P_{90} 各不相同。多数实验室检验后 TAT P_{90} 都为 0min。平诊检验前 TAT P_{90} 多在 30~90min 之间，检验中多在 90~240min 之间，总 TAT P_{90} 则多在 120~360min 之间。急诊检验前 TAT P_{90} 多在 30min 之内，检验中多在 30~60min 之间，总 TAT P_{90} 多在 60~120min 之间。平诊项目全程 TAT 显著大于相应急诊项目。详见表 7-5~表 7-7 和图 7-3。

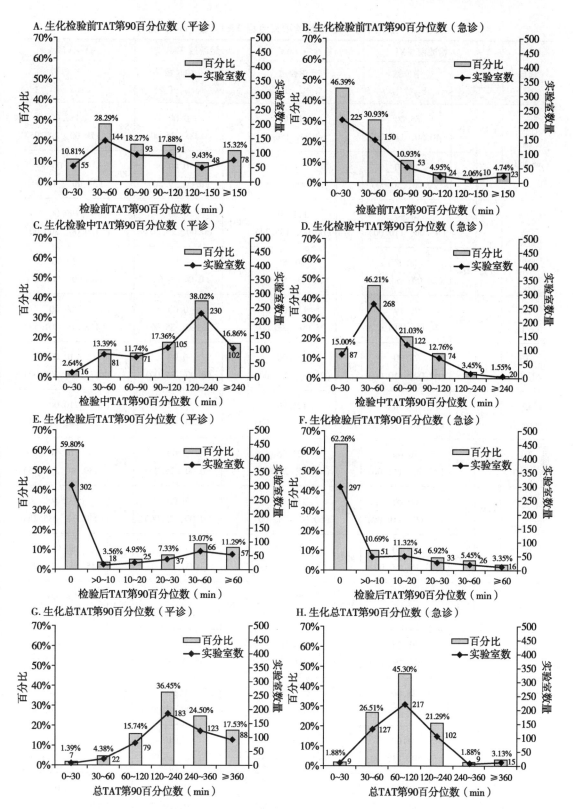

图 7-3　生化平诊和急诊检验项目全程 TAT P$_{90}$（min）分布

表 7-5　生化平诊和急诊检验项目全程 TAT P_{90}（min）分布

项目	医嘱类型	N	检验前 TAT 中位数 (P_{25}, P_{75})	N	检验中 TAT 中位数 (P_{25}, P_{75})	N	检验后 TAT 中位数 (P_{25}, P_{75})	N	总 TAT 中位数 (P_{25}, P_{75})
钾 (mmol/L)	平诊	549	65.00 (40.50, 110.00)	659	110.00 (60.00, 180.00)	545	0.00 (0.00, 25.00)	541	189.00 (110.00, 299.95)
	急诊	482	29.00 (20.00, 50.00)	577	50.00 (30.00, 64.00)	437	0.00 (0.00, 9.50)	479	80.00 (55.00, 110.00)
血糖 (mmol/L)	平诊	502	67.45 (45.00, 110.00)	598	117.00 (60.00, 185.24)	491	0.00 (0.00, 25.00)	488	199.00 (120.00, 300.00)
	急诊	464	28.00 (20.00, 50.00)	555	50.00 (32.00, 67.00)	453	0.00 (0.00, 9.00)	454	80.00 (55.00, 110.25)
TP (g/L)	平诊	494	71.10 (46.00, 110.00)	590	120.00 (75.00, 200.00)	484	0.00 (0.00, 25.00)	485	209.00 (128.50, 301.50)
ALT (U/L)	平诊	491	73.00 (47.00, 110.00)	585	120.00 (78.00, 200.00)	480	0.00 (0.00, 25.00)	479	210.00 (131.00, 300.00)
镁 (mmol/L)	平诊	429	77.30 (45.00, 116.00)	511	126.00 (80.00, 200.00)	418	0.00 (0.00, 25.00)	416	210.00 (125.50, 319.75)
TG (mmol/L)	平诊	485	70.00 (45.50, 111.00)	582	126.75 (80.00, 200.00)	474	0.00 (0.00, 25.00)	476	207.00 (130.00, 310.75)
CK-MB (μg/L)	平诊	423	60.00 (43.00, 110.00)	504	110.00 (60.00, 180.00)	417	0.00 (0.00, 25.00)	414	182.50 (114.50, 285.25)
	急诊	405	28.00 (19.25, 50.00)	405	46.00 (30.00, 55.00)	394	0.00 (0.00, 9.00)	390	80.00 (55.00, 110.00)
cTn (μg/L)	平诊	329	58.00 (32.00, 100.00)	396	85.00 (50.00, 145.00)	320	0.00 (0.00, 18.00)	324	150.00 (90.00, 230.00)
	急诊	384	27.35 (19.00, 50.00)	470	50.00 (35.00, 69.25)	374	0.00 (0.00, 8.00)	375	76.90 (55.00, 112.00)
淀粉酶 (U/L)	急诊	449	28.00 (20.00, 50.00)	543	50.00 (30.00, 63.00)	442	0.00 (0.00, 9.00)	443	76.00 (54.00, 110.00)
全部项目	平诊	509	71.00 (49.50, 115.00)	605	122.00 (80.00, 190.00)	505	0.00 (0.00, 26.00)	502	209.50 (123.25, 300.00)
	急诊	485	30.00 (20.00, 55.00)	580	51.15 (35.00, 74.00)	477	0.00 (0.00, 10.00)	479	82.00 (55.00, 119.00)

表 7-6　生化检验平诊和急诊项目全程 TAT P_{90} 的 Kolmogorov-Smirnov 检验 P 值

项目	医嘱	Kolmogorov-Smirnov 检验 P 值[*]			
		检验前	检验中	检验后	总
钾（mmol/L）	平诊	0.000	0.000	0.000	0.000
	急诊	0.000	0.000	0.000	0.000
血糖（mmol/L）	平诊	0.000	0.000	0.000	0.000
	急诊	0.000	0.000	0.000	0.000
CK-MB（μg/L）	平诊	0.000	0.000	0.000	0.000
	急诊	0.000	0.000	0.000	0.000
cTn（μg/L）	平诊	0.000	0.000	0.000	0.000
	急诊	0.000	0.000	0.000	0.000
全部项目	平诊	0.000	0.000	0.000	0.000
	急诊	0.000	0.000	0.000	0.000

[*] 采用 Kolmogorov-Smirnov 检验，$P<0.05$ 数据为非正态分布

表 7-7　生化检验平诊和急诊项目全程 TAT P_{90} 比较秩和检验 P 值

项目	秩和检验 P 值[*]			
	检验前	检验中	检验后	总
钾（mmol/L）	0.000	0.000	0.000	0.000
血糖（mmol/L）	0.000	0.000	0.004	0.000
CK-MB（μg/L）	0.000	0.000	0.004	0.000
cTn（μg/L）	0.000	0.000	0.046	0.000
全部项目	0.000	0.000	0.005	0.000

[*] 采用 Mann-Whitney U 秩和检验，$P<0.05$ 视为有统计学意义

三、生化项目全程 TAT 阈外值率结果

参与调查的实验室的目标检验前、中和总 TAT 各不相同。多数实验室目标检验后 TAT 均为 0min。平诊目标检验前 TAT 多在 60min 左右，目标检验中 TAT 多在 120min 左右，目标总 TAT 则多在 240min 左右。急诊目标检验前 TAT 多在 30min 左右，目标检验中 TAT 多在 60min 左右，目标总 TAT 则多在 100min 左右。各生化项目目标 TAT 都较为相似，但 cTn 平诊和急诊目标总 TAT 都较其他生化项目低。平诊项目目标检验前、中、后和总 TAT 都显著大于相应急诊项目。详见表 7-8~表 7-10。

表 7-8　生化项目目标全程 TAT（min）分布

项目	医嘱类型	目标检验前 TAT		目标检验中 TAT		目标检验后 TAT		目标总 TAT	
		N	中位数 (P_{25}, P_{75})	N	中位数 (P_{25}, P_{75})	N	中位数 (P_{25}, P_{75})	N	中位数 (P_{25}, P_{75})
钾 (mmol/L)	平诊	552	60.00 (40.00, 120.00)	628	120.00 (60.00, 240.00)	568	0.00 (0.00, 30.00)	553	240.00 (120.00, 360.00)
	急诊	475	30.00 (20.00, 60.00)	551	60.00 (40.00, 90.00)	487	0.00 (0.00, 10.00)	478	100.00 (60.00, 120.00)
血糖 (mmol/L)	平诊	498	60.00 (56.00, 120.00)	566	120.00 (86.75, 240.00)	506	0.00 (0.00, 30.00)	495	240.00 (130.00, 360.00)
	急诊	455	30.00 (20.00, 60.00)	530	60.00 (40.00, 90.00)	468	0.00 (0.00, 10.00)	456	100.00 (60.00, 120.00)
TP (g/L)	平诊	489	60.00 (60.00, 120.00)	561	180.00 (90.00, 240.00)	499	0.00 (0.00, 30.00)	491	240.00 (150.00, 360.00)
ALT (U/L)	平诊	484	60.00 (60.00, 120.00)	553	180.00 (100.00, 240.00)	495	0.00 (0.00, 30.00)	483	240.00 (150.00, 360.00)
镁 (mmol/L)	平诊	423	60.00 (60.00, 120.00)	481	180.00 (112.50, 240.00)	432	0.00 (0.00, 30.00)	420	240.00 (150.00, 360.00)
TG (mmol/L)	平诊	478	60.00 (60.00, 120.00)	550	180.00 (113.75, 240.00)	489	0.00 (0.00, 30.00)	480	240.00 (150.00, 360.00)
CK-MB (μg/L)	平诊	419	60.00 (50.00, 120.00)	480	120.00 (60.00, 240.00)	431	0.00 (0.00, 30.00)	419	240.0 (120.00, 360.00)
	急诊	398	30.00 (20.00, 60.00)	467	60.00 (40.00, 120.00)	408	0.00 (0.00, 10.00)	393	100.00 (60.00, 120.00)
cTn (μg/L)	平诊	323	60.00 (30.00, 120.00)	376	120.00 (60.00, 180.00)	334	0.00 (0.00, 20.00)	327	180.00 (120.00, 300.00)
	急诊	379	30.00 (20.00, 60.00)	450	60.00 (40.00, 103.75)	391	0.00 (0.00, 10.00)	380	90.00 (60.00, 120.00)
淀粉酶 (U/L)	急诊	444	30.00 (20.00, 60.00)	518	60.00 (40.00, 120.00)	456	0.00 (0.00, 10.00)	445	100.00 (60.00, 120.00)

表 7-9   生化检验平诊和急诊项目目标全程 TAT 的 Kolmogorov-Smirnov 检验 *P* 值

项目	医嘱	Kolmogorov-Smirnov 检验 *P* 值[*]			
		检验前	检验中	检验后	总
钾（mmol/L）	平诊	0.000	0.000	0.000	0.000
	急诊	0.000	0.000	0.000	0.000
血糖（mmol/L）	平诊	0.000	0.000	0.000	0.000
	急诊	0.000	0.000	0.000	0.000
CK-MB（μg/L）	平诊	0.000	0.000	0.000	0.000
	急诊	0.000	0.000	0.000	0.000
cTn（μg/L）	平诊	0.000	0.000	0.000	0.000
	急诊	0.000	0.000	0.000	0.000

[*] 采用 Kolmogorov-Smirnov 检验，*P*<0.05 数据为非正态分布

表 7-10   生化检验平诊和急诊项目目标全程 TAT 比较秩和检验 *P* 值

项目	秩和检验 *P* 值[*]			
	检验前	检验中	检验后	总
钾（mmol/L）	0.000	0.000	0.000	0.000
血糖（mmol/L）	0.000	0.000	0.006	0.000
CK-MB（μg/L）	0.000	0.000	0.008	0.000
cTn（μg/L）	0.000	0.000	0.079	0.000

[*] 采用 Mann-Whitney U 秩和检验，*P*<0.05 视为有统计学意义

生化不同项目检验前、中、后和总 TAT 阈外值率各有不同。与其他项目相比 CK-MB、cTn TAT 阈外值率较低，血钾 TAT 阈外值率则相对较高。多数实验室生化项目检验后 TAT 阈外值率均为 0.00%（6σ）。平诊生化检验前、中和总 TAT 阈外值率均多在 0%～5% 之间，中位数分别为 0.63%，0.15% 和 0.40%（4.00σ，4.46σ 和 4.15σ）。急诊生化检验前、中和总 TAT 阈外值率多为 0%，中位数则分别为 0.51%，0.17% 和 0.48%（4.07σ，4.43σ 和 4.09σ）。多数项目检验前、中、后和总 TAT 阈外值率在平诊和急诊患者间不存在显著差异。详见表 7-11～表 7-14 和图 7-4、图 7-5。

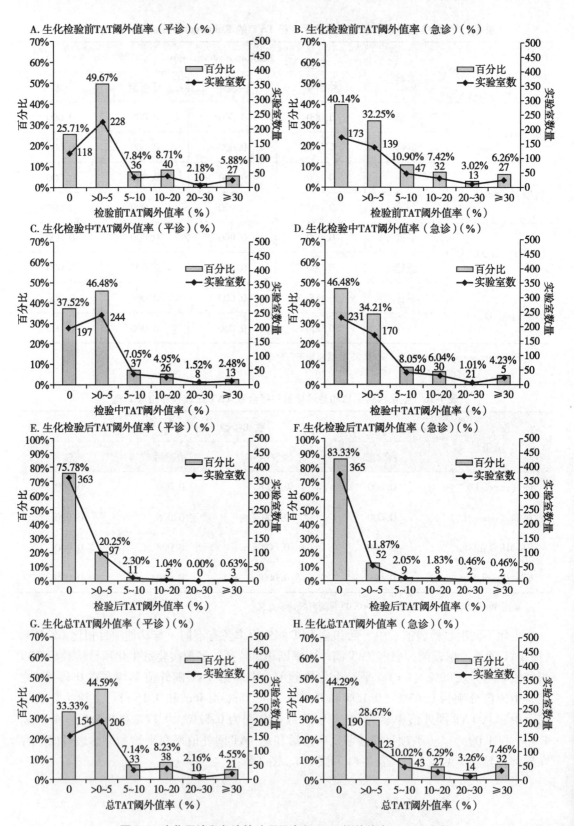

图 7-4　生化平诊和急诊检验项目全程 TAT 阈外值率（%）分布

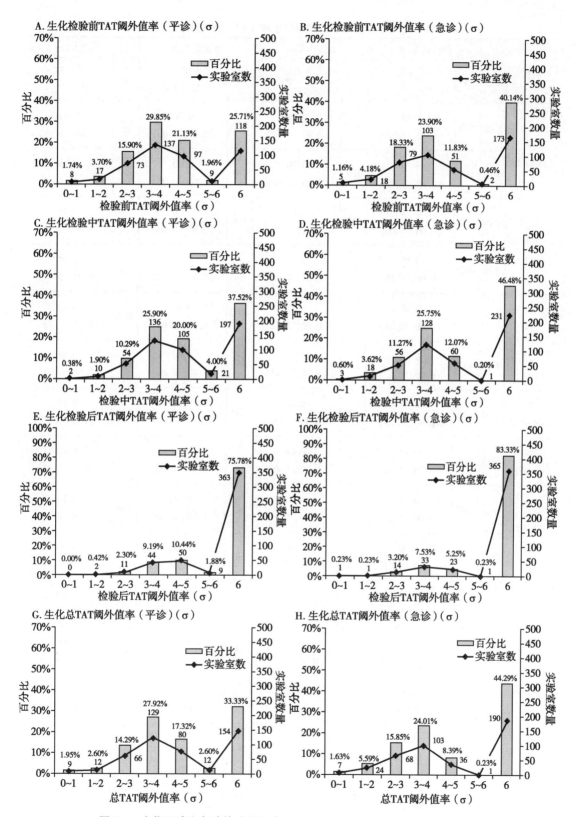

图 7-5 生化平诊和急诊检验项目全程 TAT 阈外值率（西格玛度量）分布

表 7-11 生化平诊和急诊检验项目全程 TAT 阈外值率（%）分布

项目	医嘱类型	检验前 TAT		检验中 TAT		检验后 TAT		总 TAT	
		N	中位数 (P_{25}, P_{75})	N	中位数 (P_{25}, P_{75})	N	中位数 (P_{25}, P_{75})	N	中位数 (P_{25}, P_{75})
钾 (mmol/L)	平诊	529	1.39 (0.00, 7.05)	591	0.31 (0.00, 2.14)	531	0.00 (0.00, 0.00)	527	0.84 (0.00, 5.13)
	急诊	459	0.50 (0.00, 6.00)	529	0.00 (0.00, 2.80)	459	0.00 (0.00, 0.00)	457	0.36 (0.00, 6.12)
血糖 (mmol/L)	平诊	479	0.73 (0.00, 5.00)	539	0.09 (0.00, 1.49)	478	0.00 (0.00, 0.00)	477	0.31 (0.00, 3.52)
	急诊	442	0.19 (0.00, 5.35)	507	0.00 (0.00, 2.42)	442	0.00 (0.00, 0.00)	441	0.00 (0.00, 5.71)
TP (g/L)	平诊	471	0.79 (0.00, 4.42)	535	0.13 (0.00, 1.62)	472	0.00 (0.00, 0.00)	470	0.42 (0.00, 3.78)
ALT (U/L)	平诊	467	0.67 (0.00, 4.52)	531	0.10 (0.00, 1.43)	466	0.00 (0.00, 0.00)	465	0.34 (0.00, 3.31)
镁 (mmol/L)	平诊	406	0.83 (0.00, 7.21)	455	0.06 (0.00, 2.06)	404	0.00 (0.00, 0.00)	401	0.48 (0.00, 4.35)
TG (mmol/L)	平诊	460	0.83 (0.00, 4.55)	525	0.06 (0.00, 1.69)	458	0.00 (0.00, 0.00)	461	0.40 (0.00, 3.37)
CK-MB (μg/L)	平诊	397	0.53 (0.00, 6.32)	455	0.00 (0.00, 2.04)	401	0.00 (0.00, 0.00)	398	0.14 (0.00, 4.90)
	急诊	383	0.00 (0.00, 5.71)	443	0.00 (0.00, 2.44)	381	0.00 (0.00, 0.00)	381	0.00 (0.00, 6.23)
cTn (μg/L)	平诊	311	0.49 (0.00, 7.69)	360	0.00 (0.00, 2.98)	312	0.00 (0.00, 0.00)	315	0.00 (0.00, 6.41)
	急诊	367	0.00 (0.00, 6.38)	428	0.00 (0.00, 3.80)	365	0.00 (0.00, 0.00)	366	0.00 (0.00, 8.04)
淀粉酶 (U/L)	急诊	427	0.00 (0.00, 6.25)	494	0.00 (0.00, 2.95)	430	0.00 (0.00, 0.00)	428	0.00 (0.00, 6.23)
全部项目	平诊	459	0.63 (0.00, 5.14)	525	0.15 (0.00, 2.14)	479	0.00 (0.00, 0.00)	462	0.40 (0.00, 4.26)
	急诊	431	0.51 (0.00, 6.30)	497	0.17 (0.00, 3.01)	438	0.00 (0.00, 0.00)	429	0.48 (0.00, 5.91)

表 7-12 生化平诊和急诊检验项目全程 TAT 阈外值率（西格玛度量）分布

项目	医嘱类型	检验前 TAT N	中位数 (P₂₅，P₇₅)	检验中 TAT N	中位数 (P₂₅，P₇₅)	检验后 TAT N	中位数 (P₂₅，P₇₅)	总 TAT N	中位数 (P₂₅，P₇₅)
钾 (mmol/L)	平诊	529	3.70 (2.97，6.00)	591	4.24 (3.52，6.00)	531	6.00 (6.00，6.00)	527	3.89 (3.13，6.00)
	急诊	459	4.08 (3.05，6.00)	529	6.00 (3.41，6.00)	459	6.00 (6.00，6.00)	457	4.19 (3.04，6.00)
血糖 (mmol/L)	平诊	479	3.94 (3.14，6.00)	539	4.63 (3.67，6.00)	478	6.00 (6.00，6.00)	477	4.24 (3.31，6.00)
	急诊	442	4.39 (3.11，6.00)	507	6.00 (3.47，6.00)	442	6.00 (6.00，6.00)	441	6.00 (3.08，6.00)
TP (g/L)	平诊	471	3.92 (3.20，6.00)	535	4.50 (3.64，6.00)	472	6.00 (6.00，6.00)	470	4.14 (3.28，6.00)
ALT (U/L)	平诊	467	3.97 (3.19，6.00)	531	4.59 (3.69，6.00)	466	6.00 (6.00，6.00)	465	4.20 (3.34，6.00)
镁 (mmol/L)	平诊	406	3.90 (2.96，6.00)	455	4.74 (3.54，6.00)	404	6.00 (6.00，6.00)	401	4.09 (3.21，6.00)
TG (mmol/L)	平诊	460	3.90 (3.19，6.00)	525	4.76 (3.62，6.00)	458	6.00 (6.00，6.00)	461	4.15 (3.33，6.00)
CK-MB (μg/L)	平诊	397	4.06 (3.03，6.00)	455	6.00 (3.55，6.00)	401	6.00 (6.00，6.00)	398	4.48 (3.16，6.00)
	急诊	383	6.00 (3.08，6.00)	443	6.00 (3.47，6.00)	381	6.00 (6.00，6.00)	381	6.00 (3.04，6.00)
cTn (μg/L)	平诊	311	4.08 (2.92，6.00)	360	6.00 (3.38，6.00)	312	6.00 (6.00，6.00)	315	6.00 (3.02，6.00)
	急诊	367	6.00 (3.02，6.00)	428	6.00 (3.27，6.00)	356	6.00 (6.00，6.00)	366	6.00 (2.90，6.00)
淀粉酶 (U/L)	急诊	427	6.00 (3.03，6.00)	494	6.00 (3.39，6.00)	430	6.00 (6.00，6.00)	428	6.00 (3.04，6.00)
全部项目	平诊	459	4.00 (3.13，6.00)	525	4.46 (3.53，6.00)	479	6.00 (6.00，6.00)	462	4.15 (3.22，6.00)
	急诊	431	4.07 (3.03，6.00)	497	4.43 (3.38，6.00)	438	6.00 (6.00，6.00)	429	4.09 (3.06，6.00)

表 7-13 生化检验平诊和急诊项目全程 TAT 阈外值率的 Kolmogorov-Smirnov 检验 P 值

项目	医嘱	Kolmogorov-Smirnov 检验 P 值*			
		检验前	检验中	检验后	总
钾（mmol/L）	平诊	0.000	0.000	0.000	0.000
	急诊	0.000	0.000	0.000	0.000
血糖（mmol/L）	平诊	0.000	0.000	0.000	0.000
	急诊	0.000	0.000	0.000	0.000
CK-MB（μg/L）	平诊	0.000	0.000	0.000	0.000
	急诊	0.000	0.000	0.000	0.000
cTn（μg/L）	平诊	0.000	0.000	0.000	0.000
	急诊	0.000	0.000	0.000	0.000
全部项目	平诊	0.000	0.000	0.000	0.000
	急诊	0.000	0.000	0.000	0.000

* 采用 Kolmogorov-Smirnov 检验，$P<0.05$ 数据为非正态分布

表 7-14 生化检验平诊和急诊项目全程 TAT 阈外值率秩和检验 P 值

项目	秩和检验 P 值*			
	检验前	检验中	检验后	总
钾（mmol/L）	0.000	0.045	0.003	0.095
血糖（mmol/L）	0.043	0.903	0.228	0.721
CK-MB（μg/L）	0.052	0.478	0.017	0.294
cTn（μg/L）	0.110	0.190	0.085	0.768
全部项目	0.114	0.660	0.016	0.486

* 采用 Mann-Whitney U 秩和检验，$P<0.05$ 视为有统计学意义

四、生化急诊项目规定时间内的完成试验比例

参与调查的不同实验室在规定时间内完成生化急诊试验的比例各不相同。不同项目检验前 TAT<15min，检验中 TAT<30min，检验后 TAT<10min 的急诊试验比例中位数分别在 38.42%~42.86%，33.33%~50.00% 和 85.07%~100.00% 之间。不同项目总 TAT<60min 和 90min 的试验比例中位数分别在 60.11%~73.03% 和 81.94%~86.22% 之间。多数实验室都能在 120min 内完成所有的调查生化急诊项目。详见表 7-15、表 7-16。

表 7-15　生化急诊项目检验前 TAT<15min，检验中 TAT<30min，
检验后 TAT<10min 试验比例（%）分布

项目	检验前 TAT<15min 试验比例		检验中 TAT<30min 试验比例		检验后 TAT<10min 试验比例	
	N	中位数（P_{25}，P_{75}）	N	中位数（P_{25}，P_{75}）	N	中位数（P_{25}，P_{75}）
钾（mmol/L）	474	38.24 (9.90, 71.43)	581	48.87 (14.29, 85.71)	461	87.62 (0.00, 100.00)
血糖（mmol/L）	456	40.00 (9.42, 80.00)	556	47.74 (11.19, 84.65)	438	85.07 (0.00, 100.00)
淀粉酶（U/L）	443	42.86 (9.95, 82.50)	542	50.00 (17.14, 90.00)	428	97.20 (0.00, 100.00)
CK-MB（μg/L）	395	39.22 (8.46, 80.00)	490	38.78 (4.44, 80.93)	383	97.14 (0.00, 100.00)
cTn（μg/L）	379	39.22 (7.14, 80.00)	473	33.33 (1.69, 81.82)	367	100.00 (0.00, 100.00)

表 7-16　生化急诊项目总 TAT<60min、90min 和 120min 的试验比例（%）分布

项目	总 TAT<60min 试验比例		总 TAT<90min 试验比例		总 TAT<120min 试验比例	
	N	中位数（P_{25}，P_{75}）	N	中位数（P_{25}，P_{75}）	N	中位数（P_{25}，P_{75}）
钾（mmol/L）	468	66.15 (28.41, 96.67)	460	85.46 (48.56, 100.00)	455	100.00 (70.00, 100.00)
血糖（mmol/L）	447	61.71 (28.57, 98, 68)	442	86.22 (48.13, 100.00)	437	100.00 (65.56, 100.00)
淀粉酶（U/L）	432	73.03 (32.82, 99.83)	422	86.19 (44.19, 100.00)	414	100.00 (66.20, 100.00)
CK-MB（μg/L）	387	60.11 (26.03, 95.21)	378	83.33 (47.99, 100.00)	375	100.00 (72.09, 100.00)
cTn（μg/L）	370	67.59 (25.00, 100.00)	365	81.94 (36.21, 100.00)	361	100.00 (59.32, 100.00)

五、生化项目分组比较

（一）生化项目总 TAT 分组比较

生化平诊不同医院等级和不同床位数总 TAT 中位数均不存在显著差异（不同医院等级：$P=0.087$；不同床位数：$P=0.059$），但是 TAT P_{90} 间存在显著差异（不同医院等级：$P=0.008$；不同床位数：$P=0.010$）。两两比较 Mann-Whitney U 检验结果显示，二级及以下医院总 TAT P_{90} 显著低于三级甲等（$P=0.003$）和三级乙等（$P=0.010$）医院，但是三

级甲等和三级乙等医院无显著差异（$P = 0.993$）。床位数在 0~1000 之间的实验室总 TAT P_{90} 显著低于床位数在 1001~2000 之间（$P = 0.017$）和床位数大于 2000（$P = 0.016$）的实验室，但床位数在 1001~2000 之间的实验室与床位数大于 2000 的实验室无显著差异（$P = 0.341$）。通过 ISO 15189 或 CAP 的实验室总 TAT 中位数（$P = 0.009$）和 P_{90}（$P = 0.001$）均显著高于未通过认可的实验室。详见表 7-17。

表 7-17　平诊生化项目按照医院等级、床位数、是否通过 ISO 15189 或 CAP 认可分组的
总 TAT 中位数（min）和总 TAT P_{90}（min）比较结果

分组方式	总 TAT 中位数（min）				总 TAT P_{90}（min）			
	N	中位数（P_{25}，P_{75}）	P^*	P^{**}	N	中位数（P_{25}，P_{75}）	P^*	P^{**}
医院等级								
三级甲等医院	323	160.00 (110.00, 235.00)	0.000	0.087	317	216.00 (136.00, 306.00)	0.000	0.008
三级乙等医院	98	168.50 (120.00, 224.00)	0.000		95	216.00 (135.00, 302.00)	0.000	
二级及以下医院	91	125.00 (90.00, 210.00)	0.000		90	152.35 (106.00, 270.00)	0.000	
床位数								
0~1000	281	148.00 (102.00, 220.00)	0.000	0.059	274	181.00 (120.00, 285.75)	0.000	0.010
1001~2000	171	170.00 (120.00, 224.00)	0.000		169	220.00 (140.50, 317.50)	0.000	
2000~	60	167.50 (117.00, 253.15)	0.000		59	240.00 (128.00, 343.00)	0.000	
是否通过 ISO 15189 或 CAP 认可								
是	68	187.50 (120.00, 269.25)	0.000	0.009	68	284.50 (163.50, 391.25)	0.000	0.001
否	444	150.00 (105.00, 220.00)	0.000		434	200.00 (120.00, 283.50)	0.000	

* 采用 Kolmogorov-Smirnov 检验，$P<0.05$ 数据为非正态分布

** 三组及以上采用 Kruskal-Wallis 秩和检验，两组为 Mann-Whitney U 秩和检验，$P<0.05$ 视为有统计学意义

生化急诊不同医院等级总 TAT 中位数不存在显著差异（$P = 0.069$），但是他们之间 TAT P_{90} 存在显著差异（$P = 0.004$）。两两比较 Mann-Whitney U 检验结果显示，二级及以下医院总 TAT P_{90} 显著低于三级甲等医院（$P = 0.002$），但是三级甲等（$P = 0.039$）和二级以下医院（$P = 0.385$）与三级乙等医院间均无显著差异。不同床位数实验室之间总 TAT 中位数（$P = 0.002$）和 P_{90}（$P < 0.001$）均存在显著差异。两两比较 Mann-Whitney U 检验

显示，床位数在 0~1000 之间的实验室总 TAT 中位数显著低于床位数大于 2000 的实验室（$P<0.001$），而床位数在 1001~2000 之间的实验室与床位数在 0~1000 之间（$P=0.066$）和床位数大于 2000（$P=0.061$）的实验室总 TAT 中位数均无显著差异。床位数在 0~1000 之间的实验室总 TAT P_{90} 显著低于床位数在 1001~2000 之间的实验室（$P=0.001$）和床位数大于 2000 的实验室（$P<0.001$），而床位数在 1001~2000 之间的实验室总 TAT P_{90} 则显著低于床位数大于 2000 的实验室（$P=0.010$）。通过 ISO 15189 或 CAP 的实验室生化急诊总 TAT 中位数（$P=0.009$）和 P_{90}（$P<0.001$）均显著高于未通过认可的实验室。详见表 7-18。

表 7-18　急诊生化项目按照医院等级、床位数和是否通过 ISO 15189 或 CAP 认可分组的总 TAT 中位数（min）和总 TAT P_{90}（min）比较结果

分组方式	总 TAT 中位数（min）				总 TAT P_{90}（min）			
	N	中位数（P_{25}，P_{75}）	P^*	P^{**}	N	中位数（P_{25}，P_{75}）	P^*	P^{**}
医院等级								
三级甲等医院	306	63.25 (49.75，90.00)	0.000		300	88.50 (60.00，120.00)	0.000	
三级乙等医院	91	59.00 (45.00，81.00)	0.000	0.069	90	76.75 (54.50，110.00)	0.000	0.004
二级及以下医院	90	60.00 (45.00，85.00)	0.000		89	70.00 (49.50，110.50)	0.000	
床位数								
0~1000	269	60.00 (45.00，82.00)	0.000		264	77.50 (51.00，103.50)	0.000	
1001~2000	163	65.00 (45.00，90.00)	0.000	0.002	161	85.30 (60.00，121.50)	0.000	0.000
2000~	55	70.00 (57.00，100.00)	0.001		54	105.75 (79.75，49.50)	0.000	
是否通过 ISO 15189 或 CAP 认可								
是	67	70.00 (55.00，91.00)	0.000	0.009	65	102.00 (79.00，151.70)	0.000	0.000
否	420	60.00 (45.00，85.00)	0.000		414	80.00 (55.00，112.25)	0.000	

* 采用 Kolmogorov-Smirnov 检验，$P<0.05$ 数据为非正态分布

** 三组及以上采用 Kruskal-Wallis 秩和检验，两组为 Mann-Whitney U 秩和检验，$P<0.05$ 视为有统计学意义

（二）生化项目检验前 TAT 分组比较

生化平诊不同医院等级、不同床位数、通过与未通过 ISO 15189 或 CAP 认可和不同标

本运输方式实验室间检验前 TAT 中位数均无显著差异。然而，通过 ISO 15189 或 CAP 认可的实验室检验前 TAT P_{90} 显著高于未通过认可实验室。同时，不同医院等级、不同床位数和不同标本运输方式实验室间检验前 TAT P_{90} 也均有显著差异。两两比较显示，三级甲等医院检验前 TAT P_{90} 显著高于二级及以下医院（$P=0.010$），三级乙等医院与三级甲等医院（$P=0.576$）和二级及以上医院（$P=0.080$）均无显著差异。床位数在 0～1000 之间的实验室检验前 TAT P_{90} 显著低于床位数在 1001～2000 之间的实验室（$P=0.005$），而床位数大于 2000 的实验室与床位数在 0～1000 之间（$P=0.047$）和床位数在 1001～2000 之间（$P=0.891$）的实验室间均无显著差异。护士运输的检验前 TAT P_{90} 显著低于实验室人员运输（$P=0.008$）和专业运输人员运输（$P=0.005$），但是实验室人员运输与专业运输人员运输（$P=0.527$）和机械管道运输系统运输（$P=0.503$）无显著差异，机械管道运输系统与专业运输人员（$P=0.907$）和护士运输（$P=0.063$）也无显著差异。详见表 7-19。

表 7-19　平诊生化项目按照医院等级、床位数、是否通过 ISO 15189 或 CAP 认可和标本运输方式分组的检验前 TAT 中位数（min）和检验前 TAT P_{90}（min）比较结果

分组方式	检验前 TAT 中位数（min）				检验前 TAT P_{90}（min）			
	N	中位数（P_{25}，P_{75}）	P^{*}	P^{**}	N	中位数（P_{25}，P_{75}）	P^{*}	P^{**}
医院等级								
三级甲等医院	326	60.00 (37.00, 85.00)	0.000		324	80.00 (50.00, 117.75)	0.000	
三级乙等医院	96	60.00 (37.25, 84.50)	0.000	0.294	94	60.00 (47.00, 117.75)	0.000	0.033
二级及以下医院	93	55.00 (30.00, 75.00)	0.000		91	59.00 (36.00, 110.00)	0.000	
床位数								
0～1000	286	59.00 (30.00, 80.00)	0.000		283	60.00 (45.00, 110.00)	0.000	
1001～2000	170	60.00 (42.00, 84.25)	0.000	0.121	168	80.00 (52.25, 120.00)	0.000	0.008
2000～	59	54.00 (36.00, 90.00)	0.000		58	77.50 (50.00, 140.16)	0.000	
是否通过 ISO 15189 或 CAP 认可								
是	68	60.00 (40.50, 90.00)	0.000	0.149	69	100.00 (55.50, 138.82)	0.000	0.006
否	447	60.00 (34.00, 80.00)	0.000		440	68.00 (48.25, 110.00)	0.000	

续表

分组方式	检验前 TAT 中位数（min）				检验前 TAT P$_{90}$（min）			
	N	中位数（P$_{25}$，P$_{75}$）	P^*	P^{**}	N	中位数（P$_{25}$，P$_{75}$）	P^*	P^{**}
标本运输方								
实验室人员运输	36	63.00 （45.00，109.75）	0.000	0.057	36	95.50 （50.00，120.00）	0.000	0.023
专业运输人员运输	325	60.00 （38.00，85.00）	0.000		321	75.00 （50.00，120.00）	0.000	
护士运输	88	53.50 （30.00，64.63）	0.000		88	60.00 （40.00，90.00）	0.000	
机械管道运输系统	43	55.0 （30.00，68.00）	0.007		43	65.00 （50.00，115.00）	0.002	

* 采用 Kolmogorov-Smirnov 检验，$P<0.05$ 数据为非正态分布

** 三组及以上采用 Kruskal-Wallis 秩和检验，两组为 Mann-Whitney U 秩和检验，$P<0.05$ 视为有统计学意义

生化急诊不同医院等级和不同床位数实验室间检验前 TAT 中位数和 P$_{90}$ 均有显著差异。两两比较 Mann-Whitney U 检验结果显示，三级甲等医院生化急诊检验前 TAT 中位数（$P=0.015$）和 P$_{90}$（$P=0.001$）都显著高于二级及以下医院，而三级乙等医院与三级甲等（中位数：$P=0.040$；P$_{90}$：$P=0.045$）和二级以下医院（中位数：$P=0.751$；P$_{90}$：$P=0.160$）实验室间检验前 TAT 中位数和 P$_{90}$ 均无显著差异。床位数在 0~1000 之间的实验室检验前 TAT 中位数显著低于床位数在 1001~2000 之间的实验室（$P=0.009$），但是床位数大于 2000 的实验室与床位数在 0~1000 之间（$P=0.227$）和床位数在 1001~2000 之间（$P=0.699$）的实验室间无显著差异。床位数在 0~1000 之间的实验室检验前 TAT P$_{90}$ 显著低于床位数在 1001~2000 之间（$P<0.001$＝和床位数大于 2000 的（$P=0.001$）实验室，但是床位数在 1001~2000 之间的实验室和床位数大于 2000 的实验室无显著差异（$P=0.395$）。通过 ISO 15189 或 CAP 认可的实验室检验前 TAT 中位数与未通过认可实验室无显著差异（$P=0.199$），但是通过认可实验室检验前 TAT P$_{90}$ 显著高于未通过认可实验室（$P=0.016$）。不同标本运输方式实验室检验前 TAT 中位数和 P$_{90}$ 均无显著差异。详见表 7-20。

（三）生化项目检验中 TAT 分组比较

平诊生化不同医院等级实验室检验中 TAT 中位数和 P$_{90}$ 均有显著差异。两两比较 Mann-Whitney U 检验显示，三级甲等医院检验中 TAT 中位数（$P=0.004$）和 P$_{90}$（$P<0.001$）都显著高于二级及以下医院，但是三级乙等医院与三级甲等医院（中位数：$P=0.410$；P$_{90}$：$P=0.269$）和二级及以下医院（中位数：$P=0.043$；P$_{90}$：$P=0.019$）均无显著差异。不同床位数实验室检验中 TAT 中位数无显著差异，但 P$_{90}$ 有显著差异。两两比较 Mann-Whitney U 检验显示，床位数在 0~1000 之间的实验室生化平诊检验中 TAT P$_{90}$ 显著低于床位数大于 2000 的实验室（$P=0.002$），但是床位数在 1001~2000 之间的实验室与床位数在 0~1000 之间（$P=0.055$）和床位数大于 2000（$P=0.059$）的实验室无显著差异。通过 ISO 15189 或 CAP 认可的实验室检验中 TAT 中位数和 P$_{90}$ 都显著高于未通过认可的实验

室，但是有标本前处理系统的实验室检验中 TAT 中位数和 P_{90} 与无标本前处理系统的实验室均无显著差异。详见表 7-21。

表 7-20 急诊生化项目按照医院等级、床位数、是否通过 ISO 15189 或 CAP 认可和标本运输方式分组的检验前 TAT 中位数（min）和检验前 TAT P_{90}（min）比较结果

分组方式	检验前 TAT 中位数（min）				检验前 TAT P_{90}（min）			
	N	中位数（P_{25}，P_{75}）	P^*	P^{**}	N	中位数（P_{25}，P_{75}）	P^*	P^{**}
医院等级								
三级甲等医院	312	25.00 (16.00, 40.00)	0.000		309	32.00 (23.50, 59.50)	0.000	
三级乙等医院	90	22.00 (15.00, 30.00)	0.000	0.015	89	28.00 (20.00, 49.00)	0.000	0.001
二级及以下医院	88	20.00 (15.00, 30.00)	0.000		87	25.00 (15.00, 45.00)	0.000	
床位数								
0~1000	270	20.00 (15.00, 30.00)	0.000		269	27.00 (18.00, 50.00)	0.000	
1001~2000	164	25.50 (19.25, 41.50)	0.000	0.030	162	32.00 (25.00, 60.00)	0.000	0.000
2000~	56	26.50 (15.00, 46.50)	0.000		54	45.00 (25.00, 65.70)	0.000	
是否通过 ISO 15189 或 CAP 认可								
是	68	26.50 (16.00, 49.23)	0.001		66	42.50 (25.00, 71.25)	0.000	
否	422	24.77 (15.00, 35.00)	0.000	0.199	419	30.00 (20.00, 52.00)	0.000	0.016
标本运输方式								
实验室人员运输	31	23.00 (15.00, 30.00)	0.000		31	25.00 (18.00, 43.00)	0.000	
专业运输人员运输	310	25.00 (15.00, 38.25)	0.000		306	30.00 (20.00, 58.00)	0.000	
护士运输	84	25.00 (15.00, 40.00)	0.000	0.090	84	28.50 (19.63, 50.00)	0.000	0.078
机械管道运输系统	41	18.00 (15.00, 30.00)	0.000		41	26.00 (18.00, 47.50)	0.000	

* 采用 Kolmogorov-Smirnov 检验，$P<0.05$ 数据为非正态分布

** 三组及以上采用 Kruskal-Wallis 秩和检验，两组为 Mann-Whitney U 秩和检验，$P<0.05$ 视为有统计学意义

表 7-21　平诊生化项目按照医院等级、床位数、是否通过 ISO 15189 或 CAP 认可和是否有标本前处理系统分组的检验中 TAT 中位数（min）和检验中 TAT P_{90}（min）比较结果

分组方式	检验中 AT 中位数（min）				检验中 TAT P_{90}（min）			
	N	中位数（P_{25}，P_{75}）	P^*	P^{**}	N	中位数（P_{25}，P_{75}）	P^*	P^{**}
医院等级								
三级甲等医院	385	103.00 (62.00, 156.50)	0.000		383	131.00 (88.00, 200.00)	0.000	
三级乙等医院	111	98.00 (62.00, 124.00)	0.000	0.012	111	125.00 (90.00, 175.00)	0.000	0.001
二级及以下医院	111	80.00 (50.00, 120.00)	0.000		111	96.00 (55.00, 180.00)	0.000	
床位数								
0~1000	331	98.00 (60.00, 130.00)	0.000		331	116.00 (75.00, 180.00)	0.000	
1001~2000	206	101.50 (64.00, 149.25)	0.000	0.201	205	130.00 (83.50, 200.00)	0.000	0.003
2000~	70	101.00 (71.50, 166.71)	0.000		69	154.00 (97.00, 254.00)	0.000	
是否通过 ISO 15189 或 CAP 认可								
是	81	120.00 (82.00, 180.00)	0.000		80	160.50 (100.75, 268.25)	0.047	
否	526	97.00 (60.00, 133.50)	0.000	0.001	525	120.00 (80.00, 182.50)	0.000	0.000
是否有标本前处理系统								
是	100	100.00 (60.00, 148.50)	0.000		98	134.00 (75.5, 201.25)	0.000	
否	507	100.00 (60.00, 148.00)	0.000	0.972	507	120.00 (80.00, 189.00)	0.000	0.578

* 采用 Kolmogorov-Smirnov 检验，$P<0.05$ 数据为非正态分布

** 三组及以上采用 Kruskal-Wallis 秩和检验，两组为 Mann-Whitney U 秩和检验，$P<0.05$ 视为有统计学意义

　　生化急诊不同医院等级和不同床位数实验室检验中 TAT 中位数和 P_{90} 均有显著差异。两两比较 Mann-Whitney U 检验结果显示，三级甲等医院检验中 TAT 中位数（$P=0.001$）和 P_{90}（$P<0.001$）都显著高于二级及以下医院，但是三级乙等医院与三级甲等医院（中位数：$P=0.107$；P_{90}：$P=0.037$）和二级及以下医院（中位数：$P=0.159$；P_{90}：$P=0.055$）均无显著差异。床位数在 0~1000 之间的实验室生化急诊检验中 TAT 中位数显著低于床位数大于 2000 的实验室（$P=0.002$），但是床位数在 1001~2000 之间的实验室与床位数在 0~1000 之间（$P=0.074$）和床位数大于 2000（$P=0.096$）的实验室无显著差异。

床位数在 0~1000 之间的实验室生化急诊检验中 TAT P_{90} 显著低于床位数在 1001~2000 之间（$P<0.001$）和床位数大于 2000（$P<0.001$）的实验室，且床位数在 1001~2000 之间的实验室显著低于床位数大于 2000 的实验室（$P=0.004$）。通过 ISO 15189 或 CAP 认可的实验室检验中 TAT 中位数和 P_{90} 均显著高于未通过认可实验室，但是有标本前处理系统的实验室检验中 TAT 中位数和 P_{90} 与无标本前处理系统的实验室均无显著差异。详见表 7-22。

表 7-22　急诊生化项目按照医院等级、床位数、是否通过 ISO 15189 或 CAP 认可和是否有标本前处理系统分组的检验中 TAT 中位数（min）和检验中 TAT P_{90}（min）比较结果

分组方式	检验中 TAT 中位数（min）				检验中 TAT P_{90}（min）			
	N	中位数（P_{25}，P_{75}）	P^{*}	P^{**}	N	中位数（P_{25}，P_{75}）	P^{*}	P^{**}
医院等级								
三级甲等医院	370	42.00 (30.00, 60.00)	0.000		369	55.00 (39.50, 82.50)	0.000	
三级乙等医院	105	40.00 (30.00, 51.50)	0.000	0.003	105	50.00 (31.00, 65.00)	0.000	0.000
二级及以下医院	106	33.50 (25.00, 45.25)	0.000		106	43.00 (29.60, 60.00)	0.000	
床位数								
0~1000	318	38.50 (29.00, 52.00)	0.000		318	50.00 (30.00, 62.00)	0.000	
1001~2000	179	42.00 (29.50, 60.00)	0.000	0.005	197	55.00 (39.50, 83.50)	0.000	0.000
2000~	66	45.00 (35.00, 60.00)	0.000		65	69.00 (50.00, 90.00)	0.008	
是否通过 ISO 15189 或 CAP 认可								
是	79	45.00 (30.00, 60.00)	0.003	0.046	79	56.00 (45.00, 90.00)	0.004	0.010
否	502	40.00 (30.00, 55.00)	0.000		501	50.00 (34.00, 70.00)	0.000	
是否有标本前处理系统								
是	96	40.00 (30.00, 56.00)	0.001	0.464	95	53.00 (40.00, 85.00)	0.000	0.188
否	485	40.00 (29.75, 56.00)	0.000		485	50.00 (35.00, 70.50)	0.000	

　* 采用 Kolmogorov-Smirnov 检验，$P<0.05$ 数据为非正态分布

　** 三组及以上采用 Kruskal-Wallis 秩和检验，两组为 Mann-Whitney U 秩和检验，$P<0.05$ 视为有统计学意义

（四）生化项目检验后 TAT 分组比较

生化平诊不同医院等级、不同床位数和通过与未通过 ISO 15189 或 CAP 认可实验室间检验后 TAT 中位数和 P_{90} 均无显著差异。LIS 与 HIS 连接的实验室检验后 TAT 中位数显著低于不连接实验室，但是两者检验后 TAT P_{90} 无显著差异。利用电脑报告的实验室检验后 TAT 中位数和 P_{90} 都显著低于打印报告的实验室。详见表 7-23。

表 7-23 平诊生化项目按照医院等级、床位数、是否通过 ISO 15189 或 CAP 认可、LIS 是否与 HIS 连接和结果报告方式分组的检验后 TAT 中位数（min）和检验后 TAT P_{90}（min）比较结果

分组方式	检验后 TAT 中位数（min）				检验后 TAT P_{90}（min）			
	N	中位数（P_{25}，P_{75}）	P^*	P^{**}	N	中位数（P_{25}，P_{75}）	P^*	P^{**}
医院等级								
三级甲等医院	328	0.00 (0.00, 23.25)	0.000		317	0.00 (0.00, 26.00)	0.000	
三级乙等医院	96	0.00 (0.00, 25.00)	0.000	0.574	95	0.00 (0.00, 25.00)	0.000	0.586
二级及以下医院	94	0.00 (0.00, 30.00)	0.000		93	0.00 (0.00, 30.00)	0.000	
床位数								
0~1000	287	0.00 (0.00, 30.00)	0.000		277	0.00 (0.00, 30.00)	0.000	
1001~2000	171	0.00 (0.00, 15.00)	0.000	0.200	170	0.00 (0.00, 20.00)	0.000	0.084
2000~	60	0.00 (0.00, 28.75)	0.000		58	0.00 (0.00, 35.00)	0.000	
是否通过 ISO 15189 或 CAP 认可								
是	66	0.00 (0.00, 30.00)	0.000	0.384	64	0.00 (0.00, 33.75)	0.000	0.314
否	452	0.00 (0.00, 24.00)	0.000		441	0.00 (0.00, 26.00)	0.000	
LIS 是否与 HIS 连接								
是	483	0.00 (0.00, 21.00)	0.000	0.009	470	0.00 (0.00, 25.25)	0.000	0.108
否	35	10.00 (0.00, 50.00)	0.000		27	10.00 (0.00, 35.00)	0.000	

续表

分组方式	检验后 TAT 中位数（min）				检验后 TAT P$_{90}$（min）			
	N	中位数（P$_{25}$，P$_{75}$）	P*	P**	N	中位数（P$_{25}$，P$_{75}$）	P*	P**
结果报告方式								
HIS，电脑报告	344	0.00 (0.00，20.00)	0.000	0.008	335	0.00 (0.00，25.00)	0.000	0.005
打印报告	154	0.00 (0.00，31.25)	0.000		150	0.00 (0.00，50.00)	0.000	

* 采用 Kolmogorov-Smirnov 检验，P<0.05 数据为非正态分布

** 三组及以上采用 Kruskal-Wallis 秩和检验，两组为 Mann-Whitney U 秩和检验，P<0.05 视为有统计学意义

生化急诊不同医院等级、不同床位数和通过与未通过 ISO 15189 或 CAP 认可实验室间检验后 TAT 中位数和 P$_{90}$ 均无显著差异。LIS 与 HIS 连接的实验室检验后 TAT 中位数和 P$_{90}$ 显著低于不连接实验室。利用电脑报告的实验室检验后 TAT 中位数显著低于打印报告的实验室，但两者检验后 TAT P$_{90}$ 无显著差异。详见表 7-24。

表 7-24 急诊生化项目按照医院等级、床位数、是否通过 ISO 15189 或 CAP 认可、

LIS 是否与 HIS 连接和结果报告方式分组的检验后 TAT 中位数（min）和

检验后 TAT P$_{90}$（min）比较结果

分组方式	检验后 TAT 中位数（min）				检验后 TAT P$_{90}$（min）			
	N	中位数（P$_{25}$，P$_{75}$）	P*	P**	N	中位数（P$_{25}$，P$_{75}$）	P*	P**
医院等级								
三级甲等医院	311	0.00 (0.00，10.00)	0.000	0.447	301	0.00 (0.00，11.00)	0.000	0.417
三级乙等医院	90	0.00 (0.00，9.25)	0.000		89	0.00 (0.00，9.00)	0.000	
二级及以下医院	89	0.00 (0.00，10.00)	0.000		87	0.00 (0.00，10.00)	0.000	
床位数								
0~1000	273	0.00 (0.00，10.00)	0.000	0.573	265	0.00 (0.00，10.00)	0.000	0.602
1001~2000	161	0.00 (0.00，7.50)	0.000		159	0.00 (0.00，10.00)	0.000	
2000~	56	0.00 (0.00，10.00)	0.000		53	0.00 (0.00，12.50)	0.000	

续表

分组方式	检验后 TAT 中位数（min）				检验后 TAT P$_{90}$（min）			
	N	中位数（P$_{25}$，P$_{75}$）	P^*	P^{**}	N	中位数（P$_{25}$，P$_{75}$）	P^*	P^{**}
是否通过 ISO 15189 或 CAP 认可								
是	65	0.00 (0.00, 14.50)	0.000	0.232	61	0.00 (0.00, 19.00)	0.000	0.192
否	425	0.00 (0.00, 8.50)	0.000		416	0.00 (0.00, 10.00)	0.000	
LIS 是否与 HIS 连接								
是	458	0.00 (0.00, 8.00)	0.000	0.029	445	0.00 (0.00, 10.00)	0.000	0.042
否	25	5.00 (0.00, 22.50)	0.000		25	5.00 (0.00, 22.00)	0.000	
结果报告方式								
HIS，电脑报告	325	0.00 (0.00, 6.50)	0.000	0.032	316	0.00 (0.00, 9.75)	0.000	0.056
打印报告	148	0.00 (0.00, 12.00)	0.000		144	0.00 (0.00, 15.00)	0.000	

* 采用 Kolmogorov-Smirnov 检验，$P<0.05$ 数据为非正态分布

** 三组及以上采用 Kruskal-Wallis 秩和检验，两组为 Mann-Whitney U 秩和检验，$P<0.05$ 视为有统计学意义

第四节　我国临床实验室全程周转
时间调查结果（血液）

一、血液项目全程 TAT 中位数结果

参与调查的实验室各血液项目的检验前、中和总 TAT 中位数各不相同。多数实验室血液检验后 TAT 中位数都为 0min。在调查的全部血液项目中，无论是检验前、检验中还是总 TAT 中位数，WBC 都较其他凝血项目低。血液项目检验前、检验中和总 TAT 中位数分别在 30~45min 或 60~120min，30~45min 或 60~120min 和 30~90min 或 120~240min 之间，急诊项目则分别在 15~45min，15~45min 和 30~90min。平诊项目检验前、中和总 TAT 中位数都显著大于相应急诊项目，但两者间检验后 TAT 中位数无显著差异。详见表 7-25~表 7-27 和图 7-6。

表 7-25　血液平诊和急诊检验项目全程 **TAT** 中位数（min）分布

项目	医嘱类型	检验前 TAT		检验中 TAT		检验后 TAT		总 TAT	
		N	中位数 (P_{25}, P_{75})	N	中位数 (P_{25}, P_{75})	N	中位数 (P_{25}, P_{75})	N	中位数 (P_{25}, P_{75})
WBC (10^9/L)	平诊	538	31.50 (17.00, 60.00)	635	28.00 (17.00, 46.50)	532	0.00 (0.00, 10.00)	530	60.00 (30.00, 106.00)
	急诊	478	16.75 (10.00, 26.25)	574	15.00 (10.00, 21.00)	479	0.00 (0.00, 5.00)	478	30.50 (22.00, 50.00)
PT (s)	平诊	503	41.00 (25.00, 62.00)	594	57.00 (37.75, 90.00)	496	0.00 (0.00, 10.00)	495	100.00 (60.20, 150.00)
	急诊	464	20.00 (14.00, 30.00)	552	30.00 (22.00, 43.00)	465	0.00 (0.00, 5.00)	459	51.00 (40.00, 72.00)
APTT (s)	平诊	492	40.50 (25.00, 62.75)	581	56.00 (35.50, 89.00)	485	0.00 (0.00, 10.00)	483	100.00 (60.00, 156.95)
	急诊	449	20.00 (14.00, 30.00)	544	30.00 (23.00, 45.00)	455	0.00 (0.00, 5.00)	452	55.00 (40.00, 75.00)
Fbg (g/L)	平诊	486	40.00 (25.00, 63.50)	574	57.00 (36.00, 88.50)	478	0.00 (0.00, 10.00)	477	100.00 (62.00, 155.48)
	急诊	448	20.00 (14.00, 30.00)	535	30.00 (23.00, 45.00)	450	0.00 (0.00, 5.25)	445	54.00 (40.00, 75.00)
全部项目	平诊	496	40.00 (25.00, 64.48)	588	45.00 (30.00, 67.75)	507	0.00 (0.00, 11.00)	495	90.00 (55.00, 135.00)
	急诊	481	20.00 (15.00, 32.00)	571	28.00 (20.00, 40.00)	491	0.00 (0.00, 7.00)	479	49.00 (34.00, 70.00)

表 7-26　血液检验平诊和急诊项目全程 **TAT** 中位数的 **Kolmogorov-Smirnov** 检验 *P* 值

项目	医嘱	Kolmogorov-Smirnov 检验 *P* 值[*]			
		检验前	检验中	检验后	总
WBC (10^9/L)	平诊	0.000	0.000	0.000	0.000
	急诊	0.000	0.000	0.000	0.000
PT (s)	平诊	0.000	0.000	0.000	0.000
	急诊	0.000	0.000	0.000	0.000
APTT (s)	平诊	0.000	0.000	0.000	0.000
	急诊	0.000	0.000	0.000	0.000
Fbg (g/L)	平诊	0.000	0.000	0.000	0.000
	急诊	0.000	0.000	0.000	0.000
全部项目	平诊	0.000	0.000	0.000	0.000
	急诊	0.000	0.000	0.000	0.000

[*] 采用 Kolmogorov-Smirnov 检验，*P*<0.05 数据为非正态分布

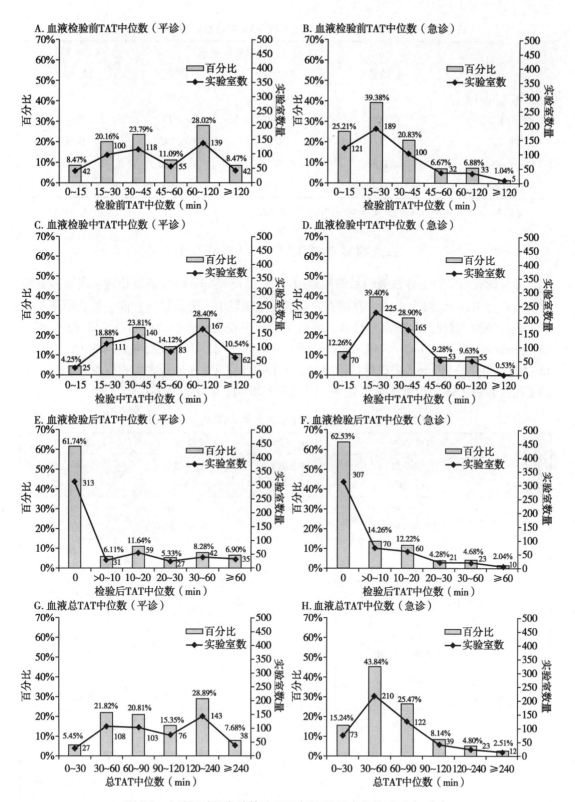

图 7-6 血液平诊和急诊检验项目全程 TAT 中位数（min）分布

表 7-27　血液检验平诊和急诊项目全程 TAT 中位数比较秩和检验 P 值

项目	秩和检验 P 值[*]			
	检验前	检验中	检验后	总
WBC（10^9/L）	0.000	0.000	0.067	0.000
PT（s）	0.000	0.000	0.070	0.000
APTT（s）	0.000	0.000	0.143	0.000
Fbg（g/L）	0.000	0.000	0.102	0.000
全部项目	0.000	0.000	0.100	0.000

[*] 采用 Mann-Whitney U 秩和检验，$P<0.05$ 视为有统计学意义

二、血液项目全程 TAT 第 90 百分位数结果

参与调查的实验室各血液项目的检验前、中、后和总 TAT P_{90} 各不相同。多数实验室血液检验后 TAT P_{90} 都为 0min。在调查的全部生化项目中，无论是检验前、检验中还是总 TAT P_{90}，WBC 都较其他凝血项目低。血液平诊项目检验前、检验中和总 TAT P_{90} 分别在 15～30min 或 60～120min，45～120min 和 90～240min 之间，急诊项目则分别在 15～45min，15～60min 和 30～90min。平诊项目检验前、中和总 TAT P_{90} 都显著大于相应急诊项目，但两者间检验后 TAT 中位数无显著差异。详见表 7-28～表 7-30 和图 7-7。

表 7-28　血液平诊和急诊检验项目全程 TAT P_{90}（min）分布

项目	医嘱类型	检验前 TAT		检验中 TAT		检验后 TAT		总 TAT	
		N	中位数（P_{25}，P_{75}）	N	中位数（P_{25}，P_{75}）	N	中位数（P_{25}，P_{75}）	N	中位数（P_{25}，P_{75}）
WBC（10^9/L）	平诊	531	50.00 (25.00，90.00)	634	37.00 (25.00，75.00)	530	0.00 (0.00，10.00)	522	89.00 (43.50，155.85)
	急诊	476	25.00 (14.00，42.75)	573	25.00 (16.00，30.00)	475	0.00 (0.00，8.00)	472	46.00 (29.00，72.00)
PT（s）	平诊	499	55.00 (30.00，100.00)	593	78.00 (48.50，118.00)	493	0.00 (0.00，15.00)	488	124.25 (80.00，214.75)
	急诊	461	26.00 (18.00，47.80)	551	45.00 (28.00，60.00)	463	0.00 (0.00，8.00)	454	68.00 (47.75，105.25)
APTT（s）	平诊	489	55.00 (30.00，100.00)	580	78.50 (49.25，118.00)	482	0.00 (0.00，15.00)	474	125.00 (80.00，216.00)
	急诊	455	27.00 (18.00，49.00)	543	45.00 (28.00，60.00)	452	0.00 (0.00，8.00)	447	70.00 (49.00，105.00)
Fbg（g/L）	平诊	482	55.00 (29.00，100.00)	573	78.00 (49.00，118.00)	477	0.00 (0.00，15.00)	470	127.50 (80.00，300.00)
	急诊	446	27.00 (18.00，49.25)	534	45.00 (28.00，60.00)	449	0.00 (0.00，8.00)	439	70.00 (49.00，106.00)

续表

项目	医嘱类型	检验前 TAT		检验中 TAT		检验后 TAT		总 TAT	
		N	中位数 (P_{25}, P_{75})	N	中位数 (P_{25}, P_{75})	N	中位数 (P_{25}, P_{75})	N	中位数 (P_{25}, P_{75})
全部项目	平诊	490	55.00 (29.00, 100.00)	588	60.65 (40.00, 105.00)	493	0.00 (0.00, 15.00)	486	113.00 (63.00, 190.00)
	急诊	476	27.00 (18.00, 50.00)	571	38.00 (25.60, 55.00)	479	0.00 (0.00, 10.00)	470	65.00 (45.00, 95.00)

表 7-29　血液检验平诊和急诊项目全程 TAT P_{90} 的 Kolmogorov-Smirnov 检验 P 值

项目	医嘱	Kolmogorov-Smirnov 检验 P 值 [*]			
		检验前	检验中	检验后	总
WBC（10^9/L）	平诊	0.000	0.000	0.000	0.000
	急诊	0.000	0.000	0.000	0.000
PT（s）	平诊	0.000	0.000	0.000	0.000
	急诊	0.000	0.000	0.000	0.000
APTT（s）	平诊	0.000	0.000	0.000	0.000
	急诊	0.000	0.000	0.000	0.000
Fbg（g/L）	平诊	0.000	0.000	0.000	0.000
	急诊	0.000	0.000	0.000	0.000
全部项目	平诊	0.000	0.000	0.000	0.000
	急诊	0.000	0.000	0.000	0.000

[*] 采用 Kolmogorov-Smirnov 检验，$P<0.05$ 数据为非正态分布

表 7-30　血液检验平诊和急诊项目全程 TAT P_{90} 比较秩和检验 P 值[*]

项目	秩和检验 P 值 [*]			
	检验前	检验中	检验后	总
WBC（10^9/L）	0.000	0.000	0.080	0.000
PT（s）	0.000	0.000	0.080	0.000
APTT（s）	0.000	0.000	0.169	0.000
Fbg（g/L）	0.000	0.000	0.109	0.000
全部项目	0.000	0.000	0.116	0.000

[*] 采用 Mann-Whitney U 秩和检验，$P<0.05$ 视为有统计学意义

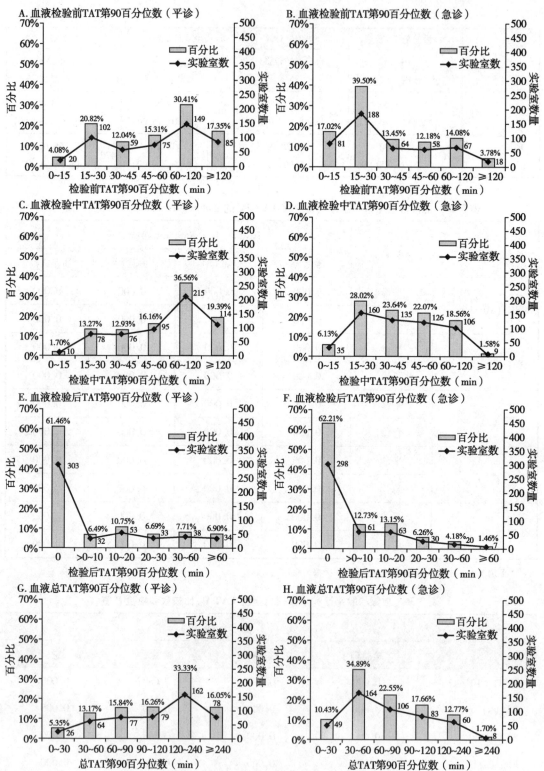

图 7-7 血液平诊和急诊检验项目全程 $TAT\ P_{90}$（min）分布

三、血液项目全程 TAT 阈外值率结果

参与调查的实验室各血液项目的目标检验前、中和总 TAT 各不相同。多数实验室目标检验后 TAT 为 0min。无论是 WBC 还是凝血项目，平诊目标检验前 TAT 多在 60min 左右，急诊检验前 TAT 则多在 30min 左右。平诊 WBC 目标检验中和总 TAT 中位数分别为 35min 和 100min，而急诊 WBC 目标检验中和总 TAT 中位数则分别为 30min 和 60min。平诊凝血项目目标检验中 TAT 中位数为 90min，目标总 TAT 中位数多在 150min 左右。急诊凝血项目目标检验中 TAT 中位数为 60min，目标总 TAT 中位数则为 90min。平诊项目目标检验前、中和总 TAT 都显著大于相应急诊项目，但两者间目标检验后 TAT 无显著差异。详见表 7-31～表 7-33。

血液不同项目检验前、中、后和总 TAT 阈外值率各有不同。多数实验室血液项目检验后 TAT 阈外值率均为 0.00%（6σ）。平诊生化检验前、中和总 TAT 阈外值率均多在 5% 以内，而中位数分别为 0.86%、0.44% 和 0.69%（3.88σ、4.12σ 和 3.96σ）。急诊生化检验前、中和总 TAT 阈外值率也多在 5% 以内，而中位数则分别为 0.93%、0.54% 和 0.89%（3.85σ、4.05σ 和 3.87σ）。血液项目检验前、中、后和总 TAT 阈外值率在平诊和急诊患者间不存在显著差异。详见表 7-34～表 7-37 和图 7-8、图 7-9。

表 7-31　血液项目目标全程 TAT（min）分布

项目	医嘱类型	目标检验前 TAT		目标检验中 TAT		目标检验后 TAT		目标总 TAT	
		N	中位数 (P_{25}, P_{75})	N	中位数 (P_{25}, P_{75})	N	中位数 (P_{25}, P_{75})	N	中位数 (P_{25}, P_{75})
WBC (10^9/L)	平诊	531	60.00 (30.00, 120.00)	606	35.00 (30.00, 76.00)	545	0.00 (0.00, 15.00)	527	100.00 (60.00, 180.00)
	急诊	471	30.00 (15.00, 30.00)	549	30.00 (30.00, 30.00)	485	0.00 (0.00, 10.00)	476	60.00 (30.00, 90.00)
PT (s)	平诊	494	60.00 (30.00, 120.00)	566	90.00 (60.00, 120.00)	505	0.00 (0.00, 20.00)	490	150.00 (90.00, 240.00)
	急诊	455	30.00 (20.00, 60.00)	526	60.00 (30.00, 60.00)	473	0.00 (0.00, 10.00)	456	90.00 (60.00, 120.00)
APTT (s)	平诊	484	60.00 (30.00, 120.00)	554	90.00 (60.00, 120.00)	493	0.00 (0.00, 20.00)	479	150.00 (90.00, 240.00)
	急诊	449	30.00 (20.00, 60.00)	519	60.00 (30.00, 60.00)	464	0.00 (0.00, 10.00)	449	90.00 (60.00, 120.00)
Fbg (g/L)	平诊	477	60.00 (30.00, 120.00)	546	90.00 (60.00, 120.00)	488	0.00 (0.00, 20.00)	473	150.00 (90.00, 240.00)
	急诊	441	30.00 (20.00, 60.00)	510	60.00 (30.00, 60.00)	458	0.00 (0.00, 10.00)	441	90.00 (60.00, 120.00)

表 7-32 血液检验平诊和急诊项目目标全程 TAT 的 Kolmogorov-Smirnov 检验 P 值

项目	医嘱	Kolmogorov-Smirnov 检验 P 值[*]			
		检验前	检验中	检验后	总
WBC（10^9/L）	平诊	0.000	0.000	0.000	0.000
	急诊	0.000	0.000	0.000	0.000
PT（s）	平诊	0.000	0.000	0.000	0.000
	急诊	0.000	0.000	0.000	0.000
APTT（s）	平诊	0.000	0.000	0.000	0.000
	急诊	0.000	0.000	0.000	0.000
Fbg（g/L）	平诊	0.000	0.000	0.000	0.000
	急诊	0.000	0.000	0.000	0.000

[*] 采用 Kolmogorov-Smirnov 检验，$P<0.05$ 数据为非正态分布

表 7-33 血液检验平诊和急诊项目目标全程 TAT 比较秩和检验 P 值

项目	秩和检验 P 值[*]			
	检验前	检验中	检验后	总
WBC（10^9/L）	0.000	0.000	0.076	0.000
PT（s）	0.000	0.000	0.089	0.000
APTT（s）	0.000	0.000	0.176	0.000
Fbg（g/L）	0.000	0.000	0.120	0.000

[*] 采用 Mann-Whitney U 秩和检验，$P<0.05$ 视为有统计学意义

表 7-34 血液平诊和急诊检验项目全程 TAT 阈外值率（%）分布

项目	医嘱类型	检验前 TAT		检验中 TAT		检验后 TAT		总 TAT	
		N	中位数（P_{25}，P_{75}）	N	中位数（P_{25}，P_{75}）	N	中位数（P_{25}，P_{75}）	N	中位数（P_{25}，P_{75}）
WBC（10^9/L）	平诊	513	0.61（0.00，4.21）	580	0.30（0.00，2.64）	517	0.00（0.00，0.00）	514	0.62（0.00，4.16）
	急诊	458	0.38（0.00，5.38）	530	0.15（0.00，2.96）	464	0.00（0.00，0.00）	462	0.53（0.00，5.65）
PT（s）	平诊	475	0.83（0.00，7.78）	544	0.30（0.00，3.57）	473	0.00（0.00，0.00）	474	0.62（0.00，6.25）
	急诊	438	0.47（0.00，7.43）	509	0.00（0.00，4.88）	449	0.00（0.00，0.00）	441	0.44（0.00，7.99）
APTT（s）	平诊	461	0.80（0.00，7.44）	526	0.29（0.00，3.40）	463	0.00（0.00，0.00）	460	0.55（0.00，5.86）
	急诊	432	0.46（0.00，7.08）	500	0.00（0.00，4.76）	439	0.00（0.00，0.00）	435	0.44（0.00，8.23）

续表

项目	医嘱类型	检验前 TAT		检验中 TAT		检验后 TAT		总 TAT	
		N	中位数 (P₂₅, P₇₅)	N	中位数 (P₂₅, P₇₅)	N	中位数 (P₂₅, P₇₅)	N	中位数 (P₂₅, P₇₅)
Fbg (g/L)	平诊	453	0.75 (0.00, 7.49)	520	0.19 (0.00, 3.22)	458	0.00 (0.00, 0.00)	454	0.51 (0.00, 5.84)
	急诊	426	0.48 (0.00, 7.43)	492	0.00 (0.00, 4.59)	435	0.00 (0.00, 0.00)	427	0.32 (0.00, 8.00)
全部项目	平诊	460	0.86 (0.00, 6.25)	529	0.44 (0.00, 3.56)	470	0.00 (0.00, 0.00)	461	0.69 (0.00, 5.31)
	急诊	438	0.93 (0.00, 6.70)	511	0.54 (0.00, 4.58)	451	0.00 (0.00, 0.00)	440	0.89 (0.00, 7.11)

表 7-35 血液平诊和急诊检验项目全程 TAT 阈外值率（西格玛度量）分布

项目	医嘱类型	检验前 TAT		检验中 TAT		检验后 TAT		总 TAT	
		N	中位数 (P₂₅, P₇₅)	N	中位数 (P₂₅, P₇₅)	N	中位数 (P₂₅, P₇₅)	N	中位数 (P₂₅, P₇₅)
WBC (10^9/L)	平诊	513	4.01 (3.23, 6.00)	580	4.25 (3.44, 6.00)	517	6.00 (6.00, 6.00)	514	4.00 (3.23, 6.00)
	急诊	458	4.17 (3.11, 6.00)	530	4.48 (3.39, 6.00)	464	6.00 (6.00, 6.00)	462	4.06 (3.08, 6.00)
PT (s)	平诊	475	3.90 (2.92, 6.00)	544	4.25 (3.30, 6.00)	473	6.00 (6.00, 6.00)	474	4.00 (3.03, 6.00)
	急诊	438	4.10 (2.94, 6.00)	509	6.00 (3.16, 6.00)	449	6.00 (6.00, 6.00)	441	4.12 (2.91, 6.00)
APTT (s)	平诊	461	3.91 (2.94, 6.00)	526	4.23 (3.33, 6.00)	463	6.00 (6.00, 6.00)	460	4.05 (3.07, 6.00)
	急诊	432	4.10 (2.97, 6.00)	500	6.00 (3.17, 6.00)	439	6.00 (6.00, 6.00)	435	4.12 (2.89, 6.00)
Fbg (g/L)	平诊	453	3.93 (2.94, 6.00)	520	4.39 (3.35, 6.00)	458	6.00 (6.00, 6.00)	454	4.07 (3.07, 6.00)
	急诊	426	4.09 (2.94, 6.00)	492	6.00 (3.19, 6.00)	435	6.00 (6.00, 6.00)	427	4.22 (2.90, 6.00)
全部项目	平诊	460	3.88 (3.03, 6.00)	529	4.12 (3.30, 6.00)	470	6.00 (6.00, 6.00)	461	3.96 (3.12, 6.00)
	急诊	438	3.85 (3.00, 6.00)	511	4.05 (3.19, 6.00)	451	6.00 (6.00, 6.00)	440	3.87 (2.97, 6.00)

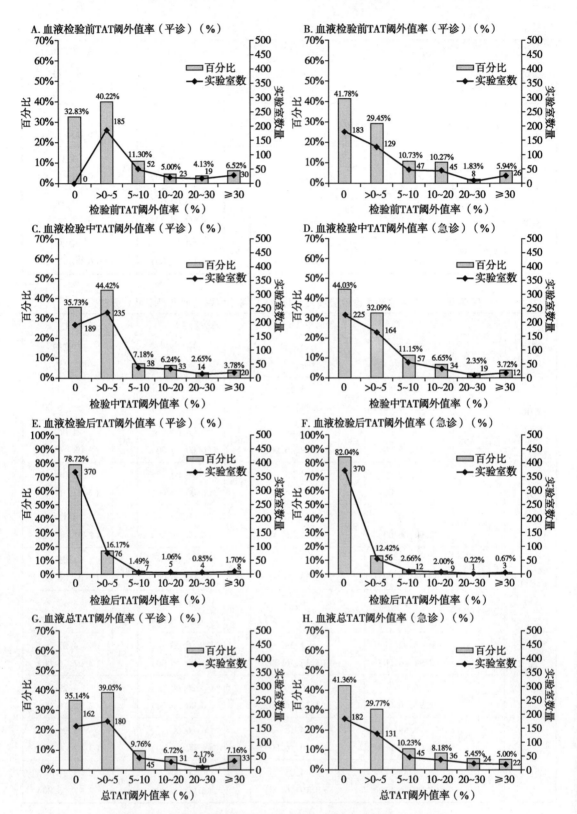

图 7-8　血液平诊和急诊检验项目全程 TAT 阈外值率（%）分布

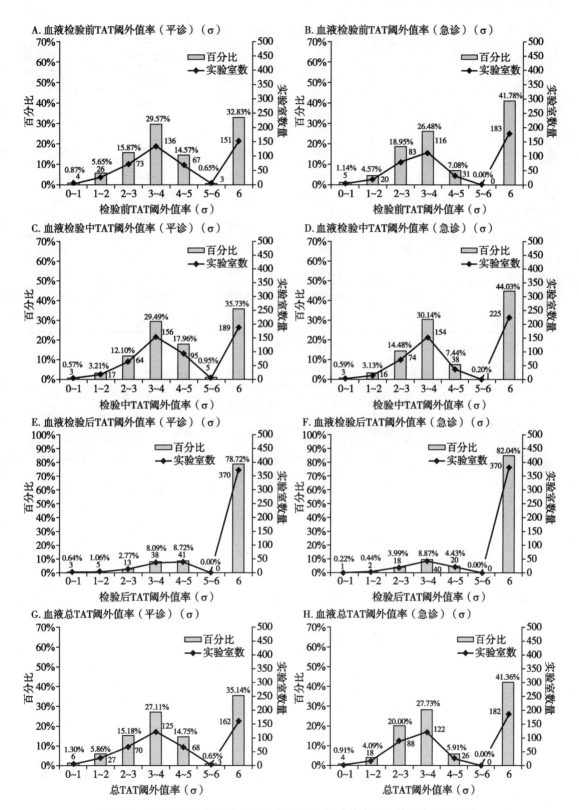

图 7-9　血液平诊和急诊检验项目全程 TAT 阈外值率（西格玛度量）分布

表 7-36　血液检验平诊和急诊项目全程 TAT 阈外值率的 Kolmogorov-Smirnov 检验 P 值

项目	医嘱	Kolmogorov-Smirnov 检验 P 值 [*]			
		检验前	检验中	检验后	总
WBC（10^9/L）	平诊	0.000	0.000	0.000	0.000
	急诊	0.000	0.000	0.000	0.000
PT（s）	平诊	0.000	0.000	0.000	0.000
	急诊	0.000	0.000	0.000	0.000
APTT（s）	平诊	0.000	0.000	0.000	0.000
	急诊	0.000	0.000	0.000	0.000
Fbg（g/L）	平诊	0.000	0.000	0.000	0.000
	急诊	0.000	0.000	0.000	0.000
全部项目	平诊	0.000	0.000	0.000	0.000
	急诊	0.000	0.000	0.000	0.000

[*] 采用 Kolmogorov-Smirnov 检验，$P<0.05$ 数据为非正态分布

表 7-37　血液检验平诊和急诊项目全程 TAT 阈外值率比较秩和检验 P 值

项目	秩和检验 P 值 [*]			
	检验前	检验中	检验后	总
WBC（10^9/L）	0.123	0.261	0.136	0.568
PT（s）	0.100	0.893	0.918	0.697
APTT（s）	0.138	0.892	0.900	0.852
Fbg（g/L）	0.314	0.988	0.964	0.853
全部项目	0.508	0.688	0.298	0.812

[*] 采用 Mann-Whitney U 秩和检验，$P<0.05$ 视为有统计学意义

四、血液急诊项目规定时间内的完成试验比例

参与调查的不同实验室在规定时间内完成血液急诊试验的比例各不相同。WBC 检验前 TAT<15min，检验中 TAT<30min，检验后 TAT<10min 的急诊试验比例中位数分别为 50.00%、97.91% 和 91.98%；总 TAT<60min 和 90min 的试验比例中位数分别为 97.74% 和 99.60%。不同凝血项目检验前 TAT<15min，检验中 TAT<30min，检验后 TAT<10min 的急诊试验比例中位数分别在 46.23%~49.75%、54.36%~57.03% 和 94.25%~96.00% 间；总 TAT<60min 和 90min 的试验比例中位数分别在 76.30%~79.08% 和 90.56%~92.38% 之间。多数实验室都能在 120min 内完成所有的调查血液急诊项目检测。详见表 7-38、表 7-39。

表 7-38　血液急诊项目检验前 TAT<15min，检验中 TAT<30min，
检验后 TAT<10min 试验比例（%）分布

项目	检验前 TAT<15min 试验比例		检验中 TAT<30min 试验比例		检验后 TAT<10min 试验比例	
	N	中位数（P_{25}，P_{75}）	N	中位数（P_{25}，P_{75}）	N	中位数（P_{25}，P_{75}）
WBC (10^9/L)	472	50.00 (12.90，93.84)	572	97.91 (75.00，100.00)	462	91.98 (0.00，100.00)
PT (s)	458	49.75 (14.29，89.14)	554	56.46 (23.18，97.04)	451	96.00 (0.00，100.00)
APTT (s)	450	48.81 (12.63，89.69)	546	57.03 (21.61，97.98)	441	95.24 (0.00，100.00)
Fbg (g/L)	444	46.23 (12.50，89.90)	535	54.36 (20.00，97.33)	439	94.25 (0.00，100.00)

表 7-39　血液急诊项目总 TAT<60min、90min 和 120min 的试验比例（%）分布

项目	总 TAT<60min 试验比例		总 TAT<90min 试验比例		总 TAT<120min 试验比例	
	N	中位数（P_{25}，P_{75}）	N	中位数（P_{25}，P_{75}）	N	中位数（P_{25}，P_{75}）
WBC (10^9/L)	470	97.74 (62.66，100.00)	459	99.60 (51.58，100.00)	458	100.00 (47.60，100.00)
PT (s)	448	79.08 (39.46，100.00)	437	92.38 (51.75，100.00)	436	100.00 (81.21，100.00)
APTT (s)	447	78.95 (41.89，100.00)	434	92.34 (51.77，100.00)	432	100.00 (81.21，100.00)
Fbg (g/L)	438	76.30 (38.91，100.00)	426	90.56 (51.53，100.00)	426	100.00 (78.78，100.00)

五、血液项目分组比较

（一）血液项目总 TAT 分组比较

血液平诊不同医院等级（中位数：$P=0.421$；P_{90}：$P=0.195$）、不同床位数（中位数：$P=0.399$；P_{90}：$P=0.082$）和通过与未通过 ISO 15189 或 CAP 认可（中位数：$P=0.116$；P_{90}：$P=0.059$）的实验室间总 TAT 中位数和 P_{90} 均不存在显著差异。详见表 7-40。

表 7-40　平诊血液项目按照医院等级、床位数和是否通过 ISO 15189 或 CAP 认可
分组的总 TAT 中位数（min）和总 TAT P_{90}（min）比较结果

分组方式	总 TAT 中位数（min）				总 TAT P_{90}（min）			
	N	中位数（P_{25}，P_{75}）	P^*	P^{**}	N	中位数（P_{25}，P_{75}）	P^*	P^{**}
医院等级								
三级甲等医院	308	90.00 (57.48, 136.83)	0.000		304	119.00 (72.00, 185.00)	0.000	
三级乙等医院	97	75.00 (52.50, 132.00)	0.000	0.421	95	110.00 (60.00, 200.00)	0.001	0.195
二级及以下医院	90	87.50 (48.75, 132.50)	0.014		87	99.00 (50.00, 192.00)	0.000	
床位数								
0~1000	276	84.25 (53.25, 129.00)	0.000		269	110.00 (60.00, 184.50)	0.000	
1001~2000	167	90.00 (55.00, 143.00)	0.000	0.399	166	110.00 (71.50, 198.50)	0.000	0.082
2000~	52	94.00 (55.52, 157.25)	0.000		51	147.00 (80.00, 212.00)	0.000	
是否通过 ISO 15189 或 CAP 认可								
是	64	102.50 (57.81, 160.00)	0.015	0.116	63	146.00 (70.00, 215.00)	0.000	0.059
否	431	89.00 (55.00, 130.00)	0.000		423	110.00 (62.00, 185.00)	0.000	

*采用 Kolmogorov-Smirnov 检验，$P<0.05$ 数据为非正态分布

**三组及以上采用 Kruskal-Wallis 秩和检验，两组为 Mann-Whitney U 秩和检验，$P<0.05$ 视为有统计学意义

　　血液急诊不同医院等级和不同床位数总 TAT 中位数和 P_{90} 均存在显著差异。两两比较 Mann-Whitney U 检验结果显示，三级甲等医院总 TAT 中位数和 P_{90} 均显著高于三级乙等医院（中位数：$P=0.002$；P_{90}：$P=0.010$）和二级及以下医院（中位数：$P=0.015$；P_{90}：$P=0.003$）。但是三级乙等与二级以下医院间总 TAT 中位数（$P=0.747$）和 P_{90}（$P=0.465$）均无显著差异。床位数在 0~1000 之间的实验室总 TAT 中位数显著低于床位数大于 2000 的实验室（$P=0.006$），而床位数在 1001~2000 间的实验室与床位数在 0~1000 之间（$P=0.725$）和床位数大于 2000（$P=0.024$）的实验室总 TAT 中位数均无显著差异。床位数大于 2000 的实验室总 TAT P_{90} 显著高于床位数在 0~1000 之间的实验室（$P<0.001$）和床位数在 1001~2000 之间的实验室（$P=0.003$），而床位数在 0~1000 之间的实验室总 TAT P_{90} 与床位数在 1001~2000 之间的实验室无显著差异（$P=0.183$）。通过 ISO 15189 或

CAP 认可的实验室血液急诊总 TAT P_{90}（$P = 0.048$）显著高于未通过认可的实验室，但是两者间总 TAT 中位数无显著差异（$P = 0.068$）。详见表 7-41。

表 7-41 急诊血液项目按照医院等级、床位数和是否通过 ISO 15189 或 CAP 认可分组的总 TAT 中位数（min）和总 TAT P_{90}（min）比较结果

分组方式	总 TAT 中位数（min）				总 TAT P_{90}（min）			
	N	中位数（P_{25}, P_{75}）	P^*	P^{**}	N	中位数（P_{25}, P_{75}）	P^*	P^{**}
医院等级								
三级甲等医院	298	55.00 (35.00, 75.00)	0.000		293	71.00 (46.43, 100.00)	0.000	
三级乙等医院	95	43.00 (30.00, 60.00)	0.000	0.002	93	57.00 (42.00, 89.00)	0.000	0.002
二级及以下医院	86	45.00 (30.00, 63.50)	0.000		84	54.50 (37.00, 85.75)	0.000	
床位数								
0~1000	268	45.50 (32.00, 67.75)	0.000		263	60.00 (41.00, 90.00)	0.000	
1001~2000	162	47.50 (31.75, 70.00)	0.000	0.026	160	63.00 (45.00, 96.75)	0.000	0.000
2000~	49	60.00 (45.00, 80.00)	0.004		47	88.00 (65.00, 127.00)	0.000	
是否通过 ISO 15189 或 CAP 认可								
是	60	60.00 (35.05, 86.50)	0.000		59	82.00 (45.00, 127.00)	0.000	
否	419	46.00 (33.00, 70.00)	0.000	0.068	411	60.00 (44.00, 93.00)	0.000	0.048

* 采用 Kolmogorov-Smirnov 检验，$P < 0.05$ 数据为非正态分布

** 三组及以上采用 Kruskal-Wallis 秩和检验，两组为 Mann-Whitney U 秩和检验，$P < 0.05$ 视为有统计学意义

（二）血液项目检验前 TAT 分组比较

血液平诊不同医院等级（中位数：$P = 0.163$；P_{90}：$P = 0.115$）、不同床位数（中位数：$P = 0.352$；P_{90}：$P = 0.138$）、通过与未通过 ISO 15189 或 CAP 认可（中位数：$P = 0.278$；P_{90}：$P = 0.181$）和不同标本运输方式（中位数：$P = 0.055$；P_{90}：$P = 0.053$）实验室间检验前 TAT 中位数和检验前 TAT P_{90} 均无显著差异。详见表 7-42。

表 7-42 平诊血液项目按照医院等级、床位数、是否通过 ISO 15189 或 CAP 认可和标本运输
方式分组的检验前 TAT 中位数（min）和检验前 TAT P_{90}（min）比较结果

分组方式	检验前 TAT 中位数（min）				检验前 TAT P_{90}（min）			
	N	中位数（P_{25}，P_{75}）	P^{*}	P^{**}	N	中位数（P_{25}，P_{75}）	P^{*}	P^{**}
医院等级								
三级甲等医院	308	42.50 (27.00, 70.00)	0.000	0.163	308	58.50 (30.00, 100.00)	0.000	0.115
三级乙等医院	95	35.00 (23.00, 60.00)	0.000		93	55.00 (29.00, 90.00)	0.000	
二级及以下医院	93	30.00 (20.00, 60.00)	0.000		89	45.00 (25.00, 92.50)	0.000	
床位数								
0~1000	277	35.00 (25.00, 60.00)	0.000	0.352	272	51.00 (28.00, 90.00)	0.000	0.138
1001~2000	167	45.00 (25.00, 75.00)	0.000		166	56.50 (28.00, 107.00)	0.000	
2000~	52	42.50 (29.25, 62.19)	0.006		52	60.0 (35.75, 115.25)	0.003	
是否通过 ISO 15189 或 CAP 认可								
是	62	40.00 (30.00, 72.00)	0.000	0.278	63	60.00 (38.00, 116.00)	0.000	0.181
否	434	40.00 (25.00, 62.00)	0.000		427	55.00 (28.00, 100.00)	0.000	
标本运输方式								
实验室人员运输	31	55.00 (30.00, 83.00)	0.001	0.055	31	74.00 (45.00, 110.00)	0.045	0.053
专业运输人员运输	317	41.00 (26.00, 65.00)	0.000		313	55.00 (30.00, 100.00)	0.000	
护士运输	84	35.00 (23.50, 60.00)	0.000		82	46.00 (26.00, 87.00)	0.000	
机械管道运输系统	43	30.00 (20.00, 60.00)	0.000		43	50.00 (25.00, 75.00)	0.048	

* 采用 Kolmogorov-Smirnov 检验，$P<0.05$ 数据为非正态分布

** 三组及以上采用 Kruskal-Wallis 秩和检验，两组为 Mann-Whitney U 秩和检验，$P<0.05$ 视为有统计学意义

血液急诊不同医院等级实验室间检验前 TAT 中位数和 P_{90} 均有显著差异。两两比较 Mann-Whitney U 检验结果显示，三级甲等医院血液急诊检验前 TAT 中位数（$P=0.014$）和 P_{90}（$P=0.001$）都显著高于二级及以下医院，而三级乙等医院与三级甲等（中位数：$P=0.079$；P_{90}：$P=0.241$）和二级以下医院（中位数：$P=0.420$；P90：$P=0.038$）实验室间检验前 TAT 中位数和 P_{90} 均无显著差异。不同床位数、通过与未通过 ISO 15189 或 CAP 认可和不同标本运输方式实验室检验前 TAT 中位数和 P_{90} 均无显著差异（表 7-43）。

（三）血液项目检验中 TAT 分组比较

平诊血液不同医院等级和不同床位数实验室检验中 TAT 中位数和 P_{90} 均有显著差异。两两比较 Mann-Whitney U 检验显示，三级甲等医院检验中 TAT 中位数和 P_{90} 都显著高于三级乙等医院（中位数：$P=0.003$；P_{90}：$P=0.001$）和二级及以下医院（中位数：$P=0.003$；P_{90}：$P<0.001$），但是三级乙等医院与二级及以下医院实验室间（中位数：$P=0.806$；

表 7-43 急诊血液项目按照医院等级、床位数、是否通过 ISO 15189 或 CAP 认可和标本运输方式分组的检验前 TAT 中位数（min）和检验前 TAT P_{90}（min）比较结果

分组方式	检验前 TAT 中位数（min）				检验前 TAT P_{90}（min）			
	N	中位数（P_{25}，P_{75}）	P^*	P^{**}	N	中位数（P_{25}，P_{75}）	P^*	P^{**}
医院等级								
三级甲等医院	301	22.00 (15.00，35.00)	0.000		299	28.00 (20.00，53.00)	0.000	
三级乙等医院	93	20.00 (14.50，30.00)	0.000	0.022	91	25.00 (20.00，50.00)	0.000	0.004
二级及以下医院	87	18.00 (10.00，30.00)	0.000		86	20.00 (14.00，41.25)	0.001	
床位数								
0~1000	269	20.00 (15.00，30.00)	0.000		266	25.00 (16.75，46.00)	0.000	
1001~2000	162	22.00 (14.75，35.00)	0.000	0.317	161	28.00 (19.50，55.00)	0.000	0.055
2000~	50	25.00 (15.00，38.50)	0.003		49	35.00 (20.00，61.14)	0.000	
是否通过 ISO 15189 或 CAP 认可								
是	59	21.00 (15.00，40.00)	0.000	0.381	57	29.00 (20.00，59.50)	0.000	0.287
否	422	20.00 (14.75，30.50)	0.000		419	27.00 (18.00，50.00)	0.000	

续表

分组方式	检验前 TAT 中位数（min）				检验前 TAT P$_{90}$（min）			
	N	中位数（P$_{25}$，P$_{75}$）	P^*	P^{**}	N	中位数（P$_{25}$，P$_{75}$）	P^*	P^{**}
标本运输方式								
实验室人员运输	31	15.00 (10.00，45.00)	0.002	0.274	31	25.00 (14.00，48.00)	0.000	0.112
专业运输人员运输	304	22.00 (15.00，34.00)	0.000		300	28.00 (20.00，52.75)	0.000	
护士运输	84	20.00 (15.00，30.00)	0.000		83	25.00 (15.00，40.00)	0.000	
机械管道运输系统	41	16.00 (10.50，31.00)	0.000		41	23.00 (14.50，42.50)	0.000	

* 采用 Kolmogorov-Smirnov 检验，$P<0.05$ 数据为非正态分布

** 三组及以上采用 Kruskal-Wallis 秩和检验，两组为 Mann-Whitney U 秩和检验，$P<0.05$ 视为有统计学意义

P$_{90}$：$P=0.493$）无显著差异。床位数在 0~1000 之间的实验室血液平诊检验中 TAT 中位数显著低于床位数大于 2000 的实验室（$P=0.006$），但是床位数在 1001~2000 之间的实验室与床位数在 0~1000 之间（$P=0.204$）和床位数大于 2000（$P=0.099$）的实验室无显著差异。床位数大于 2000 的实验室血液平诊检验中 TAT P$_{90}$ 显著高于床位数在 0~1000 之间（$P<0.001$）和床位数在 1001~2000 之间（$P=0.006$）的实验室，而床位数在 0~1000 之间的实验室与床位数在 1001~2000 之间的实验室则无显著差异（$P=0.046$）。通过 ISO 15189 或 CAP 认可的实验室检验中 TAT 中位数和 P$_{90}$ 都显著高于未通过认可的实验室，但是有标本前处理系统的实验室检验中 TAT 中位数和 P$_{90}$ 与无标本前处理系统的实验室均无显著差异（表 7-44）。

血液急诊不同医院等级和不同床位数实验室检验中 TAT 中位数和 P$_{90}$ 均有显著差异。两两比较 Mann-Whitney U 检验结果显示，三级甲等医院检验中 TAT 中位数和 P$_{90}$ 都显著高于三级乙等医院（中位数：$P=0.003$；P$_{90}$：$P<0.001$）和二级及以下医院（中位数：$P=0.001$；P$_{90}$：$P<0.001$），但是三级乙等医院与二级及以下医院（中位数：$P=0.556$；P$_{90}$：$P=0.139$）无显著差异。床位数在 0~1000 之间的实验室血液急诊检验中 TAT 中位数显著低于床位数大于 2000 的实验室（$P<0.001$），但是床位数在 1001~2000 之间的实验室与床位数在 0~1000 之间（$P=0.853$）和床位数大于 2000（$P=0.026$）的实验室无显著差异。床位数大于 2000 的实验室血液急诊检验中 TAT P$_{90}$ 显著高于床位数在 0~1000 之间（$P<0.001$）和床位数大于 2000（$P<0.001$）的实验室，而床位数在 1001~2000 之间的实验室与床位数大于 2000 的实验室无显著差异（$P=0.031$）。通过 ISO 15189 或 CAP 认可的实验室检验中 TAT P$_{90}$ 均显著高于未通过认可实验室，但他们之间检验中 TAT 中位数无显著差异。有标本前处理系统的实验室检验中 TAT 中位数和 P$_{90}$ 与无标本前处理系统的实验室均无显著差异。详见表 7-45。

表 7-44　平诊血液项目按照医院等级、床位数、是否通过 ISO 15189 或 CAP

认可和是否有标本前处理系统分组的检验中 TAT 中位数（min）和

检验中 TAT P~~90~~（min）比较结果

分组方式	检验中 TAT 中位数（min）				检验中 TAT P$_{90}$（min）			
	N	中位数（P$_{25}$，P$_{75}$）	P^*	P^{**}	N	中位数（P$_{25}$，P$_{75}$）	P^*	P^{**}
医院等级								
三级甲等医院	368	50.00 （30.00，75.00）	0.000	0.000	368	70.00 （49.25，110.00）	0.000	0.000
三级乙等医院	110	39.50 （24.75，64.33）	0.000		110	55.00 （30.00，96.25）	0.000	
二级及以下医院	110	33.50 （23.00，60.00）	0.000		110	50.00 （29.50，90.00）	0.000	
床位数								
0～1000	322	40.00 （27.75，65.00）	0.000	0.023	322	57.50 （31.50，98.25）	0.000	0.000
1001～2000	201	45.00 （30.00，69.00）	0.000		201	65.00 （45.50，105.50）	0.000	
2000～	65	55.00 （37.00，84.00）	0.000		65	90.00 （57.50，134.50）	0.048	
是否通过 ISO 15189 或 CAP 认可								
是	76	55.00 （30.00，90.00）	0.000	0.029	76	87.50 （47.00，121.00）	0.049	0.011
否	512	45.00 （30.00，65.00）	0.000		512	60.00 （40.00，100.00）	0.000	
是否有标本前处理系统								
是	87	52.00 （30.00，85.00）	0.000	0.095	87	76.00 （46.00，110.90）	0.002	0.058
否	500	45.00 （30.00，66.00）	0.000		500	60.00 （38.50，100.00）	0.000	

* 采用 Kolmogorov-Smirnov 检验，$P<0.05$ 数据为非正态分布

** 三组及以上采用 Kruskal-Wallis 秩和检验，两组为 Mann-Whitney U 秩和检验，$P<0.05$ 视为有统计学意义

表 7-45 急诊血液项目按照医院等级、床位数、是否通过 ISO 15189 或 CAP 认可和是否有标本前处理系统分组的检验中 TAT 中位数（min）和检验中 TAT P$_{90}$（min）比较结果

分组方式	检验中 TAT 中位数（min）				检验中 TAT P$_{90}$（min）			
	N	中位数（P$_{25}$，P$_{75}$）	P*	P**	N	中位数（P$_{25}$，P$_{75}$）	P*	P**
医院等级								
三级甲等医院	359	30.00 (20.00，43.00)	0.000		359	44.85 (29.00，59.20)	0.000	
三级乙等医院	108	25.00 (17.25，33.50)	0.000	0.000	108	33.00 (25.00，50.00)	0.000	0.000
二级及以下医院	104	23.50 (15.00，30.00)	0.000		104	30.00 (20.00，45.00)	0.000	
床位数								
0~1000	313	27.00 (19.50，40.00)	0.000		313	35.00 (25.00，50.00)	0.000	
1001~2000	197	27.00 (19.00，40.50)	0.000	0.035	197	40.00 (26.00，56.00)	0.000	0.000
2000~	61	31.00 (24.00，42.50)	0.000		61	50.00 (39.00，70.00)	0.000	
是否通过 ISO 15189 或 CAP 认可								
是	72	29.00 (20.00，43.00)	0.000		72	47.50 (26.75，66.75)	0.001	
否	499	28.00 (20.00，40.00)	0.000	0.305	499	36.00 (25.50，53.00)	0.000	0.019
是否有标本前处理系统								
是	85	30.00 (20.00，42.05)	0.000		85	47.00 (30.00，60.00)	0.003	
否	485	27.00 (20.00，40.00)	0.000	0.187	485	36.00 (25.00，53.00)	0.000	0.052

* 采用 Kolmogorov-Smirnov 检验，$P<0.05$ 数据为非正态分布

** 三组及以上采用 Kruskal-Wallis 秩和检验，两组为 Mann-Whitney U 秩和检验，$P<0.05$ 视为有统计学意义

（四）血液项目检验后 TAT 分组比较

血液平诊不同医院等级、不同床位数和通过与未通过 ISO 15189 或 CAP 认可实验室间检验后 TAT 中位数和 P$_{90}$ 均无显著差异。LIS 与 HIS 连接的实验室检验后 TAT 中位数和 P$_{90}$ 显著低于不连接实验室。利用电脑报告的实验室检验后 TAT 中位数和 P$_{90}$ 均显著低于打印报告的实验室。详见表 7-46。

表 7-46　平诊血液项目按照医院等级、床位数、是否通过 ISO 15189 或 CAP 认可、LIS 是否与 HIS 连接和结果报告方式分组的检验后 TAT 中位数（min）和检验后 TAT P_{90}（min）比较结果

分组方式	检验后 TAT 中位数（min）				检验后 TAT P_{90}（min）			
	N	中位数（P_{25}，P_{75}）	P^*	P^{**}	N	中位数（P_{25}，P_{75}）	P^*	P^{**}
医院等级								
三级甲等医院	318	0.00 (0.00, 11.25)	0.000		310	0.00 (0.00, 15.00)	0.000	
三级乙等医院	96	0.00 (0.00, 10.00)	0.000	0.664	94	0.00 (0.00, 15.00)	0.000	0.523
二级及以下医院	93	0.00 (0.00, 15.00)	0.000		89	0.00 (0.00, 16.70)	0.000	
床位数								
0~1000	283	0.00 (0.00, 12.00)	0.000		273	0.00 (0.00, 15.00)	0.000	
1001~2000	169	0.00 (0.00, 10.00)	0.000	0.805	167	0.00 (0.00, 15.00)	0.000	0.618
2000~	55	0.00 (0.00, 10.00)	0.000		53	0.00 (0.00, 10.50)	0.000	
是否通过 ISO 15189 或 CAP 认可								
是	64	0.00 (0.00, 13.50)	0.000	0.656	61	0.00 (0.00, 16.50)	0.000	0.703
否	443	0.00 (0.00, 10.00)	0.000		432	0.00 (0.00, 15.00)	0.000	
LIS 是否与 HIS 连接								
是	472	0.00 (0.00, 10.00)	0.000	0.004	458	0.00 (0.00, 15.00)	0.000	0.006
否	25	10.00 (0.00, 30.00)	0.000		25	10.00 (0.00, 29.50)	0.000	
结果报告方式								
HIS，电脑报告	339	0.00 (0.00, 10.00)	0.000	0.016	331	0.00 (0.00, 14.00)	0.000	0.010
打印报告	148	0.00 (0.00, 20.00)	0.000		142	0.00 (0.00, 25.00)	0.000	

* 采用 Kolmogorov-Smirnov 检验，$P<0.05$ 数据为非正态分布

** 三组及以上采用 Kruskal-Wallis 秩和检验，两组为 Mann-Whitney U 秩和检验，$P<0.05$ 视为有统计学意义

血液急诊不同医院等级、不同床位数和通过与未通过 ISO 15189 或 CAP 认可实验室间检验后 TAT 中位数和 P_{90} 均无显著差异。LIS 与 HIS 连接的实验室检验后 TAT 中位数和 P_{90} 显著低于不连接实验室。利用电脑报告的实验室检验后 TAT 中位数和 P_{90} 均显著低于打印报告的实验室。详见表 7-47。

表 7-47　急诊血液项目按照医院等级、床位数、是否通过 ISO 15189 或 CAP 认可、

LIS 是否与 HIS 连接和结果报告方式分组的检验后 TAT 中位数（min）和

检验后 TAT P_{90}（min）比较结果

分组方式	检验后 TAT 中位数（min）				检验后 TAT P_{90}（min）			
	N	中位数（P_{25}，P_{75}）	P^*	P^{**}	N	中位数（P_{25}，P_{75}）	P^*	P^{**}
医院等级								
三级甲等医院	308	0.00 (0.00, 6.00)	0.000		301	0.00 (0.00, 9.00)	0.000	
三级乙等医院	95	0.00 (0.00, 10.00)	0.000	0.388	93	0.00 (0.00, 10.00)	0.000	0.290
二级及以下医院	88	0.00 (0.00, 7.75)	0.000		85	0.00 (0.00, 10.00)	0.000	
床位数								
0~1000	275	0.00 (0.00, 10.00)	0.000		267	0.00 (0.00, 10.00)	0.000	
1001~2000	164	0.00 (0.00, 5.00)	0.000	0.675	161	0.00 (0.00, 9.00)	0.000	0.611
2000~	52	0.00 (0.00, 5.75)	0.000		51	0.00 (0.00, 8.00)	0.000	
是否通过 ISO 15189 或 CAP 认可								
是	60	0.00 (0.00, 9.00)	0.000	0.572	56	0.00 (0.00, 10.00)	0.000	0.487
否	431	0.00 (0.00, 7.00)	0.000		423	0.00 (0.00, 9.00)	0.000	
LIS 是否与 HIS 连接								
是	458	0.00 (0.00, 6.00)	0.000	0.012	446	0.00 (0.00, 9.00)	0.000	0.023
否	24	5.50 (0.00, 18.75)	0.000		24	5.00 (0.00, 23.00)	0.000	

分组方式	检验后 TAT 中位数（min）				检验后 TAT P_{90}（min）			
	N	中位数（P_{25}，P_{75}）	P^*	P^{**}	N	中位数（P_{25}，P_{75}）	P^*	P^{**}
结果报告方式								
HIS，电脑报告	329	0.00 (0.00，5.50)	0.000	0.031	323	0.00 (0.00，9.00)	0.000	0.034
打印报告	144	0.00 (0.00，10.00)	0.000		138	0.00 (0.00，10.00)	0.000	

* 采用 Kolmogorov-Smirnov 检验，$P<0.05$ 数据为非正态分布

** 三组及以上采用 Kruskal-Wallis 秩和检验，两组为 Mann-Whitney U 秩和检验，$P<0.05$ 视为有统计学意义

第五节　我国临床实验室全程周转时间调查结果（血气）

一、血气项目全程 TAT 中位数结果

参与调查的实验室血气 pH 的检验前、中、后和总 TAT 中位数各不相同。平诊 pH 检验前、中、后和总 TAT 中位数多分别在 10～30min，0～20min，0min 和 20～40min 之间。急诊 pH 检验前、中、后和总 TAT 中位数多分别在 10～20min，0～20min，0min 和 10～40min。平诊 pH 检验前 TAT 中位数显著大于急诊（$P=0.006$），但两者间检验中（$P=0.120$）、检验后（$P=0.474$）和总（$P=0.086$）TAT 中位数无显著差异。详见表 7-48、表 7-49 和图 7-10。

表 7-48　血气平诊和急诊检验项目全程 TAT 中位数（min）分布

项目	医嘱类型	检验前 TAT		检验中 TAT		检验后 TAT		总 TAT	
		N	中位数 (P_{25}，P_{75})	N	中位数 (P_{25}，P_{75})	N	中位数 (P_{25}，P_{75})	N	中位数 (P_{25}，P_{75})
pH	平诊	320	15.00 (11.00，25.00)	380	11.00 (7.00，18.00)	315	0.00 (0.00，5.00)	308	29.45 (20.00，45.00)
	急诊	379	15.00 (10.00，20.00)	453	10.00 (7.00，16.00)	375	0.00 (0.00，5.00)	373	25.60 (19.00，40.00)

表 7-49　血气检验平诊和急诊项目全程 TAT 中位数的 Kolmogorov-Smirnov 检验 P 值

项目	医嘱	Kolmogorov-Smirnov 检验 P 值 *			
		检验前	检验中	检验后	总
pH	平诊	0.000	0.000	0.000	0.000
	急诊	0.000	0.000	0.000	0.000

* 采用 Kolmogorov-Smirnov 检验，$P<0.05$ 数据为非正态分布

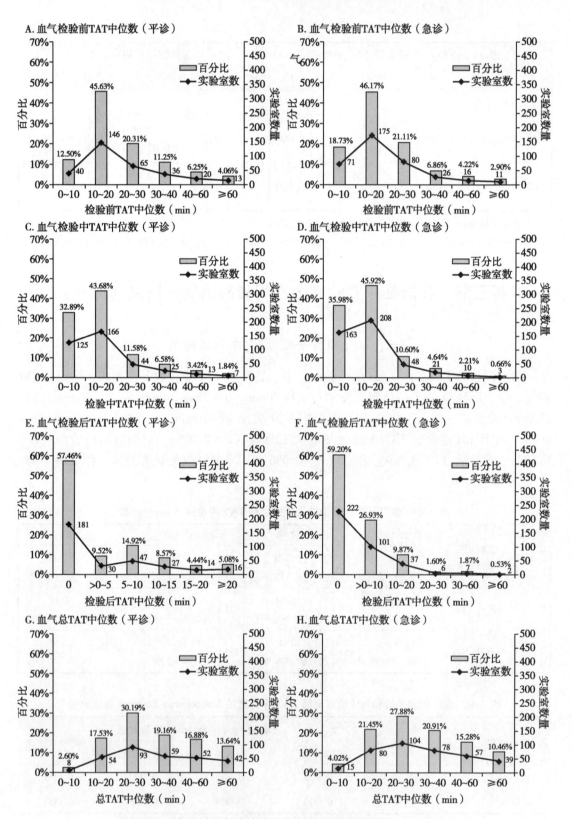

图 7-10　血气平诊和急诊检验项目全程 TAT 中位数（min）分布

二、血气项目全程 TAT 第 90 百分位数结果

参与调查的实验室血气 pH 的检验前、中、后和总 TAT P_{90} 各不相同。平诊 pH 检验前、中、后和总 TAT P_{90} 多分别在 10~30min，10~30min，0min 和 30~60min 之间。急诊 pH 检验前、中、后和总 TAT P_{90} 多分别在 10~30min，10~30min，0min 和 20~30 或 40~60min 之间。平诊 pH 检验前 TAT P_{90} 显著大于急诊（$P=0.021$），但两者间检验中（$P=0.146$）、检验后（$P=0.575$）和总（$P=0.331$）TAT 中位数无显著差异。详见表 7-50、表 7-51 和图 7-11。

表 7-50 血气平诊和急诊检验项目全程 TAT P_{90}（min）分布

项目	医嘱类型	检验前 TAT		检验中 TAT		检验后 TAT		总 TAT	
		N	中位数 (P_{25}, P_{75})	N	中位数 (P_{25}, P_{75})	N	中位数 (P_{25}, P_{75})	N	中位数 (P_{25}, P_{75})
pH	平诊	318	24.50 (14.75, 35.00)	380	17.85 (10.00, 27.00)	314	0.00 (0.00, 8.00)	307	35.00 (26.00, 56.00)
	急诊	373	20.00 (13.00, 30.00)	456	16.00 (10.00, 25.00)	372	0.00 (0.00, 7.75)	369	34.00 (24.75, 55.20)

表 7-51 血气检验平诊和急诊项目全程 TAT P_{90} 的 Kolmogorov-Smirnov 检验 P 值

项目	医嘱	Kolmogorov-Smirnov 检验 P 值[*]			
		检验前	检验中	检验后	总
pH	平诊	0.000	0.000	0.000	0.000
	急诊	0.000	0.000	0.000	0.000

[*] 采用 Kolmogorov-Smirnov 检验，$P<0.05$ 数据为非正态分布

三、血气项目全程 TAT 阈外值率结果

参与调查的实验室血气 pH 目标检验前、中、后和总 TAT 各不相同。平诊 pH 目标检验前、中、后和总 TAT 多分别在 15~30min，15~30min，0~10min 和 30~60min 之间。急诊 pH 目标检验前、中、后和总 TAT 多分别在 15~30min，15~30min，0~10min 和 30~60min。平诊 pH 目标检验前（$P=0.386$）、检验中（$P=0.627$）、检验后（$P=0.595$）和总（$P=0.381$）TAT 与急诊均无显著差异。详见表 7-52、表-53。

表 7-52 血气项目目标检验前、检验中、检验后和总 TAT（min）分布

项目	医嘱类型	目标检验前 TAT		目标检验中 TAT		目标检验后 TAT		目标总 TAT	
		N	中位数 (P_{25}, P_{75})	N	中位数 (P_{25}, P_{75})	N	中位数 (P_{25}, P_{75})	N	中位数 (P_{25}, P_{75})
pH	平诊	318	30.00 (15.00, 30.00)	363	30.00 (15.00, 30.00)	326	0.00 (0.00, 10.00)	313	45.00 (30.00, 60.00)
	急诊	367	30.00 (15.00, 30.00)	431	30.00 (15.00, 30.00)	384	0.00 (0.00, 10.00)	370	45.00 (30.00, 60.00)

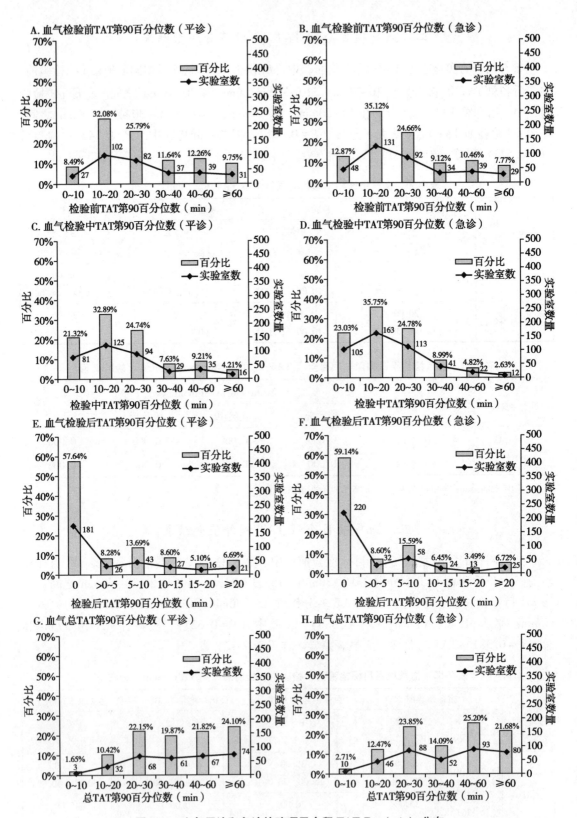

图 7-11　血气平诊和急诊检验项目全程 TAT P_{90}（min）分布

表 7-53　血气检验平诊和急诊项目目标全程 TAT 的 Kolmogorov-Smirnov 检验 P 值

项目	医嘱	Kolmogorov-Smirnov 检验 P 值[*]			
		检验前	检验中	检验后	总
pH	平诊	0.000	0.000	0.000	0.000
	急诊	0.000	0.000	0.000	0.000

[*] 采用 Kolmogorov-Smirnov 检验，$P < 0.05$ 数据为非正态分布

　　血气 pH 检验前、中、后和总 TAT 阈外值率各有不同。实验室平诊 pH 检验中、检验后和总 TAT 阈外值率中位数均为 0.00%（6σ），检验前 TAT 阈外值率中位数则为 0.71%（3.95σ）。急诊 pH 检验前、中、后和总 TAT 阈外值率中位数均为 0.00%（6σ）。血气 pH 检验前（$P = 0.084$）、检验中（$P = 0.233$）、检验后（$P = 0.113$）和总（$P = 0.621$）TAT 阈外值率在平诊和急诊患者间不存在显著差异。详见表 7-54 ~ 表 7-56 和图 7-12、图 7-13。

表 7-54　血气平诊和急诊检验项目全程 TAT 阈外值率（%）分布

项目	医嘱类型	检验前 TAT		检验中 TAT		检验后 TAT		总 TAT	
		N	中位数 (P_{25}, P_{75})	N	中位数 (P_{25}, P_{75})	N	中位数 (P_{25}, P_{75})	N	中位数 (P_{25}, P_{75})
pH	平诊	305	0.71 (0.00, 9.58)	349	0.00 (0.00, 3.18)	309	0.00 (0.00, 0.00)	303	0.00 (0.00, 5.83)
	急诊	359	0.00 (0.00, 6.67)	416	0.00 (0.00, 2.55)	366	0.00 (0.00, 0.00)	356	0.00 (0.00, 6.19)

表 7-55　血气平诊和急诊检验项目全程 TAT 阈外值率（西格玛度量）分布

项目	医嘱类型	检验前 TAT		检验中 TAT		检验后 TAT		总 TAT	
		N	中位数 (P_{25}, P_{75})	N	中位数 (P_{25}, P_{75})	N	中位数 (P_{25}, P_{75})	N	中位数 (P_{25}, P_{75})
pH	平诊	305	3.95 (2.81, 6.00)	349	6.00 (3.36, 6.00)	309	6.00 (6.00, 6.00)	303	6.00 (3.07, 6.00)
	急诊	359	6.00 (3.0, 6.00)	416	6.00 (3.45, 6.00)	366	6.00 (6.00, 6.00)	356	6.00 (3.04, 6.00)

表 7-56　血气检验平诊和急诊项目全程 TAT 阈外值率的 Kolmogorov-Smirnov 检验 P 值

项目	医嘱	Kolmogorov-Smirnov 检验 P 值[*]			
		检验前	检验中	检验后	总
pH	平诊	0.000	0.000	0.000	0.000
	急诊	0.000	0.000	0.000	0.000

[*] 采用 Kolmogorov-Smirnov 检验，$P < 0.05$ 数据为非正态分布

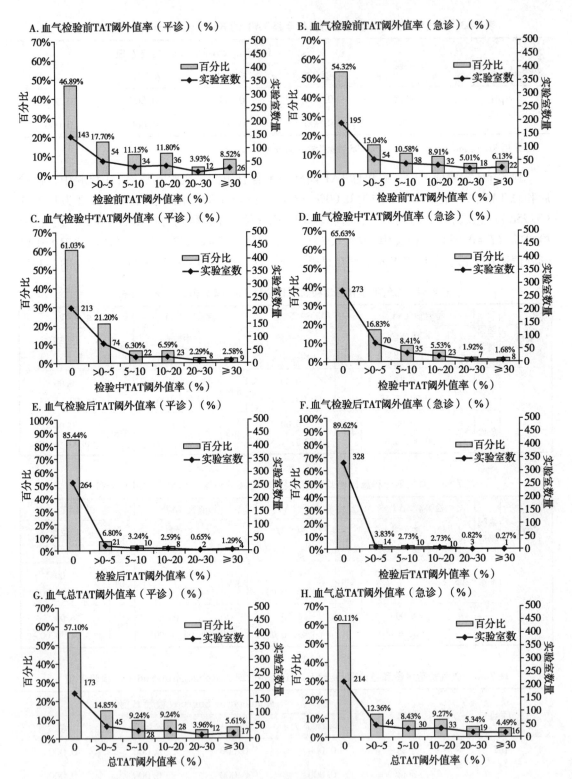

图 7-12 血气平诊和急诊检验项目全程 TAT 阈外值率（%）分布

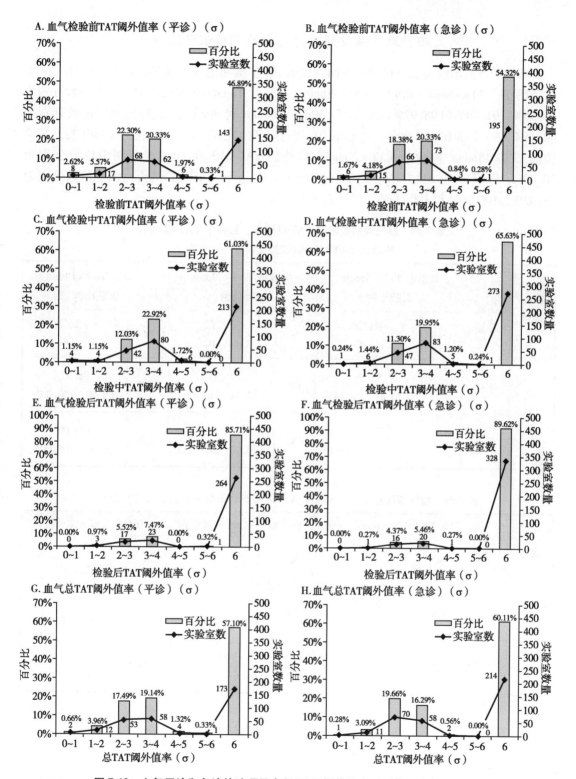

图 7-13　血气平诊和急诊检验项目全程 TAT 阈外值率（西格玛度量）分布

四、血气项目规定时间内的完成试验比例

参与调查的不同实验室在规定时间内完成 pH 平诊和急诊试验的比例各不相同。平诊 pH 检验前 TAT<15min，检验中 TAT<20min，检验后 TAT<10min 的试验比例中位数分别为 55.56%、91.79%和 98.97%；总 TAT<30min、60min 和 90min 的试验比例中位数分别为 80.15%，99.15%和 100.00%。急诊 pH 在规定时间内完成的试验比例较平诊 pH 高，其检验前 TAT<15min，检验中 TAT<20min，检验后 TAT<10min 的试验比例中位数分别为 70.00%，94.41%和 100.00%；总 TAT<30min，60min 和 90min 的试验比例中位数分别为 83.33%，100.00%和 100.00%。详见表 7-57、表 7-58。

表 7-57　血气项目检验前 TAT<15min，检验中 TAT<20min，
检验后 TAT<10min 试验比例（%）分布

项目	医嘱类型	检验前 TAT<15min 试验比例		检验中 TAT<20min 试验比例		检验后 TAT<10min 试验比例	
		N	中位数 (P_{25}，P_{75})	N	中位数 (P_{25}，P_{75})	N	中位数 (P_{25}，P_{75})
pH	平诊	313	55.56 (20.48，94.74)	376	91.79 (57.14，100.00)	308	98.97 (0.00，100.00)
	急诊	369	70.00 (30.40，100.00)	452	94.41 (70.98，100.00)	365	100.00 (0.00，100.00)

表 7-58　血气项目总 TAT<30min、60min 和 90min 的试验比例（%）分布

项目	医嘱类型	总 TAT<30min 试验比例		总 TAT<60min 试验比例		总 TAT<90min 试验比例	
		N	中位数 (P_{25}，P_{75})	N	中位数 (P_{25}，P_{75})	N	中位数 (P_{25}，P_{75})
pH	平诊	308	80.15 (38.29，100.00)	300	99.15 (60.15，100.00)	296	100.00 (72.96，100.00)
	急诊	369	83.33 (42.04，100.00)	360	100.00 (66.67，100.00)	354	100.00 (85.12，100.00)

五、血气项目分组比较

（一）血气项目总 TAT 分组比较

平诊 pH 不同医院等级总 TAT 中位数和 P_{90} 均存在显著差异。两两比较 Mann-Whitney U 检验结果显示，三级甲等医院总 TAT 中位数和 P_{90} 均显著高于三级乙等医院（中位数：$P=0.015$；P_{90}：$P=0.012$）。三级甲等医院总 TAT P_{90} 显著高于二级及以下医院（$P=$

0.003），但是两者之间总 TAT 中位数无显著差异（$P=0.027$）。三级乙等与二级以下医院间总 TAT 中位数（$P=0.932$）和 P_{90}（$P=0.742$）均无显著差异。平诊 pH 不同床位数总 TAT 中位数无显著差异，但是 P_{90} 有显著差异。两两比较 Mann-Whitney U 检验结果显示床位数在 0~1000 之间实验室平诊 pH P_{90} 显著低于床位数在 1001~2000 之间（$P=0.011$）和床位数大于 2000（$P=0.011$）的实验室，但床位数在 1001~2000 之间的实验室与床位数大于 2000 的实验室间平诊 pH P_{90} 无显著差异（$P=0.501$）。通过 ISO 15189 或 CAP 认可的实验室平诊 pH 总 TAT P_{90} 显著高于未通过认可实验室，但两者间总 TAT 中位数无显著差异。详见表 7-59。

表 7-59　平诊血气项目按照医院等级、床位数和是否通过 ISO 15189 或 CAP 认可
分组的总 TAT 中位数（min）和总 TAT P_{90}（min）比较结果

分组方式	总 TAT 中位数（min）				总 TAT P_{90}（min）			
	N	中位数（P_{25}，P_{75}）	P^*	P^{**}	N	中位数（P_{25}，P_{75}）	P^*	P^{**}
医院等级								
三级甲等医院	189	30.00 (20.00, 49.50)	0.000		189	40.00 (28.00, 62.00)	0.000	
三级乙等医院	60	25.50 (18.25, 33.75)	0.000	0.016	60	30.50 (23.25, 48.75)	0.000	0.002
二级及以下医院	59	25.00 (20.00, 36.00)	0.000		58	30.00 (24.75, 42.50)	0.000	
床位数								
0~1000	184	26.00 (20.00, 36.75)	0.000		183	33.00 (25.00, 50.00)	0.000	
1001~2000	98	30.00 (20.00, 50.00)	0.000	0.054	98	39.00 (27.00, 67.50)	0.000	0.005
2000~	26	37.50 (20.75, 50.00)	0.049		26	50.00 (30.75, 64.00)	0.048	
是否通过 ISO 15189 或 CAP 认可								
是	34	32.00 (22.25, 52.50)	0.002		34	47.50 (30.00, 76.95)	0.015	
否	274	28.00 (20.00, 43.00)	0.000	0.084	273	35.00 (25.00, 55.20)	0.000	0.017

* 采用 Kolmogorov-Smirnov 检验，$P<0.05$ 数据为非正态分布

** 三组及以上采用 Kruskal-Wallis 秩和检验，两组为 Mann-Whitney U 秩和检验，$P<0.05$ 视为有统计学意义

血气 pH 急诊不同医院等级和不同床位数之间总 TAT 中位数无显著差异，但 P_{90} 均存在显著差异。两两比较 Mann-Whitney U 检验结果显示，三级甲等医院总 TAT P_{90} 显著高于

二级及以下医院（$P=0.003$），但是三级乙等医院与三级甲等（$P=0.440$）和二级及以下医院（$P=0.111$）间总 TAT P_{90} 均无显著差异。床位数在 0~1000 之间的实验室总 TAT P_{90} 显著低于床位数大于 2000 的实验室（$P=0.011$），而床位数在 1001~2000 间的实验室与床位数在 0~1000 之间（$P=0.029$）和床位数大于 2000（$P=0.354$）的实验室间总 TAT P_{90} 均无显著差异。通过 ISO 15189 或 CAP 的实验室 pH 急诊总 TAT 中位数（$P=0.002$）和 P_{90}（$P<0.001$）显著高于未通过认可的实验室。详见表 7-60。

表 7-60　急诊血气项目按照医院等级、床位数和是否通过 ISO 15189 或 CAP
认可分组的总 TAT 中位数（min）和总 TAT P_{90}（min）比较结果

分组方式	总 TAT 中位数（min）				总 TAT P_{90}（min）			
	N	中位数（P_{25}，P_{75}）	P^*	P^{**}	N	中位数（P_{25}，P_{75}）	P^*	P^{**}
医院等级								
三级甲等医院	324	29.00（20.00，42.00）	0.000		231	40.00（25.00，57.00）	0.000	
三级乙等医院	70	26.30（17.00，39.25）	0.000	0.053	70	33.25（22.75，60.00）	0.000	0.003
二级及以下医院	69	21.00（17.50，34.00）	0.000		68	27.50（20.50，44.75）	0.000	
床位数								
0~1000	212	25.00（18.00，38.00）	0.000		210	30.00（23.00，50.00）	0.000	
1001~2000	121	27.00（19.50，42.00）	0.000	0.295	119	40.00（25.00，64.50）	0.000	0.011
2000~	40	30.00（21.75，44.50）	0.001		40	42.50（30.00，70.75）	0.000	
是否通过 ISO 15189 或 CAP 认可								
是	44	31.00（25.00，45.00）	0.000	0.002	43	52.00（30.00，80.00）	0.000	0.000
否	329	25.00（18.00，39.00）	0.000		326	32.00（23.00，54.00）	0.000	

*采用 Kolmogorov-Smirnov 检验，$P<0.05$ 数据为非正态分布

**三组及以上采用 Kruskal-Wallis 秩和检验，两组为 Mann-Whitney U 秩和检验，$P<0.05$ 视为有统计学意义

（二）血气项目检验前 TAT 分组比较

血气 pH 平诊不同医院等级和不同床位数之间检验前 TAT 中位数和 P_{90} 均存在显著差异。两两比较 Mann-Whitney U 检验结果显示，三级甲等医院检验前 TAT 中位数显著高于二级及以下医院（$P=0.011$），而三级乙等医院与三级甲等（$P=0.048$）和二级及

以下（$P=0.590$）医院之间则无显著差异。三级甲等医院 pH 检验前 TAT P_{90} 显著高于三级乙等（$P=0.011$）和二级及以下医院（$P=0.011$），但是三级乙等医院和二级及以下医院之间则无显著差异（$P=0.501$）。床位数在 $0\sim1000$ 之间的实验室 pH 平诊检验前 TAT 中位数显著低于床位数在 $1001\sim2000$ 之间的实验室（$P=0.014$），但床位数大于 2000 的实验室与床位数在 $0\sim1000$ 之间（$P=0.144$）和床位数在 $1001\sim2000$ 之间（$P=0.993$）的实验室 pH 平诊检验前 TAT 中位数则无显著差异。床位数在 $0\sim1000$ 之间的实验室 pH 平诊检验前 TAT P_{90} 显著低于床位数在 $1001\sim2000$ 之间（$P=0.011$）和床位数大于 2000（$P=0.011$）的实验室，但床位数在 $1001\sim2000$ 之间的实验室与床位数大于 2000 的实验室 pH 平诊检验前 TAT P_{90} 则无显著差异（$P=0.501$）。通过与未通过 ISO 15189 或 CAP 认可和不同标本运输方式实验室 pH 平诊检验前 TAT 中位数和 P_{90} 均无显著差异。详见表 7-61。

表 7-61　平诊血气项目按照医院等级、床位数、是否通过 ISO 15189 或 CAP 认可和标本运输方式分组的检验前 TAT 中位数（min）和检验前 TAT P_{90}（min）比较结果

分组方式	检验前 TAT 中位数（min）				检验前 TAT P_{90}（min）			
	N	中位数（P_{25}，P_{75}）	P^*	P^{**}	N	中位数（P_{25}，P_{75}）	P^*	P^{**}
医院等级								
三级甲等医院	196	18.00 (12.00, 30.00)	0.000	0.014	196	25.00 (15.00, 40.00)	0.000	0.002
三级乙等医院	60	15.00 (11.00, 21.00)	0.000		60	20.00 (15.00, 29.75)	0.000	
二级及以下医院	63	15.00 (10.00, 22.00)	0.000		62	16.50 (11.75, 29.00)	0.000	
床位数								
$0\sim1000$	193	15.00 (10.00, 24.00)	0.000	0.030	191	20.00 (14.00, 30.00)	0.000	0.014
$1001\sim2000$	99	20.00 (12.00, 30.00)	0.000		99	25.00 (15.00, 42.00)	0.000	
$2000\sim$	27	20.00 (11.00, 30.00)	0.049		28	26.50 (16.50, 53.75)	0.017	
是否通过 ISO 15189 或 CAP 认可								
是	35	19.00 (12.00, 26.00)	0.000	0.521	34	25.50 (15.00, 45.50)	0.001	0.124
否	284	15.00 (11.00, 25.00)	0.000		284	23.00 (14.00, 32.00)	0.000	

续表

分组方式	检验前 TAT 中位数（min）				检验前 TAT P_{90}（min）			
	N	中位数（P_{25}，P_{75}）	P^*	P^{**}	N	中位数（P_{25}，P_{75}）	P^*	P^{**}
标本运输方式								
实验室人员运输	18	14.00 (9.50, 18.50)	0.000		17	18.00 (13.50, 27.50)	0.013	
专业运输人员运输	204	17.00 (12.00, 26.47)	0.000	0.224	204	25.00 (15.00, 35.00)	0.000	0.503
护士运输	55	15.00 (10.00, 25.00)	0.000		55	21.00 (14.00, 30.00)	0.000	
机械管道运输系统	28	15.00 (12.00, 26.75)	0.000		28	20.00 (14.00, 38.50)	0.003	

* 采用 Kolmogorov-Smirnov 检验，$P<0.05$ 数据为非正态分布

** 三组及以上采用 Kruskal-Wallis 秩和检验，两组为 Mann-Whitney U 秩和检验，$P<0.05$ 视为有统计学意义

血气 pH 急诊不同医院等级实验室间检验前 TAT 中位数和 P_{90} 均有显著差异。两两比较 Mann-Whitney U 检验结果显示，三级甲等医院血气 pH 急诊检验前 TAT 中位数（$P<0.001$）显著高于二级及以下医院，而三级乙等医院与三级甲等（$P=0.360$）和二级以下医院（$P=0.018$）实验室间检验前 TAT 中位数均无显著差异。二级及以下医院血气 pH 急诊检验前 TAT P_{90} 显著低于三级甲等（$P<0.001$）和三级乙等（$P=0.016$）医院，但三级甲等医院与三级乙等医院实验室间血气 PH 急诊检验前 TAT P_{90} 无显著差异（$P=0.348$）。床位数在 0~1000 之间的实验室血气 pH 急诊检验前 TAT 中位数显著低于床位数在 1001~2000 之间的实验室（$P=0.003$），但是床位数大于 2000 的实验室与床位数在 0~1000 之间（$P=0.216$）和床位数在 1001~2000 之间（$P=0.486$）的实验室血气 pH 急诊检验前 TAT 中位数无显著差异。床位数在 0~1000 之间的实验室血气 pH 检验前 TAT P_{90} 显著低于床位数在 1001~2000 之间（$P=0.003$）和床位数大于 2000（$P=0.014$）的实验室，但是床位数在 1001~2000 之间的实验室和床位数大于 2000 的实验室无显著差异（$P=0.678$）。通过 ISO 15189 或 CAP 认可的实验室 pH 急诊检验前 TAT 中位数和 P_{90} 均显著高于未通过认可实验室，但不同标本运输方式实验室间 pH 急诊检验前 TAT 中位数和 P_{90} 均无显著差异。详见表 7-62。

（三）血气项目检验中 TAT 分组比较

血气平诊 pH 不同医院等级实验室间检验中 TAT 中位数和 P_{90} 均有显著差异。不同床位数实验室间检验中 TAT 中位数无显著差异，但是检验中 TAT P_{90} 有显著差异。两两比较 Mann-Whitney U 检验结果显示，三级甲等医院检验中 TAT 中位数（$P=0.017$）和 P_{90}（$P=0.016$）都显著高于三级乙等医院，但是二级及以下医院与三级甲等（中位数：$P=0.024$；P_{90}：$P=0.771$）和三级乙等医院（中位数：$P=0.035$；P90：$P=0.743$）实验室间 pH 平诊检验中中位数和 P_{90} 均无显著差异。床位数在 0~1000 之间的实验室 pH 平诊检验中 TAT P_{90} 显著低于床位数在 1001~2000 之间的实验室（$P=0.016$），但是床位数大于 2000 的实验室与床位数在 0~1000 之间（$P=0.035$）和床位数在 1001~2000 之间（$P=$

0.743)的实验室无显著差异。通过与未通过 ISO 15189 或 CAP 认可、有无标本前处理系统的实验室 pH 平诊检验中 TAT 中位数和 P$_{90}$均无显著差异。详见表 7-63。

表 7-62 急诊血气项目按照医院等级、床位数、是否通过 ISO 15189 或 CAP 认可和标本运输方式分组的检验前 TAT 中位数（min）和检验前 TAT P$_{90}$（min）比较结果

分组方式	检验前 TAT 中位数（min）				检验前 TAT P$_{90}$（min）			
	N	中位数（P$_{25}$，P$_{75}$）	*P**	*P***	N	中位数（P$_{25}$，P$_{75}$）	*P**	*P***
医院等级								
三级甲等医院	240	15.00 (10.00, 23.77)	0.000	0.001	236	24.50 (13.00, 34.75)	0.000	0.001
三级乙等医院	69	15.00 (10.00, 20.00)	0.000		69	20.00 (13.00, 30.00)	0.000	
二级及以下医院	70	12.00 (7.75, 15.00)	0.000		68	15.00 (10.00, 20.75)	0.000	
床位数								
0~1000	216	15.00 (10.00, 20.00)	0.000	0.011	213	15.00 (12.00, 27.45)	0.000	0.002
1001~2000	122	17.00 (11.00, 24.00)	0.000		120	25.00 (14.00, 35.75)	0.000	
2000~	41	15.00 (10.00, 21.50)	0.048		40	25.00 (15.00, 41.22)	0.000	
是否通过 ISO 15189 或 CAP 认可								
是	44	19.00 (12.50, 25.00)	0.000	0.014	43	25.00 (15.00, 45.00)	0.000	0.006
否	335	15.00 (10.00, 20.00)	0.000		330	19.50 (12.00, 30.00)	0.000	
标本运输方式								
实验室人员运输	19	10.00 (8.00, 15.00)	0.001	0.052	19	15.00 (9.00, 25.00)	0.009	0.061
专业运输人员运输	251	15.00 (10.00, 22.00)	0.000		246	20.00 (13.00, 31.08)	0.000	
护士运输	54	13.00 (10.00, 18.50)	0.000		54	15.00 (10.00, 27.00)	0.000	
机械管道运输系统	37	15.00 (10.00, 20.00)	0.002		36	19.00 (10.50, 26.75)	0.000	

* 采用 Kolmogorov-Smirnov 检验，*P*<0.05 数据为非正态分布

** 三组及以上采用 Kruskal-Wallis 秩和检验，两组为 Mann-Whitney U 秩和检验，*P*<0.05 视为有统计学意义

表 7-63 平诊血气项目按照医院等级、床位数、是否通过 ISO 15189 或 CAP 认可、

LIS 是否与仪器连接和是否有标本前处理系统分组的检验中 TAT

中位数（min）和检验中 TAT P_{90}（min）比较结果

分组方式	检验中 TAT 中位数（min）				检验中 TAT P_{90}（min）			
	N	中位数（P_{25}，P_{75}）	P^*	P^{**}	N	中位数（P_{25}，P_{75}）	P^*	P^{**}
医院等级								
三级甲等医院	231	15.00 (8.00, 20.00)	0.000		231	20.00 (11.00, 28.85)	0.000	
三级乙等医院	75	10.00 (5.00, 15.00)	0.000	0.013	75	15.00 (9.00, 25.00)	0.001	0.001
二级及以下医院	74	10.00 (6.75, 15.00)	0.000		74	15.00 (9.75, 20.00)	0.000	
床位数								
0~1000	226	10.00 (7.00, 16.00)	0.000		226	15.00 (10.00, 25.00)	0.000	
1001~2000	121	13.00 (7.08, 21.00)	0.000	0.170	121	20.00 (9.50, 30.00)	0.000	0.018
2000~	33	12.00 (7.50, 20.00)	0.007		33	20.00 (14.00, 30.00)	0.000	
是否通过 ISO 15189 或 CAP 认可								
是	42	12.25 (7.50, 20.75)	0.000	0.528	42	25.00 (10.00, 31.25)	0.041	0.077
否	338	11.00 (7.00, 18.00)	0.000		338	16.00 (10.00, 26.00)	0.000	
是否有标本前处理系统								
是	53	12.00 (8.00, 20.50)	0.001	0.468	53	20.00 (10.50, 32.50)	0.005	0.247
否	327	11.00 (7.00, 18.00)	0.000		327	16.00 (10.00, 26.00)	0.000	

* 采用 Kolmogorov-Smirnov 检验，$P<0.05$ 数据为非正态分布

** 三组及以上采用 Kruskal-Wallis 秩和检验，两组为 Mann-Whitney U 秩和检验，$P<0.05$ 视为有统计学意义

血气 pH 急诊不同医院等级、不同床位数和有无标本前处理系统实验室间检验中 TAT 中位数和 P_{90} 均无显著差异。通过 ISO 15189 和 CAP 认可的实验室 pH 急诊检验中 TAT P_{90} 显著高于通过认可实验室，但两者间 pH 急诊检验中 TAT 中位数无显著差异。详见表 7-64。

表 7-64 急诊血气项目按照医院等级、床位数、是否通过 ISO 15189 或 CAP 认可、
LIS 是否与仪器连接和是否有标本前处理系统分组的检验中 TAT
中位数（min）和检验中 TAT P₉₀（min）比较结果

分组方式	检验中 TAT 中位数（min）				检验中 TAT P₉₀（min）			
	N	中位数（P_{25}，P_{75}）	P^*	P^{**}	N	中位数（P_{25}，P_{75}）	P^*	P^{**}
医院等级								
三级甲等医院	286	11.55 (7.75, 16.61)	0.000		286	18.00 (10.00, 25.00)	0.000	
三级乙等医院	84	10.00 (6.00, 15.00)	0.000	0.098	84	15.00 (9.00, 26.50)	0.006	0.056
二级及以下医院	83	10.00 (7.00, 15.00)	0.000		83	15.00 (9.00, 20.00)	0.000	
床位数								
0~1000	252	10.00 (6.00, 15.75)	0.000		252	15.00 (10.00, 24.75)	0.000	
1001~2000	149	12.00 (8.00, 16.50)	0.000	0.225	149	20.00 (10.00, 27.00)	0.000	0.051
2000~	52	10.00 (6.00, 15.00)	0.001		52	18.00 (11.00, 25.00)	0.022	
是否通过 ISO 15189 或 CAP 认可								
是	55	14.00 (9.00, 18.50)	0.000		55	20.00 (15.00, 29.00)	0.000	
				0.065				0.001
否	398	10.00 (6.00, 16.00)	0.000		398	15.00 (10.00, 25.00)	0.000	
是否有标本前处理系统								
是	75	10.00 (7.00, 16.00)	0.000		76	18.00 (11.25, 26.35)	0.000	
				0.957				0.244
否	378	10.00 (6.95, 16.00)	0.000		377	16.00 (10.00, 25.00)	0.000	

* 采用 Kolmogorov-Smirnov 检验，$P<0.05$ 数据为非正态分布

** 三组及以上采用 Kruskal-Wallis 秩和检验，两组为 Mann-Whitney U 秩和检验，$P<0.05$ 视为有统计学意义

（四）血气项目检验后 TAT 分组比较

血气 pH 平诊不同医院等级、不同床位数和通过与未通过 ISO 15189 或 CAP 认可，不同结果报告方式的实验室间检验后 TAT 中位数和 P₉₀均无显著差异。LIS 与 HIS 连接的实验室检验后 TAT 中位数和 P₉₀显著低于不连接实验室。详见表 7-65。

表 7-65 平诊血气项目按照医院等级、床位数、是否通过 ISO 15189 或 CAP 认可、LIS 是否与 HIS 连接和结果报告方式分组的检验后 TAT 中位数（min）和检验后 TAT P_{90}（min）比较结果

分组方式	检验后 TAT 中位数（min）				检验后 TAT P_{90}（min）			
	N	中位数（P_{25}，P_{75}）	P^*	P^{**}	N	中位数（P_{25}，P_{75}）	P^*	P^{**}
医院等级								
三级甲等医院	191	0.00 (0.00, 7.00)	0.000		191	0.00 (0.00, 9.00)	0.000	
三级乙等医院	63	0.00 (0.00, 5.00)	0.000	0.505	63	0.00 (0.00, 6.00)	0.000	0.462
二级及以下医院	61	0.00 (0.00, 5.00)	0.000		60	0.00 (0.00, 5.15)	0.000	
床位数								
0~1000	189	0.00 (0.00, 5.00)	0.000		188	0.00 (0.00, 7.00)	0.000	
1001~2000	98	0.00 (0.00, 7.00)	0.000	0.566	98	0.00 (0.00, 8.63)	0.000	0.634
2000~	28	0.00 (0.00, 5.00)	0.000		28	0.00 (0.00, 8.00)	0.000	
是否通过 ISO 15189 或 CAP 认可								
是	32	0.00 (0.00, 9.00)	0.000	0.724	32	0.00 (0.00, 9.75)	0.000	0.785
否	283	0.00 (0.00, 5.00)	0.000		282	0.00 (0.00, 8.00)	0.000	
LIS 是否与 HIS 连接								
是	293	0.00 (0.00, 5.00)	0.000	0.015	292	0.00 (0.00, 7.75)	0.000	0.023
否	15	5.00 (0.00, 10.00)	0.000		15	8.00 (0.00, 10.00)	0.000	
结果报告方式								
HIS, 电脑报告	208	0.00 (0.00, 5.00)	0.000	0.248	208	0.00 (0.00, 8.00)	0.000	0.218
打印报告	93	0.00 (0.00, 5.50)	0.000		92	0.00 (0.00, 9.50)	0.000	

* 采用 Kolmogorov-Smirnov 检验，$P<0.05$ 数据为非正态分布

** 三组及以上采用 Kruskal-Wallis 秩和检验，两组为 Mann-Whitney U 秩和检验，$P<0.05$ 视为有统计学意义

血气 pH 急诊不同医院等级、不同床位数和通过与未通过 ISO 15189 或 CAP 认可，LIS 与 HIS 连接和不连接，不同结果报告方式的实验室间检验后 TAT 中位数和 P_{90} 均无显著差异。详见表 7-66。

表 7-66　急诊血气项目按照医院等级、床位数、是否通过 ISO 15189 或 CAP 认可、LIS 是否与 HIS 连接和结果报告方式分组的检验后 TAT 中位数（min）和检验后 TAT P_{90}（min）比较结果

分组方式	检验后 TAT 中位数（min）				检验后 TAT P_{90}（min）			
	N	中位数（P_{25}，P_{75}）	P^*	P^{**}	N	中位数（P_{25}，P_{75}）	P^*	P^{**}
医院等级								
三级甲等医院	236	0.00 (0.00, 5.00)	0.000		234	0.00 (0.00, 8.00)	0.000	
三级乙等医院	71	0.00 (0.00, 5.00)	0.000	0.971	71	0.00 (0.00, 8.00)	0.000	0.954
二级及以下医院	68	0.00 (0.00, 5.00)	0.000		67	0.00 (0.00, 5.00)	0.000	
床位数								
0~1000	212	0.00 (0.00, 5.00)	0.000		211	0.00 (0.00, 6.00)	0.000	
1001~2000	121	0.00 (0.00, 5.00)	0.000	0.817	120	0.00 (0.00, 8.00)	0.000	0.606
2000~	42	0.00 (0.00, 5.25)	0.000		41	0.00 (0.00, 9.50)	0.000	
是否通过 ISO 15189 或 CAP 认可								
是	41	0.00 (0.00, 9.00)	0.000		40	0.00 (0.00, 10.00)	0.000	
否	334	0.00 (0.00, 5.00)	0.000	0.330	332	0.00 (0.00, 7.00)	0.000	0.308
LIS 是否与 HIS 连接								
是	353	0.00 (0.00, 5.00)	0.000		350	0.00 (0.00, 7.00)	0.000	
否	16	5.00 (0.00, 8.00)	0.000	0.059	16	5.50 (0.00, 8.75)	0.000	0.089
结果报告方式								
HIS，电脑报告	256	0.00 (0.00, 5.00)	0.000		254	0.00 (0.00, 7.00)	0.000	
打印报告	102	0.00 (0.00, 5.00)	0.000	0.324	101	0.00 (0.00, 8.00)	0.000	0.375

* 采用 Kolmogorov-Smirnov 检验，$P<0.05$ 数据为非正态分布

** 三组及以上采用 Kruskal-Wallis 秩和检验，两组为 Mann-Whitney U 秩和检验，$P<0.05$ 视为有统计学意义

第六节 我国临床实验室全程周转
时间调查结果（自动化免疫）

一、自动化免疫项目全程 TAT 中位数结果

参与调查的实验室各自动化免疫项目的检验前、中、后和总 TAT 中位数各不相同。在调查的全部自动化免疫项目中，无论是检验前、检验中、检验后还是总 TAT 中位数，C 反应蛋白都较其他项目低，而 AFP 则相对较高。自动化免疫项目检验前、中、后和总 TAT 中位数多在 30~90min，60~90min 或 120~140min，0min 和 120~140min。详见表 7-67 和图 7-14。

二、自动化免疫项目全程 TAT 第 90 百分位数结果

参与调查的实验室各自动化免疫项目的检验前、中、后和总 TAT P_{90} 各不相同。在调查的全部自动化免疫项目中，无论是检验前、检验中、检验后还是总 TAT P_{90}，C 反应蛋白都较其他项目低，而 AFP 则相对较高。自动化免疫检验前、中、后和总 TAT P_{90} 多在 30~60min 或 90~120min，120~240min，0min 和 120~360min。详见表 7-68 和图 7-15。

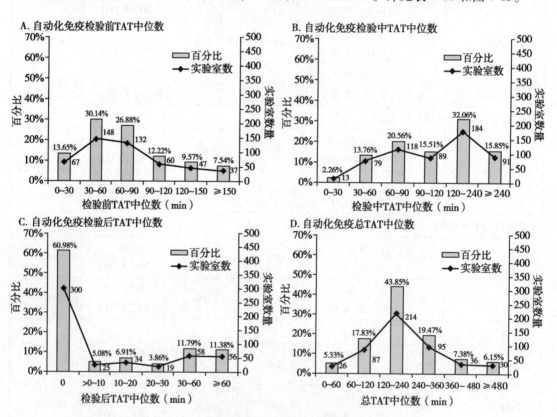

图 7-14 自动化免疫检验项目全程 TAT 中位数（min）分布

表 7-67 自动化免疫检验项目全程 TAT 中位数（min）分布

项目	医嘱类型	检验前 TAT		检验中 TAT		检验后 TAT		总 TAT	
		N	中位数（P25，P75）	N	中位数（P25，P75）	N	中位数（P25，P75）	N	中位数（P25，P75）
TSH（mU/L）	平诊	433	50.00（30.00，80.00）	508	104.50（62.50，162.50）	431	0.00（0.00，20.00）	431	165.00（110.00，240.00）
AFP（ng/ml）	平诊	429	53.00（30.00，85.75）	497	112.00（62.00，172.00）	419	0.00（0.00，20.00）	422	169.50（110.00，250.00）
C 反应蛋白（mg/L）	平诊	392	50.00（25.00，72.75）	465	75.00（43.00，120.00）	383	0.00（0.00，15.00）	385	130.00（80.00，220.00）
全部项目	平诊	491	60.00（34.00，90.00）	574	114.00（61.50，180.00）	492	0.00（0.00，20.00）	488	175.50（120.00，278.00）

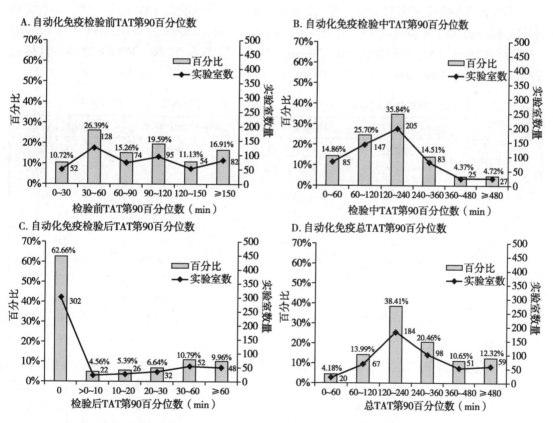

图 7-15 自动化免疫检验项目检验前、检验中、检验后和总 TAT P_{90}（min）分布

表 7-68 自动化免疫检验项目全程 TAT P_{90}（min）分布

项目	医嘱类型	检验前 TAT		检验中 TAT		检验后 TAT		总 TAT	
		N	中位数 (P_{25}, P_{75})	N	中位数 (P_{25}, P_{75})	N	中位数 (P_{25}, P_{75})	N	中位数 (P_{25}, P_{75})
TSH (mU/L)	平诊	430	70.00 (40.00, 110.00)	506	123.50 (85.75, 220.00)	427	0.00 (0.00, 25.00)	427	213.00 (130.00, 340.00)
AFP (ng/ml)	平诊	425	70.00 (44.50, 112.00)	495	130.00 (80.00, 236.70)	416	0.00 (0.00, 25.00)	418	220.00 (130.00, 340.25)
C 反应蛋白 (mg/L)	平诊	388	63.50 (35.25, 104.50)	464	100.00 (50.00, 186.00)	377	0.00 (0.00, 18.00)	380	175.00 (100.00, 300.00)
全部项目	平诊	485	80.00 (49.50, 120.00)	572	150.00 (88.25, 240.00)	482	0.00 (0.00, 25.00)	479	220.00 (140.00, 360.00)

三、自动化免疫项目全程 TAT 阈外值率结果

参与调查的实验室各自动化免疫项目的目标检验前和检验后 TAT 较为一致。多数实验室目标检验前 TAT 和检验后 TAT 分别在 60~120min，和 0~30min。TSH、AFP 和 C 反应蛋白的目标检验中 TAT 多分别在 100~240min，120~277.5min 和 60~240min 之间；目标总 TAT 则多分别在 150~360min，160~390min 和 120~360min 之间。详见表 7-69。

表 7-69 自动化免疫项目目标检验前、检验中、检验后和总 TAT（min）分布

项目	医嘱类型	目标检验前 TAT		目标检验中 TAT		目标检验后 TAT		目标总 TAT	
		N	中位数 (P_{25}, P_{75})	N	中位数 (P_{25}, P_{75})	N	中位数 (P_{25}, P_{75})	N	中位数 (P_{25}, P_{75})
TSH (mU/L)	平诊	426	60.00 (60.00, 120.00)	480	150.00 (100.00, 240.00)	439	0.00 (0.00, 30.00)	427	240.00 (150.00, 360.00)
AFP (ng/ml)	平诊	416	60.00 (60.00, 120.00)	468	180.00 (120.00, 277.50)	426	0.00 (0.00, 30.00)	415	240.00 (160.00, 390.00)
C 反应蛋白 (mg/L)	平诊	376	60.00 (30.00, 120.00)	433	120.00 (60.00, 240.00)	389	0.00 (0.00, 25.00)	379	210.00 (120.00, 360.00)

自动化免疫不同项目检验前、中、后和总 TAT 阈外值率各有不同。多数实验室检验后 TAT 阈外值率均为 0.00%（6σ）。TSH 检验前、中和总 TAT 阈外值率较高，而 C 反应蛋白则相对较低。TSH 检验前、中和总 TAT 阈外值率中位数分别为 1.80%（3.60σ），0.35%（4.20σ）和 0.98%（3.84σ）。AFP 检验前、中和总 TAT 阈外值率中位数分别为 1.35%（3.71σ），0.00%（6.00σ）和 0.47%（4.10σ）。C 反应蛋白检验前、中和总 TAT 阈外值率中位数分别为 0.27%（4.29σ），0.00%（6.00σ）和 0.00%（6.00σ）。详见表 7-70、表 7-71 和图 7-16。

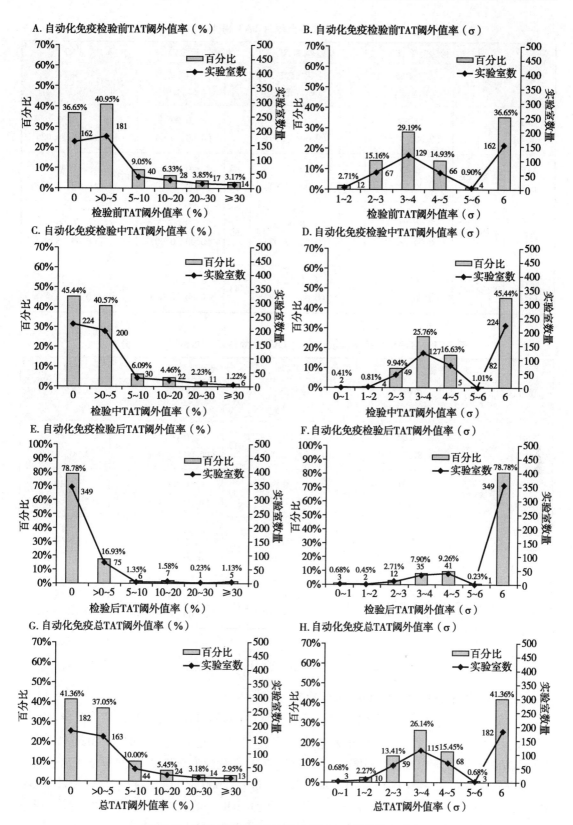

图 7-16 自动化免疫检验项目全程 TAT 阈外值率分布

表 7-70 自动化免疫检验项目全程总 TAT 阈外值率（%）分布

项目	医嘱类型	检验前 TAT N	检验前 TAT 中位数 (P_{25}, P_{75})	检验中 TAT N	检验中 TAT 中位数 (P_{25}, P_{75})	检验后 TAT N	检验后 TAT 中位数 (P_{25}, P_{75})	总 TAT N	总 TAT 中位数 (P_{25}, P_{75})
TSH (mU/L)	平诊	417	1.80 (0.00, 9.32)	460	0.35 (0.00, 4.39)	415	0.00 (0.00, 0.00)	414	0.98 (0.00, 8.08)
AFP (ng/ml)	平诊	404	1.35 (0.00, 7.83)	448	0.00 (0.00, 4.92)	399	0.00 (0.00, 0.00)	403	0.47 (0.00, 7.53)
C 反应蛋白 (mg/L)	平诊	366	0.27 (0.00, 8.21)	414	0.00 (0.00, 2.09)	365	0.00 (0.00, 0.00)	365	0.00 (0.00, 5.59)
全部项目	平诊	442	0.49 (0.00, 3.75)	493	0.12 (0.00, 1.78)	443	0.00 (0.00, 0.00)	440	0.27 (0.00, 3.93)

表 7-71 自动化免疫检验项目全程 TAT 阈外值率（西格玛度量）分布

项目	医嘱类型	检验前 TAT N	检验前 TAT 中位数 (P_{25}, P_{75})	检验中 TAT N	检验中 TAT 中位数 (P_{25}, P_{75})	检验后 TAT N	检验后 TAT 中位数 (P_{25}, P_{75})	总 TAT N	总 TAT 中位数 (P_{25}, P_{75})
TSH (mU/L)	平诊	417	3.60 (2.82, 6.00)	460	4.20 (3.21, 6.00)	415	6.00 (6.00, 6.00)	414	3.84 (2.90, 6.00)
AFP (ng/ml)	平诊	404	3.71 (2.92, 6.00)	448	6.00 (3.15, 6.00)	399	6.00 (6.00, 6.00)	403	4.10 (2.94, 6.00)
C 反应蛋白 (mg/L)	平诊	366	4.29 (2.89, 6.00)	414	6.00 (3.53, 6.00)	365	6.00 (6.00, 6.00)	365	6.00 (3.09, 6.00)
全部项目	平诊	442	4.08 (3.28, 0.00)	493	4.54 (3.60, 6.00)	443	6.00 (6.00, 6.00)	440	4.28 (3.26, 6.00)

四、自动化免疫项目分组比较

（一）自动化免疫项目总 TAT 分组比较

自动化免疫不同医院等级医院实验室间总 TAT 中位数和 P_{90} 均不存在显著差异。不同床位数实验室间总 TAT 中位数无显著差异，但 P_{90} 存在显著差异。两两比较 Mann-Whitney U 检验结果显示，床位数在 0~1000 之间的实验室自动化免疫总 TAT P_{90} 显著低于床位数大于 2000 的实验室（$P=0.008$），但是床位数在 1001~2000 之间的实验室与床位数在 0~1000 之间（$P=0.398$）和床位数大于 2000（$P=0.040$）的实验室间无显著差异。通过 ISO 15189 或 CAP 认可的实验室自动化免疫总 TAT P_{90} 均显著高于未通过认可的实验室，但两者间总 TAT 中位数无显著差异。详见表 7-72。

表 7-72 平诊自动化免疫项目按照医院等级、床位数和是否通过 ISO 15189 或 CAP
认可分组的总 TAT 中位数（min）和总 TAT P_{90}（min）比较结果

分组方式	总 TAT 中位数（min）				总 TAT P_{90}（min）			
	N	中位数（P_{25}，P_{75}）	P^*	P^{**}	N	中位数（P_{25}，P_{75}）	P^*	P^{**}
医院等级								
三级甲等医院	302	175.00（120.00，280.00）	0.000	0.522	298	223.00（150.00，360.00）	0.000	0.236
三级乙等医院	95	180.00（120.00，300.00）	0.000		92	225.00（145.00，365.25）	0.000	
二级及以下医院	91	157.00（112.00，254.00）	0.000		89	194.00（115.50，360.00）	0.000	
床位数								
0～1000	265	160.00（120.00，270.00）	0.000	0.131	259	206.00（121.70，360.00）	0.000	0.027
1001～2000	162	177.00（112.25，249.25）	0.000		160	225.50（145.75，360.00）	0.000	
2000～	61	222.98（131.50，300.00）	0.000		60	303.00（165.00，516.58）	0.000	
是否通过 ISO 15189 或 CAP 认可								
是	66	219.50（124.33，298.44）	0.000	0.111	65	300.00（200.00，419.50）	0.000	0.004
否	422	166.00（120.00，271.75）	0.000		414	208.00（133.75，358.20）	0.000	

* 采用 Kolmogorov-Smirnov 检验，$P<0.05$ 数据为非正态分布

** 三组及以上采用 Kruskal-Wallis 秩和检验，两组为 Mann-Whitney U 秩和检验，$P<0.05$ 视为有统计学意义

（二）自动化免疫项目检验前 TAT 分组比较

自动化免疫不同医院等级、不同床位数、通过与未通过 ISO 15189 或 CAP 认可和不同标本运输方式实验室间检验前 TAT 中位数和 P_{90} 均无显著差异。不同床位数实验室间检验前 TAT 中位数也无显著差异，但是检验前 TAT P_{90} 有显著差异。两两比较 Mann-Whitney U 检验显示，床位数在 0～1000 之间的实验室自动化免疫检验前 TAT P_{90} 显著低于床位数大于 2000 的实验室（$P=0.003$），但是床位数在 1001～2000 之间的实验室与床位数在 0～1000 之间（$P=0.079$）和床位数大于 2000（$P=0.350$）的实验室间无显著差异。详见表 7-73。

表 7-73 平诊自动化免疫项目按照医院等级、床位数、是否通过 ISO 15189 或 CAP 认可和标本运输方式分组的检验前 TAT 中位数（min）和检验前 TAT P_{90}（min）比较结果

分组方式	检验前 TAT 中位数（min）				检验前 TAT P_{90}（min）			
	N	中位数（P_{25}，P_{75}）	P^*	P^{**}	N	中位数（P_{25}，P_{75}）	P^*	P^{**}
医院等级								
三级甲等医院	303	60.00 (37.00, 90.00)	0.000		302	89.00 (50.00, 120.00)	0.000	
三级乙等医院	95	60.00 (31.00, 87.00)	0.000	0.237	92	63.00 (50.00, 120.00)	0.000	0.144
二级及以下医院	93	56.00 (30.00, 90.00)	0.000		91	60.00 (38.40, 116.00)	0.000	
床位数								
0~1000	268	60.00 (30.00, 90.00)	0.000		264	70.00 (43.50, 116.00)	0.000	
1001~2000	163	60.00 (40.00, 90.00)	0.000	0.173	161	85.00 (55.00, 120.00)	0.000	0.037
2000~	60	60.00 (40.00, 101.50)	0.000		60	96.50 (50.00, 146.65)	0.000	
是否通过 ISO 15189 或 CAP 认可								
是	64	60.00 (30.00, 90.00)	0.000	0.714	65	90.00 (50.00, 148.77)	0.000	0.213
否	427	60.00 (35.00, 90.00)	0.000		420	80.00 (48.25, 120.00)	0.000	
标本运输方式								
实验室人员运输	28	72.50 (50.00, 98.25)	0.028		28	100.00 (60.00, 115.75)	0.000	
专业运输人员运输	317	60.00 (34.00, 92.00)	0.000	0.229	313	85.00 (48.00, 120.00)	0.000	0.074
护士运输	84	60.00 (30.00, 80.00)	0.000		83	60.00 (35.00, 110.00)	0.000	
机械管道运输系统	41	51.00 (33.50, 82.00)	0.011		41	61.00 (50.00, 115.00)	0.000	

* 采用 Kolmogorov-Smirnov 检验，$P<0.05$ 数据为非正态分布

** 三组及以上采用 Kruskal-Wallis 秩和检验，两组为 Mann-Whitney U 秩和检验，$P<0.05$ 视为有统计学意义

（三）自动化免疫项目检验中 TAT 分组比较

自动化免疫不同医院等级实验室间检验中 TAT 中位数和 P_{90} 均无显著差异。但是不同床位数实验室间检验中 TAT 中位数和 P_{90} 均有显著差异。两两比较 Mann-Whitney U 检验显示，床位数在 0~1000 之间的实验室自动化免疫检验前 TAT 中位数显著低于床位数大于 2000 的实验室（$P=0.009$），但是床位数在 1001~2000 之间的实验室与床位数在 0~1000 之间（$P=0.812$）和床位数大于 2000（$P=0.021$）的实验室间无显著差异。床位数大于 2000 的实验室免疫检验中 TAT P_{90} 显著高于床位数在 0~1000 之间（$P=0.003$）和床位数在 1001~2000 之间（$P=0.014$）的实验室，但床位数在 0~1000 之间和床位数在 1001~2000 之间的实验室免疫检验中 TAT P_{90} 无显著差异（$P=0.399$）。通过 ISO 15189 或 CAP 认可的实验室免疫检验中 TAT 中位数和 P_{90} 均显著高于未通过认可实验室。有无标本前处理系统的实验室间免疫检验中 TAT 中位数和 P_{90} 均无显著差异。详见表 7-74。

表 7-74 平诊自动化免疫项目按照医院等级、床位数、是否通过 ISO 15189 或 CAP 认可、LIS 是否与仪器连接和是否有标本前处理系统分组的检验中 TAT 中位数（min）和检验中 TAT P_{90}（min）比较结果

分组方式	检验中 TAT 中位数				检验中 TAT P_{90}			
	N	中位数（P_{25}，P_{75}）	P^*	P^{**}	N	中位数（P_{25}，P_{75}）	P^*	P^{**}
医院等级								
三级甲等医院	358	115.50 (67.75, 187.00)	0.000	0.098	356	150.00 (91.00, 242.25)	0.000	0.055
三级乙等医院	109	120.00 (60.00, 180.00)	0.000		109	150.00 (86.00, 250.00)	0.000	
二级及以下医院	107	90.00 (60.00, 151.00)	0.000		107	120.00 (62.00, 213.00)	0.000	
床位数								
0~1000	308	108.25 (60.00, 180.00)	0.000	0.029	308	132.00 (78.00, 234.50)	0.000	0.009
1001~2000	194	114.00 (60.00, 180.00)	0.000		193	140.00 (90.00, 240.00)	0.000	
2000~	72	127.00 (81.25, 229.75)	0.000		71	186.00 (100.00, 304.00)	0.000	
是否通过 ISO 15189 或 CAP 认可								
是	77	120.00 (78.00, 233.30)	0.000	0.008	76	186.50 (108.66, 316.00)	0.000	0.002
否	497	110.00 (60.00, 180.00)	0.000		496	139.00 (85.00, 235.00)	0.000	

续表

分组方式	检验中 TAT 中位数				检验中 TAT P90			
	N	中位数（P25，P75）	P^*	P^{**}	N	中位数（P25，P75）	P^*	P^{**}
是否有标本前处理系统								
是	92	110.00 （82.18，176.50）	0.000	0.414	91	160.00 （100.00，280.00）	0.000	0.267
否	482	114.50 （60.00，180.00）	0.000		481	144.00 （82.00，240.00）	0.000	

* 采用 Kolmogorov-Smirnov 检验，$P<0.05$ 数据为非正态分布

** 三组及以上采用 Kruskal-Wallis 秩和检验，两组为 Mann-Whitney U 秩和检验，$P<0.05$ 视为有统计学意义

（四）自动化免疫项目检验后 TAT 分组比较

自动化免疫不同医院等级、不同床位数、通过与未通过 ISO 15189 或 CAP 认可、LIS 与 HIS 连接和不连接实验室间检验后 TAT 中位数和 P90 均无显著差异。利用电脑报告的实验室检验后 TAT 中位数显著低于打印报告的实验室，但两者间检验后 TAT P90 无显著差异。详见表 7-75。

表 7-75 平诊自动化免疫项目按照医院等级、床位数、是否通过 ISO 15189 或 CAP 认可、
LIS 是否与 HIS 连接和结果报告方式分组的检验后 TAT 中位数（min）和
检验后 TAT P90（min）比较结果

分组方式	检验后 TAT 中位数（min）				检验后 TAT P90（min）			
	N	中位数（P25，P75）	P^*	P^{**}	N	中位数（P25，P75）	P^*	P^{**}
医院等级								
三级甲等医院	306	0.00 （0.00，20.00）	0.000	0.359	300	0.00 （0.00，24.75）	0.000	0.616
三级乙等医院	94	0.00 （0.00，15.00）	0.000		92	0.00 （0.00，19.25）	0.000	
二级及以下医院	92	0.00 （0.00，30.00）	0.000		90	0.00 （0.00，30.00）	0.000	
床位数								
0~1000	267	0.00 （0.00，26.70）	0.000	0.308	262	0.00 （0.00，30.00）	0.000	0.210
1001~2000	162	0.00 （0.00，15.00）	0.000		160	0.00 （0.00，19.50）	0.000	
2000~	63	0.00 （0.00，15.00）	0.000		60	0.00 （0.00，19.50）	0.000	

续表

分组方式	检验后 TAT 中位数（min）				检验后 TAT P$_{90}$（min）			
	N	中位数（P$_{25}$，P$_{75}$）	P*	P**	N	中位数（P$_{25}$，P$_{75}$）	P*	P**
是否通过 ISO 15189 或 CAP 认可								
是	64	0.00 (0.00，25.00)	0.000	0.742	61	0.00 (0.00，27.00)	0.000	0.778
否	428	0.00 (0.00，20.00)	0.000		421	0.00 (0.00，25.00)	0.000	
LIS 是否与 HIS 连接								
是	460	0.00 (0.00，20.00)	0.000	0.059	450	0.00 (0.00，24.00)	0.000	0.063
否	25	10.00 (0.00，30.00)	0.000		25	10.00 (0.00，35.00)	0.000	
结果报告方式								
HIS，电脑报告	328	0.00 (0.00，15.00)	0.000	0.037	323	0.00 (0.00，20.00)	0.000	0.072
打印报告	147	0.00 (0.00，30.00)	0.000		158	0.00 (0.00，30.00)	0.000	

* 采用 Kolmogorov-Smirnov 检验，$P<0.05$ 数据为非正态分布

** 三组及以上采用 Kruskal-Wallis 秩和检验，两组为 Mann-Whitney U 秩和检验，$P<0.05$ 视为有统计学意义

第七节 总 结

本研究包含的四个专业的调查回收率均在 50% 左右，与危急值及时性调查相比回收率较低。这可能与实验室对危急值报告的重视程度较 TAT 高有关。但是本次研究回收率优于 2011 年实验室内 TAT 调查回收率，这也说明实验室对 TAT 的监测意识逐步提高，也逐渐认识到了 TAT 的重要性。由于临床实验室的标本量越来越大，实验室几乎不可能手工监测 TAT。特别是对超出实验室工作外的检验前 TAT 监测，需要 HIS 和 LIS 能对相应时间点进行记录。为了提高实验室回报数据的可靠性，本研究多选取参加国家卫生计生委临床检验中心室间质量评价计划的综合性医院。结果表明，参与实验室主要来自三级综合医院，94.44% 的实验室有 LIS 和 HIS，97.17% 的实验室有条码系统。此情况与我们的预期相符，也与我们先在质量管理体系较为成熟三级医院中施行 QI，然后再推广到全国的目标一致。

参与调查实验室中，约有 80% 的实验室会在日常工作中定期监测检验中 TAT，但是仅有 50% 左右的实验室监测检验前、检验后和总 TAT。实验室多倾向于监测自己控制范围内的 TAT，但是检验前和检验后因素也是导致 TAT 延时的重要原因。若要寻找 TAT 延时原因，从根本上缩短 TAT 提高临床和患者满意度，需要对检验全程的 TAT 都进行监测。

　　正如之前所描述的，由于 TAT 分布是有阳性倾斜的非正态分布，实验室应同时监测 TAT 中位数、P_{90} 和阈外值率。而本次调查中，有 45.66% 的参与实验室定期监测 TAT 均值，24.39% 的实验室监测 TAT 中位数，16.88% 的实验室监测 TAT P_{90}，37.85% 的实验室监测超过目标 TAT 标本所占比例。说明大多数实验室没有很好地理解 TAT，也不清楚怎样才能更好地监测 TAT，因此 TAT 的相关培训是必要的。

　　本次调查中分别有 49.27%，76.39%，48.98% 和 58.44% 的实验室对开展的检验项目设定有目标检验前、检验中、检验后和总 TAT。研究结果表明，生化、血液和自动化免疫目标检验前 TAT 无明显差异，平诊目标 TAT 为 60min，急诊则为 30min。血气的急诊和平诊目标检验前 TAT 均为 30min。由于多数实验室 LIS 与 HIS 连接，因此多数实验室四个专业目标检验后 TAT 均多为 0min。目标检验中 TAT 和总 TAT 与检验项目较为相关，钾、cTn、WBC、PT、pH 和 TSH 的目标检验中 TAT 中位数分别为：钾（平诊：110min；急诊：50min）、cTn（平诊：85min；急诊：50min）、WBC（平诊：35min；急诊：30min）、PT（平诊：90min；急诊：60min）、pH（平诊/急诊：30min）TSH（平诊：150min）；而目标总 TAT 中位数则分别为：钾（平诊：240min；急诊：100min）、cTn（平诊：180min；急诊：90min）、WBC（平诊：100min；急诊：60min）、PT（平诊：150min；急诊：90min）、pH（平诊/急诊：45min）TSH（平诊：240min）。Steindel 和 Novis 建议，来自急诊和重症监护室标本的合理试验申请到标本采集 TAT 目标为 15min，标本采集到接收目标 TAT 为 15min，而接收到确认则为 30min。显然我国实验室设置的 TAT 目标比此目标更为宽松。CAP 的一项 Q-Probes 研究中表明，临床医生对 TAT 的期望值要比临床实验室的期望值和真实情况都要短。因此实验室目标 TAT 的设定是一个较为个性化的实践，除了参考国内外研究，结合实验室自身情况并与临床沟通后是非常重要的。可将各项目的 TAT P_{90} 作为暂定目标 TAT，与临床进行协商后再进行修订。本次调查实验室的目标 TAT 来源多为实验室调查并与临床协商结果，其次为文献和其他实验室目标 TAT。从这里可以看出，本次调查实验室有较为满意的目标 TAT 设置实践。

　　不同专业的检验前、中和总 TAT 中位数和 P_{90} 各不相同。生化专业平诊和急诊检验前、中和总 TAT 中位数和 P_{90} 均高于血液专业。自动化免疫专业与生化专业类似，而血气专业的检验前、中和总 TAT 中位数和 P_{90} 都显著低于其他专业。相同项目平诊和急诊 TAT 各不相同，生化和血液平诊检验前、中和总 TAT 中位数、P_{90} 和目标 TAT 都显著大于急诊项目。血气项目除检验前 TAT 中位数显著大于急诊外，检验中、后和总 TAT 中位数、P_{90} 和目标 TAT 均不存在差异。不同专业之间 TAT 的差异与方法学本身和检验项目的紧急程度都有关。临床医生对急诊项目 TAT 要求较高，标本运输人员和实验室人员会优先处理此类标本，因此急诊项目 TAT 多显著小于平诊项目。而申请血气项目的患者多处于较危急的状态，因此四个专业中血气 TAT 均最低，且平诊和急诊无显著差异。由于血液学试验与生化和自动化免疫试验检测方法不同，实验室内检测血液项目所需的时间多小于生化和自动化免疫试验，因此本次调查中血液 TAT 小于生化和自动化免疫 TAT。实验室应该根据临床和患者的紧急程度和不同检测方法用时的限制，为不同项目制定不同目标 TAT。

　　1998 年 CAP Q-Probes 的急诊 TAT 调查中，K 和 Hb 从标本采集到结果报告 TAT P_{90} 的中位数分别为 57min 和 44min。本次调查中急诊 K 和 WBC 总 TAT P_{90} 中位数则分别为 80min 和 46min。与 CAP 调查结果相比，我国急诊血常规和 K 的 TAT 都相对较长。IFCC

MQI 计划的文献中表明 2014 年急诊 K、INR、WBC 和 cTn TAT P_{90} 的中位数分别为 53.2min、54min、28min 和 68.82min，但是由于此 TAT 并没有明确起点和终点，无法与我国数据比较。CAP 的另一个 Q-Probes 计划中，将急诊部和 ICU 申请到采集、采集到接收、接收到确认和总目标 TAT 分别定为 15min，15min，30min 和 70min，总阈外值率为 10.6%。本研究总 TAT 若以 60min 为界限，急诊生化、血液和血气 TAT 阈外值率中位数分别在 35%、20% 和 0% 左右。血气项目性能较高，但生化和血液急诊项目 TAT 仍有待改进。与 2011 年国家卫生计生委临床检验中心在全国范围内进行的检验中 TAT 调查相比，除自动化免疫专业外（2011 年调查无自动化免疫专业），本次调查各项目检验中 TAT 均有显著的缩短。说明我国实验室检验中 TAT 质量水平随时间在不断进步中，但是离国际水平仍然有一定距离，实验室应持续监控 TAT 并采取措施缩减 TAT 提高临床和患者满意度。

不同专业的 TAT 阈外值率也有所不同，生化平诊和急诊检验前 TAT 阈外值率中位数分别为 0.63% 和 0.51%；血液分别为 0.68% 和 0.93%；血气分别为 0.71% 和 0.00%；自动化免疫则为 0.49%。约有 40%~50% 的实验室检验前 TAT 阈外值 $\sigma>4$，25%~50% 的实验室质量接近世界一流水平（6σ），但也有约 10%~20% 的实验室 $\sigma<3$，质量不可接受。检验中 TAT 域外值率低于检验前阶段。生化平诊和急诊检验中 TAT 阈外值率中位数分别为 0.15% 和 0.17%；血液分别为 0.44% 和 0.54%；血气均为 0.00%；自动化免疫则为 0.12%。约有 50%~65% 的实验室检验中 TAT 阈外值 $\sigma>4$ 甚至接近世界一流水平（6σ），但也有约 10%~20% 的实验室 $\sigma<3$，质量不可接受。检验后 TAT 阈外值率多为 0.00%，多数实验室都处于世界一流水平（6σ）。总 TAT 阈外值率高于检验中但低于检验前阈外值率，生化平诊和急诊总 TAT 阈外值率中位数分别为 0.40% 和 0.48%；血液分别为 0.69% 和 0.89%；血气均为 0.00%；自动化免疫则为 0.27%。约有 45%~60% 的实验室总 TAT 阈外值 $\sigma>4$，30%~60% 的实验室接近世界一流水平（6σ），但也有约 15%~20% 的实验室 $\sigma<3$，质量不可接受。从本研究中可以发现，检验前 TAT 阈外值率要高于检验中和检验后阶段，这可能与我国实验室多监测和改进检验中 TAT，而对检验前 TAT 监测力度不足相关。许多国外文献中也表明实验室对检验前阶段管理的缺乏是 TAT 延迟的一个主要原因。对检验前阶段 TAT 的监管力度不够是国内外临床实验室面临的共同问题，需采取措施逐步改进。此外，不管是检验前还是检验中和总 TAT，血液专业阈外值率均高于生化和自动化免疫专业，血气专业阈外值率最低。

本次调查中，三级甲等医院检验前、中和总 TAT 中位数和 P_{90} 多高于三级乙等和二级及以下医院。床位数在 0~1000 之间的实验室检验前、中和总 TAT 中位数和 P_{90} 多小于床位数在 1001~2000 之间和床位数大于 2000 的实验室。通过 ISO 15189 或 CAP 认可的实验室检验前、中和总 TAT 中位数和 P_{90} 多高于未通过认可实验室。但是，不同医院等级、不同床位数、通过和未通过 ISO 15189 或 CAP 认可的实验室检验后 TAT 中位数和 P_{90} 均无显著差异。调查中出现这种大型三级甲等医院 TAT 性能低于三乙或二级以下医院的情况，可能与大型医院患者数和标本量较多，运输人员、实验室人员和临床人员日常工作量大有关。由于大型医院患者量和标本量都较大，无论是标本的采集、运输、前处理、检测还是审核和结果报告可能都需要排队和等待批量处理，导致 TAT 延长。相反，较小型医院由于患者数量较少，反而可以省去或缩短许多等待时间，因此有较短的 TAT。

多种研究表明，不管气动传输系统设计是什么类型都会有较高的摄取速率和较低的平均 TAT。虽然本研究分组比较原因分析显示，不同运输方式实验室间检验前 TAT 中位数和 P_{90} 多无显著差异。但是从数据分布上看，护士运输和机械管道运输系统运输的检验前 TAT 中位数和 P_{90} 要低于实验室人员和专业人员运输，说明机械管道运输确实有助于改进检验前 TAT。出乎意料的是本研究中有标本前处理系统的实验室检验中 TAT 中位数和 P_{90} 多大于无标本前处理的实验室，这种现象也可能与有标本前处理系统的实验室多为大型医院，标本量较多相关。虽然本研究中检验后 TAT 多为 0min，但是秩和检验结果表明 LIS 与 HIS 连接的实验室检验后 TAT 中位数和 P_{90} 显著低于不连接实验室。同时，利用电脑报告结果的实验室检验后 TAT 中位数和 P_{90} 显著低于采用打印报告的实验室。说明 LIS 与 HIS 连接和采用电脑报告是较好的实验室实践。

研究还对检验前、中和后 TAT 延时原因进行了调查。结果表明，检验前 TAT 延时的常见原因包括运输时间过长；早晨采血过早，住院部标本运送不及时；标本量过大；运输人员不足；运输制度问题；医嘱提前开等。实验室可通过优化标本采集和运输流程来进行改进。检验中 TAT 延时的主要原因包括检测高峰期仪器拥堵；标本量多；仪器保养维护不足；实验似乎人员缺乏责任心和标本复查等。可通过引入新仪器设备来缩短检验中 TAT。检验后 TAT 延时的原因则多为 LIS/HIS 故障；标本量过多；仪器故障和医生未及时查看结果等。实验室需制定有效的 LIS 停机备用方案，以便在 LIS 故障时能及时发送报告。人员不足和标本量过多是检验前、中和后 TAT 延时的共同原因。不同阶段 TAT 的改进方式不同，实验室应该同时对检验前、中、后和总 TAT 进行监测，有针对性的寻找 TAT 延时原因，并提出改进措施。

本次研究有一些不足之处。第一，本次调查中的总 TAT 指的是从标本采集到临床医生接收报告的时间，由于标本申请到标本采集的时间和临床医生接收报告到采取措施的时间对大多数实验室来说不易获取，调查中 TAT 不包含这两个时间段。如果 LIS 功能允许，临床实验室也应对此段时间进行监测。第二，本次调查对象主要是三级医院，研究结果更多的是标本量较大、工作量较大的实验室，不能代表全国水平。第三，本次调查仅为单次调查，调查时间仅为一周，数据可能有一定的偶然性，质量规范的设定需要更大范围的长期纵向监测数据。

第八章

临床实验室信息系统在
周转时间检测中的应用

随着条形码标本信息管理系统的广泛应用，医学实验室的信息化程度越来越高。信息化管理将现代信息技术与先进管理理念相结合，转变或再造了实验室的操作方式和业务流程。检验标本的周转时间（TAT）是流程中的重要质量指标，尤其能够准确反映该检验科整个业务流程的优劣程度，对于提升医患满意度起着至关重要的作用。所以各医院乃至检验科的管理层不断致力于对检验流程中影响 TAT 的因素进行分析和定位，并不断采取信息技术及相关措施完善分析前后流程、仪器速度、复审流程和人工操作等重要环节。

虽然目前国内的检验科基本实现了检验流程的信息化管理。但是从管理角度进行全流程、全项目监控 TAT，但是随着近年来检验科业务量的剧增，若没有强大的信息化手段是无法适应此管理目的的。目前许多实验室信息系统还停留在对于报告医嘱、采集、检测以及报告等过程中患者信息的无缝链接的需求中。首先通过详细剖析检验流程，确定每个信息化节点，完善每个节点的相关任务，然后通过信息系统准确无误记录流程中各节点发生的时间、事件与人；通过这些真实的记录，管理者可以方便地排查各种原因直至找到流程中的短板（如某个时间段最长 TAT 的某些标本）。信息化技术在检验流程的 TAT 监控和查找关键环节节点中起着至关重要的作用，最终可使检验流程的主线——"标本流程"更加具有可控性，从而不断优化检验流程，缩短标本周转时间，提高报告时间及时率，才能达到让临床和患者满意的目的。

第一节　检测流程与节点

一、以标本流向为主线的检验流程与信息化节点

在信息系统的设计中，其 TAT 的监控点往往取决于检验流程中的节点，流程节点的设计是 TAT 信息化监控的基础。事实上检验的主线是以标本流向为导向的时间流程表。例如，从检验医嘱的生成（尤其对急诊流程的管理，这个节点很重要）、标本采集、转运交接、检验工作站交接、专业组交接、上机检测、数据接收、审核至结果报告等的系列时间顺序表。在此过程中标本每经过一个节点，除了时间点的变化外，标本所带的信息量就不断增加或改变，信息系统不仅控制整个流程的走向而将成为每个节点中信息交互或改变的忠实记录者。检验流程必须从每个细节着手分析定位，将清晰的检验流程与节点一一呈现

在信息系统中，TAT 监管目的才能真正实现。

二、信息系统中检验流程中的信息节点设置与含义

通过绘制工作流程图分析（从医生下达检验医嘱开始到结果报告打印），在信息系统中一般检验流程中共设置下列 12 个节点（图 8-1）。

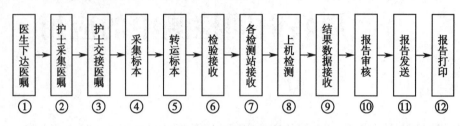

医生下达医嘱 ① → 护士采集医嘱 ② → 护士交接医嘱 ③ → 采集标本 ④ → 转运标本 ⑤ → 检验接收 ⑥ → 各检测站接收 ⑦ → 上机检测 ⑧ → 结果数据接收 ⑨ → 报告审核 ⑩ → 报告发送 ⑪ → 报告打印 ⑫

图 8-1 检验流程节点

1. 流程节点① "医生下达医嘱"是检验流程的发起端，记录此节点对于监控急诊检验 TAT 是重要的依据。1998 年美国病理学家学会（College of American pathologists，CAP）Q-Probes 计划中，超过 40% 的临床医生认为急诊 TAT 的起始时间应该是试验申请时间。

2. 流程节点② "护士采集医嘱"是指护士接收到医嘱（流程节点①）并已开始执行医嘱，即到达将医嘱项目信息与采集容器（带有预置的唯一条码）绑定或打印医嘱信息码标签粘贴到标本采集容器上的时间节点。

3. 流程节点③ "护士交接医嘱"是指带有条码标签的容器可能不会马上用于标本采集，甚至可能隔天或由不同的护士采集标本，所以可能会在护士或班次之间产生交接过程，也就是由接班护士对流程节点②的信息进行又一次确认的时间。

4. 流程节点④ "采集标本"是指将患者标本采集到容器中的时间节点。目前先进的住院标本的床边采集技术是使用 PDA（personal digital assistant），又称为掌上电脑，PDA 通过读取患者腕带上的信息标签调取流程节点③的信息，然后再一次扫描采集容器上的信息码进行核对和确认。门诊急诊患者的采集方式是通过患者信息卡调取已缴费的检验医嘱信息进行标本采集。

5. 流程节点⑤ "转运标本"是指标本离开采集工作站的时间节点。目前先进的方法也是标本运送人员通过 PDA 再次扫描已采集了标本的容器上的信息码进行双方交接确认。

6. 流程节点⑥ "检验接收"是指标本到达检验科的时间节点。当标本到达检验科时，无论是标本运送人员还是检验科工作人员，必须对这些标本再次扫描进行双方交接确认。

7. 流程节点⑦ "各检测站接收"是指标本到达各专业组或检测工作站点的时间节点。是标本到达检验科后内部完成转运的节点；有的检验流程中病区的标本不经过流程节点⑥"检验接收"而是直接将标本送至各专业组。同样必须对这些标本再次扫描进行双方交接确认。

8. 流程节点⑧ "上机检测"是指标本开始进入数据检测的时间节点。此节点标示着检测中流程开始，一般由自动化仪器自动完成，并回传到实验室信息系统中。

9. 流程节点⑨　"结果数据接收"是指标本数据检测完成的时间节点。也是由自动化仪器自动完成，并与其他检测数据和信息回传到实验室信息系统中。

10. 流程节点⑩　"报告审核"是按照质量控制要点，检验人员对检测结果数据进行审核的时间节点。

11. 流程节点⑪　"结果报告"是检验人员将已审核的结果数据正式形成并发送报告的时间节点。只有通过此节点，医生工作站才能收到患者的检验结果信息，即正式的检验结果报告。

12. 流程节点⑫　"报告打印"是指报告的结果被正式打印的时间节点。

三、检验流程中分段式设置 TAT 监控点及实时监控的临床意义

目前，几乎没有临床医生对可接受 TAT 有一致结果，但是作为信息系统的监控，我们可以将整个标本流程的 12 个检验流程节点分割成：标本分析前流程 TAT（检验医嘱至检验科交接：TAT①~⑥）；检验科内部的 TAT（检验科接收标本到结果报告：TAT⑥~⑪）进行分段式管理。在信息系统中至少还可以区分和统计出下列不同时间段 TAT，进一步满足临床与实验室对检验流程管理的不同需求。

1. TAT①~⑥　是指发生在检验科前端标本流转时间。通常的医院受行政管理的制约，标本检测前的运转分布在不同的行政管理部门，此段 TAT 包含了检验科以外的所有标本分析前流转节点，至少涉及护理和标本转运等部门。执行急诊标本采集时，"采集医嘱"时间点对于医生关注的急诊 TAT 也至关重要，而不应该被忽略。

2. TAT①~④　此段是由护理部门单独完成的 TAT，用于监控护理部门在检验前标本 TAT 的执行情况。它涉及采集医嘱、医嘱交接、采集标本以及交接标本等 4 个重要节点。

3. TAT④~⑥　此时间段是采集后的标本进入检验科之前的转运时间。能够反映出护士与标本运送人员的交接过程的及时性。

4. TAT④~⑧　此时间段是整个检验流程中的分析前部分，涉及采集的护士、标本转运工、标本处理的检验人员。

5. TAT④~⑪　此时间段是标本从采集开始后的检验全流程，包括检验前、检验和检验后全部过程）。一般实验室在统计门急诊检验 TAT 时均所使用此时间段。

6. TAT⑥、⑦　此时间段是检验科内部标本的转运环节，即由科室统一接收标本后再分发至各专业组室。这个环节在有的检验科可能不存在，因为标本的签收可能根据标本类型由各专业组室直接签收。

7. TAT⑥~⑧　此时间段是检验科内部的标本分析前部分，仅涉及检验科内部相关接收、转运、处理等岗位的工作人员。

8. TAT⑥~⑪　此时间段是指检验科接收标本后的报告完成时间。从某种程度上讲，作为评价检验科报告的及时率一般均以此时间段为界限。在 1998 年 CAP Q-Probes 计划中，41% 的实验室定义急诊（emergency department，ED）的 TAT 为从实验室接收标本到结果报告的时间。

9. TAT⑦、⑧　此时间段直接反映相关专业组或专业工作站处理标本的能力。

10. TAT⑦~⑪　此时间段直接反映相关专业组或专业工作站完成检验报告的能力。包括标本的处理、检测与检验后的工作能力。

11. TAT⑨、⑩　此时间段反映相关专业组或专业工作站分析和处理检验结果的响应速度。

12. TAT⑨~⑪　此时间段反映相关专业组或专业工作站的分析后全过程的工作能力。

13. TAT⑩、⑪　此时间段是指审核后形成的报告至发送上网（推送至医生工作站）的时间。

第二节　信息系统中周转时间的即时监控

对于检验全过程分析和分段监控 TAT 的意义概述之后，我们会发现，实际运行 TAT 监控时，是根据某个医生或某个事件发生后的临床需求随时调取某个与某次事件相关的 TAT。在所有检测标本与项目的检测过程中均可能发生，可能涉及各个阶段 TAT。所以我们根据日常发生以及各节点监控的重要程度，在信息系统中首先必须将上述时间节点设置在流程中，然后对于常用及重要的节点如医嘱时间、医嘱采集时间、转运时间、签收时间、报告时间采取集中式图表两种方式满足不同层次的查询统计需求。例如，护士在"医嘱交接"时，尽管此时已布好了管（带有患者信息的条码管）可以直接通过口头交班（包括护士纸质交班记录）即能实现，但为了减少工作差错和快速交接，通过电脑中对照实物进行交班留下记录。然而这个节点留在电脑中，一般情况下不做集中式监控统计分析。当然，在病区使用 PDA 进行现场患者标本采集时，此步骤还可以省略。

一、信息系统中的流程节点设置

将以上节点进行整理，信息系统中随时进行分析和统计（图 8-2）。图 8-2 的基础即是所有的检验流程（标本流程）节点均已真实地记录在电脑中。例如：护士将采集后的标本与标本转运人员进行交接时，通过转运人员再次在电脑中确认采集过的标本，信息系统将准确记录"转运标本"这个时间节点。图 8-2 的左面显示统计后的数据列表，列表的下方分别给出统计的标本总数（3868 个）、平均耗时（16.2min）以及耗时的中位数（13.0min）。右上部分为检测人员分别的完成 TAT 与占比列表，右下部分显示 TAT 柱状图，图下方直接显示 TAT 的时限符合率（97.55%）。

通过图 8-2 实时、方便的任意组合式查询：①选择过去的任意检验报告的时间段，例如 2016 年 8 月 1 日至 2016 年 8 月 31 日；②选择 TAT 的发起时间，例如：4-签收时间（系统中设置 1~5 个时间点，分别为医嘱时间、医嘱采集时间、转运时间、签收时间以及报告时间）；③选择 TAT 监控截止时间点，例如：报告发送时间；④选择不同的标本或项目类型（如血常规：报告类型 LB、LO、LP……；项目：血细胞分析，标本条码前缀等）；⑤选择不同的病人类型：如住院、急诊、门诊等（如：选择编码 8 为住院急诊）；⑥选择不同的报告人和设置不同参数等，岗位人员可以实时对自己完成的报告进行 TAT 分时段、分项目进行统计分析。更重要的是在统计报表中设置质量控制目标，如图 8-2 中显示，血常规报告时间≤30min。此时系统既能根据以上所有可设定的参数的 TAT 进行统计，给出 TAT 的中位数、平均数以及时限符合率（97.55%）。

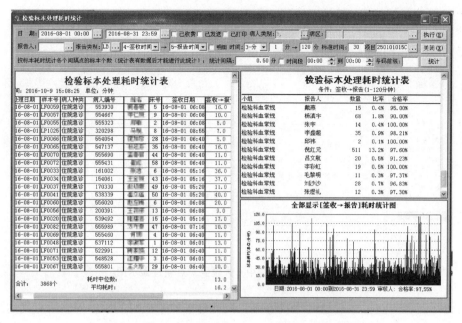

图 8-2 TAT 在信息系统中的实时统计和分析界面

二、信息系统中的节点监控

根据临床需求以轨迹图形的形式实时将 6 大重要流程节点：医嘱采集时间、转运时间、签收时间、检测时间、报告时间以及报告打印时间（在信息系统分别表示为：标本采集、标本签发、标本签收、报告处理、报告发送和报告打印）发布在各临床工作站（图 8-3）。图 8-3 的横向坐标按照时间顺序自左向右以圆点显示各节点，当需要查询某个标本去向或是否已通过某个流程节点时，通过圆点颜色即能迅速知晓标本运行的轨迹。当圆点显示为绿色时表示该标本已通过此节点并显示通过此点的时间；当圆点为红色时则表示还未完成或标本还未到达此节点。用此标本轨迹图直接向临床公示标本流向，不仅极大方便了临床医护以及相关人员实时知晓标本去向，而且一方面对检验科自身形成一种压力，确保能在规定时间内（如血常规 TAT⑥~⑪应 ≤30min）完成检验报告；另一方面让临床医生知道影响检验报告时间的各种因素。甚至会发现，标本在到达检验科之前的步骤远远超出了检验科检测的时间，此时临床及医院主管部门会积极主动配合改造流程缩短 TAT，同时无需检验科向临床举证告知某个报告为什么没有及时发出，他们通过图 8-3 能迅速判断是哪个节点甚至哪个操作者影响了报告的及时发出。

三、利用信息化大屏幕实时预警，使得 TAT 监控节点有效前移

按门急诊处理标本的不同，分别在血常规工作区域、急诊生化工作区域、体液及其他工作区域设置"报告延时提醒大屏幕"，将屏幕与一台连接 LIS 的电脑主机相连，悬挂在各自区域内的显著位置，使操作人员可以在任何位置都可以很方便地看清屏幕所显示内容。在 LIS 中设置相应程序，当标本一旦进入检验科时，此标本条码的 TAT 时间将随即开始倒计时。如急诊生化要求 60min 内发送报告，可以将预警值设置在 45min，当标本到达

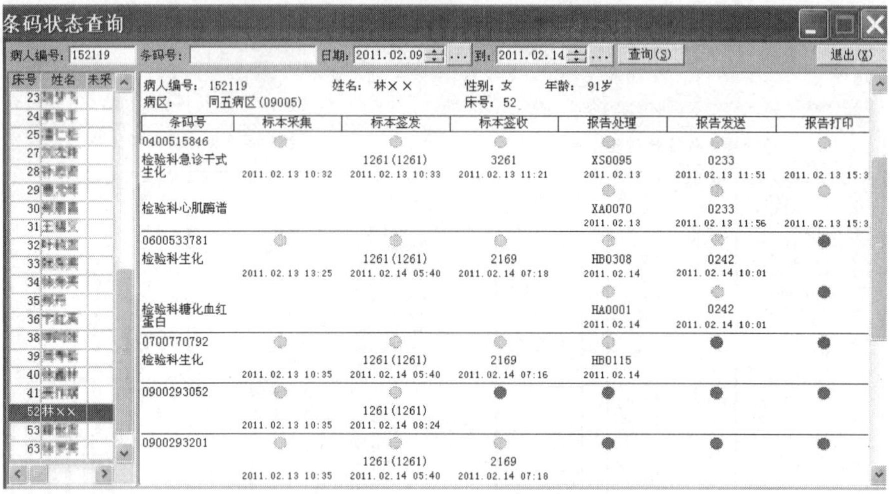

图 8-3　检验流程中 6 大重要节点轨迹显示图

检测岗位（流程节点⑦）并达到预设值时，大屏幕按照采集时间顺序列表所有到达预警值的标本和检测项目并用黄色标识。此时进入倒计时，自动推送 TAT 剩余 15min。随着时间的变化，标本信息的字体颜色也会由黄色"警告"变成红色（极限报警值，如最后 5min），提醒操作人员即刻处理此标本，确保报告时间不会出现延误（图 8-4）。

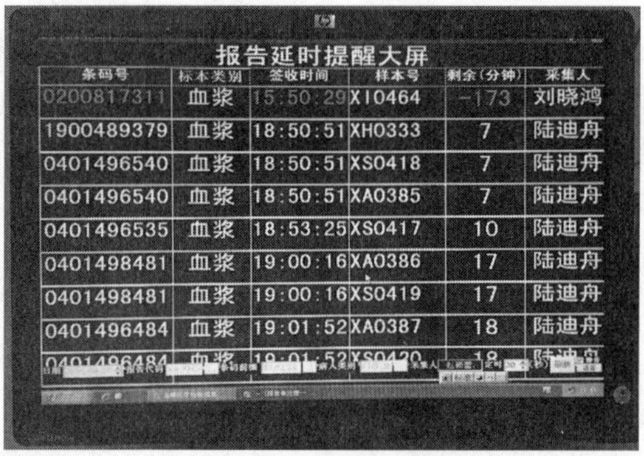

图 8-4　TAT 预警大屏幕

　　图 8-4 中显示，屏幕中从第二行开始分别显示这些标本距离报告时间还剩下 7~18min 不等，最短的时间靠近屏幕的上方。屏幕的第一行已显示红色，说明到达极限报警值（预示不做处理将延误报告），"剩余时间"列显示"−173"min，此时已超出应报告时间 173min。那么，工作人员为什么还没进行处理？一般情况是因为检测后的结果高度怀疑标本采集存在问题，并与临床沟通后已决定重新采集。所以我们仍将此信息保留在预警大屏幕上继续监控，等待重采后的标本。当重采标本检测后并在报告发生时，系统将两次检测结果保存并关联后，荧屏上的红色报警解除。在定期 TAT 统计分析时可以排除复检以及此类重采标本复检的情况，使得 TAT 统计数据更接近真实情况。

第三节　利用信息系统定期监控
周转时间，发现短板持续改进

有了信息化监控以及信息系统中记录的每个节点的数据，定期统计与分析这些数据为管理者提供有效的分析数据，找到真正影响 TAT 的短板，才能不断持续改善 TAT。

通过每月定期监控 TAT 与临床医生、患者以及员工的感受相结合进行比较分析，我们会发现无论是平均报告时间还是报告时间的中位数以及报告的时限率，一般实验室均能达到基本符合要求，但临床和门诊患者仍旧有一定比例的抱怨报告不及时；内部职工问卷调查也显示，当标本无法做到先采集先检测的完全自动化时，人工传递标本在高峰期总会造成后采集的标本先做先发出报告，而先采集的标本后做后发出报告，甚至到患者来取报告时还没有发出报告，此时临床后患者会极度不满意，而科室内部职工也承受着巨大的工作压力。进一步调查发现这些抱怨往往发生在早高峰期，所有我们即进行了分段式 TAT 统计分析，结果发现在高峰期的 TAT 报告时限符合率状况远远低于总体 TAT 水平。从中我们通过各节点的监控与定期分析，不断找出短板，及时进行流程改造或增加相应的措施，使得临床、患者以及员工的满意度大大提高。

一、报告延时提醒大屏幕的效果监控

"报告延时提醒大屏幕"安装前后同期（2012 年 3 月—7 月和 2013 年 3 月—7 月）每日高峰时期（上午 8：00—11：30）的血常规、急诊干式生化、血凝、尿常规项目进行统计，结果显示所有项目的平均报告时间均缩短（图 8-5），t 检验分析，急诊生化项目具有统计学意义（$P<0.05$），其他项目无显著性差别；TAT 统计结果显示，所有项目的报告及时率均明显提高（图 8-6），t 检验分析，均有统计学意义（$P<0.05$）。

分别按标本类别（门诊、急诊、住院急诊）选择每日高峰时期血常规项目的报告进行统计分析（图 8-7）。结果显示在标本量相当的情况下，平均报告时间均有缩短，报告及时率均有所提高。总的报告及时率从 2012 年的 94.70% 提高到 2013 年 96.52%，结果有统计学意义（$P<0.05$），而平均报告时间分别是 15.47min 和 14.50min，无显著性差别。

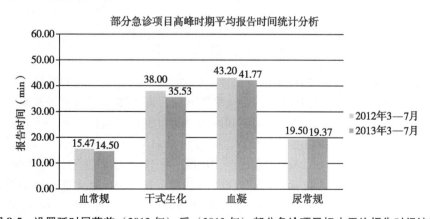

图 8-5　设置延时屏幕前（2012 年）后（2013 年）部分急诊项目标本平均报告时间统计

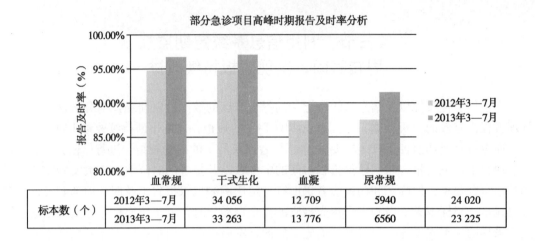

图 8-6 设置延时屏幕前（2012 年）后（2013 年）部分急诊项目 TAT 统计

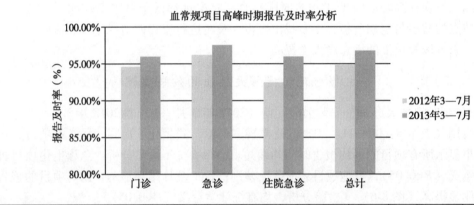

图 8-7 血常规项目设置延时屏幕前（2012）后（2013）报告及时率统计分析

二、长期 TAT 监控，促使信息化建设
不断完善，提高服务质量

1. 定期监控检验科 TAT 运行情况　选择 2008 年至今所有血常规的平均报告时间、报告及时率分别选取检验科信息化建设的三个重要时期，即采用预制条形码检验系统后、应用报告自动审核软件后、设置"报告延时提醒大屏幕"倒计时预警系统 TAT 监控以后，三个时间节点进行统计（表 8-1）。结果显示，科室在 2011 年开始应用报告自动审核软件后，平均报告时间大幅下降，由 28min 缩短至 19min，报告及时率远远超过当年质量目标（85%）；而设置"报告延时提醒大屏幕"倒计时预警系统以来，血常规项目的平均报告时间仍明显缩短，由 19min 减少至 14.5min；实际报告及时率也显著提升，由 92.84% 提高至 96.52%，超过所定质量目标（90%）。

表 8-1　血常规项目平均报告时间及报告及时率统计表

日期 （选择同期 5 个月）	平均报告时间（min）		报告及时率（%）	
	质量目标	实际报告时间	质量目标	实际及时率
2011 年 3 月—2011 年 7 月	30	28	达到 80%，力争 85%	85.21
2012 年 3 月—2012 年 7 月 （应用报告自动审核软件后）	30	19	达到 85%，力争 90%	92.84
2013 年 3 月—7 月 （设置报告延时提醒大屏幕后）	30	14.5	达到 90%，力争 95%	96.52

2. 利用信息系统分段式监控 TAT，寻找流程中的短板，提高服务质量　在 TAT 的长期监控中，其平均耗时或耗时中位数以及报告时限的符合率这些质量指标均已达到或符合质量监管的目标，即应该启动分段式监控方式。

例 1：在长期（每月一次的分析）数据监控中发现，2014 年至 2015 年的急诊血常规的 TAT 质量指标完全符合要求甚至已超出本科室的质量目标，但同时发现员工的抱怨增加。通过分段式统计对比分析 2014 年、2015 年以及 2016 年同期 1 月—8 月（7：00—8：00/天）的血常规检测数据（表 8-2），发现同期的血常规和 CRP 的工作量急剧上升（2015 年上升 81%，2016 年又上升 145%），而且 CRP 在血常规中的占比也上升，当然还包括急诊生化及血凝、尿常规和粪常规等标本的操作，均由 2 位工作人员完成。管理层考虑了这些因素后，在 2016 年改进流程引进血常规和 CRP 一次进样同时出结果的检测设备。2016 年的统计结果显示工作量虽然比 2015 年增长了 145%（比 2014 年增长了 345%），但工作人员人数并未增加且质量指标保持不变。TAT 分段式统计为科室的科学管理和决策提供了有力的证据。

表 8-2　血常规住院急诊 TAT 统计表 **

时间（年）	2014	2015（同比增加%）	2016（同比增加%）
血常规（个）	496	898（81）	2208（145/345）*
CRP/血常规（%）	68.9	70.1	76.9
平均耗时（分）	10.1	7.9	11.1
耗时中位数（分）	8.0	7.0	9.0
时限合格率（%）	98.0	98.2	97.1

*：145 是与 2015 年的同比增长数据；345 是与 2014 年的同比增长数据

**：数据来源：同期 1 月—8 月（7：00—8：00/天）；均为 2 人操作

例 2：2011 年 5 月我们通过分段式统计发现门急诊采血后的标本 TAT④~⑧（标本采集后到上机检测）最长超过 15min，最短 2min。往往 TAT④~⑧越长时，当天的 TAT④~⑪（标本采集至报告发送）报告耗时的中位数低于月平均值，患者的抱怨也有所增加（当月有 4 例患者抱怨报告延时记录，然而其他月份均不超过 1 个甚至无抱怨），从而影响到了服务质量。管理层进一步调研了采集至检测仪器的现场，进过认真分析后决定，血常规检测岗位人员必须每 5min 之内去采血处及病房标本签收处收集一次标本。结合每月分段式 TAT④~⑧的监控,从此杜绝了由于检验科内部运送标本不及时所造成的报告时间延误的现象。

例 3:2016 年 3 月份开始的 1 日—3 日住院急诊生化的工作量出现"井喷现象",过高的工作量使得急诊生化的报告及时率一时出现大幅降低(90.8%)。我们再次通过对住院急诊生化的分段式 TAT 分析,发现早高峰期 8:00 开始 TAT⑥~⑪(标本签收至发送报告)的报告及时率始终在 87% 左右,一直持续到 10:00 才能达 90%。经管理层分析及排除其他影响因素(如检测系统的检测能力)后,发现是由于住院急诊标本在 8:00 前集中式进入检验科,再加上当前"井喷现象"所致。所以,当接受标本的检验科在检验前的处理能力方面已不适应目前的工作量。紧急协商后决定每天早上 8 点至 9 点派出生化组一位员工增援急诊生化的岗位,重点加强生化标本的前处理,如标本的离心和排样等。一旦解决了 8 点至 9 点的标本处理能力,从而使得整个上午的报告及时率立即得到回升,达到 95%。

例 4:通过设置 TAT 目标值(如血常规≥30min)即阈值来统计某个检测系统、某个操作者的延时报告的标本情况(表 8-3)所示(数据来自 2016 年 8 月 1 日至 31 日住院急诊,LP 检测系统的 767 份血常规,TAT⑥~⑪)。通过阈值分段式统计发现,1 个月内在该岗位上由 13 位员工发出了 767 份报告,仅有 32 份(4.15%)报告未按时发出,而超过 45min 和 60min 时间段的分别为 5 份(0.65%)和 4 份(0.22%)报告。如管理层按序从大于 60min、45min、30min 的延迟报告的事件和人员入手,就能用最小的投入解决最短的短板。

表 8-3 通过设定的阈值分析血常规报告延迟情况表

	TAT 阈值(min)				
	≤30	30~45(含 45)	45~60(含 60)	60~100(含 60)	>100
标本数	735	23	5	4	0
中位数	13	34	47	84	/
时限不符合率(%)	4.15(32/767)	3.00(23/767)	0.65(5/767)	0.22(4/767)	/
操作者(人数)	13	5	3	2	/

注:数据来自 2016 年 8 月 1 日至 31 日住院急诊,LP 检测系统的 767 份血常规,TAT⑥~⑪

3. TAT 质量指标的长期监控,使服务质量不断提高 除了上述对 TAT 质量指标的实时监控与分段式监控以外,必须有长期监控计划,比较和发现趋势以利于持续改进。有的实验室是当某个质量指标在一定期限内达到或符合科室的质量目标后即放弃监测,这样会存在一定的风险。我们认为,通过一定时间的证实当某个质量指标已经完全符合或达到既定质量目标后,管理层应制订长期监控计划,至少每年进行一次评价,以确保始终符合要求。例如,每年度对血常规 TAT⑥~⑪(标本签收至发送报告)进行监控,通过这些数据的积累,发现我们多年来持续改进的路线是正确的,而且信息化改造的效果非常明显(表 8-4)。

表 8-4　不同阶段的血常规质量指标

时间		平均报告时间（min）	报告时限符合率（%）
第一阶段	2004. 1—2011. 7	28	85
第二阶段	2011. 9—2012. 11	19	93
第三阶段	2012. 12—2013. 7	14.49	97
第四阶段	2016. 1—2016. 8	14.10	97

注：第一阶段：条码标本流程；第二阶段：融入中间件，实现报告自动筛查；第三阶段：倒计时大屏幕预警系统提示（补流程短板）；第四阶段：血常规与 CRP 一次性进样（改进流程）

　　表 8-4 中真实记录了我们科室的信息化改进的流程。第一阶段为条码标本流程的建立，从 2003 年开始我们的检验流程全面实现条码化，包括标本自带预置条码、交接流程全部条码签收、检测仪器双向通讯、结果报告网上查询以及病区终端集中报告打印和门诊条码自助取报告。尽管如此无缝链接的检验流程，但是截止 2011 年 7 月的统计发现，报告的时限率符合未超过 85%。另外，从患者、临床医生以及岗位员工的角度考虑也不难发现，每天有 25% 的报告不能准时发出，来自患者和医生的不满意或抱怨甚至是投诉很多，更重要的是员工被投诉后承载的压力大，这种执业过程给他们的身心负载着巨大的压力。所以 TAT 的统计结果告诉我们应继续寻找出路提高报告的时限率。

　　第二阶段即是通过融入中间件的方式，实现报告自动筛查，将人力集中在筛查出的应该人工审核的项目或报告上，而不是把审核时间平均花费到每一张报告上。此时不仅统一了审核规则提高审核和报告质量（表 8-5、表 8-6），而且大大缩短了 TAT 以及报告的及时率大幅度上升。随之而来的是临床和患者满意度的大幅提升（2011 年至今，临床的满意度基本为 99% 以上）。

表 8-5　血常规自动筛查件使用前、后标本周转时间比较

时间	标本数（例）	复检率（%）	TAT（分）
2005 年 9 月	11 610	22.0	28.0
2011 年 9 月	18 261	23.7	15.7

表 8-6　生化自动筛查件使用前后的分析表

审核者（3 人）	100 份标本平均耗时（分）			按每天 500 份标本计算可节约（时）	漏审率（%）	
	使用前	使用后	节约		使用前	使用后
1 年工作经验	75	15.8	59.2	4.9	5.09	1.08
3 年以上工作经验	41	8.63	32.4	2.7	0.64	0.13

　　第三阶段的信息化是从我们科室的员工问卷调查开始的，发现检验人员最为关心的事件莫过于被投诉或被抱怨。虽然常规的 TAT 监控发现，质量指标等管理数据已符合甚至远远超过预期目标，但是患者对员工的抱怨或投诉仍然存在，这就是流程中的短板。此时通过倒计时大屏幕预警的信息系统提示，弥补了流程中易漏检发生患者投诉和医生抱怨的短

板，进一步提高了时限符合率，血常规达到 97%。今年我们又迈过了第四阶段，即利用血常规与 CRP 一次进样（无需人工干预即出两项结果）改进了之前的两个检验流程（血常规与 CRP 分别进样和分别出检验结果）的操作。此项针对的是工作量的大幅上升，却没有通过传统的增加岗位员工的方法来解决，而实际上引进的检测流程却给实验室降低了人员成本和带来了效益，还能保持 TAT 质量指标维持在较高的水平。

信息化是实验室保持持续改进的有效工具。检验人员需要不断从实际工作中总结，有效开发利用信息化工具，使其更好地服务于检验。

第九章

危急值和周转时间质量
指标的室间质量评价

第一节　能力验证计划类型

一、室间质量评价计划类型

室间质量评价（external quality assessment，EQA）已经成为检测、校准、检查各领域实验室活动的一项重要内容。根据使用方的需求、EQA控制物的性质、所用方法及参加者的数量，EQA计划会有所不同。但是，大部分EQA计划具有共同的特征，即将一个实验室所得结果与其他一个或多个实验室所得结果进行比较。EQA计划中的检测或测量类型决定了进行能力比较的方法。实验室活动有三种基本类型：定量的、定性的以及解释性的。图9-1中的模式2描述了一种室间质量评价计划的典型例子，通常针对检测实验室。具体程序为从材料源中随机抽取子样，同时分发给参加者共同进行测定。有些计划中要求参加者自己抽取样品作为室间质量评价控制物，完成检测后，将结果返回室间质量评价提供者并与靶值比对，以表明单个参加者的能力和一组参加者整体的能力。室间质量评价提供者提出建议或有教育意义的评论反馈给参加者，目的在于促进（参加者）能力的提升。

（一）顺序参加计划

顺序参加计划有时被称为测量比对计划，是将室间质量评价控制物连续地从一个参加者传送到下一个参加者（即按顺序参加），有时需要传送回室间质量评价提供者进行再次核查。图9-1中的模式1简述了这类计划的设计，其主要特点概述包括：①使用参考实验室，参考实验室能为室间质量评价控制物提供可靠的、具有计量溯源性的靶值，且该靶值具有足够小的测量不确定度。在室间质量评价计划实施过程中，有必要在特定阶段对室间质量评价控制物进行核查，以确保靶值没有明显变化。②靶值由参考实验室确定，或由所有参加者（或参加的参考实验室）公议确定，各个参加室间质量评价实验室的测量结果应与参考实验室确定的靶值比较。组织者应考虑各参加者声称的测量不确定度，或声称的专业水平，如有可能按组进行结果比较。③完成顺序室间质量评价计划需要较长时间（有时需若干年），由此造成了一些困难。因此应确保室间质量评价控制物的稳定性，并严格监控室间质量评价控制物在参加者间的传递时间及各参加者允许的测量时间，同时在计划实施过程中需向参加者单独反馈结果，而不是等到计划结束。④有稳定的室间质量评价控制

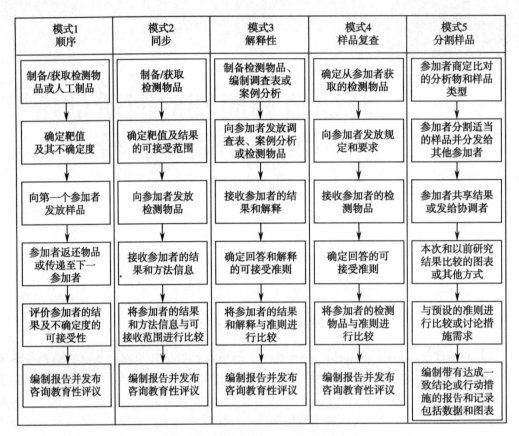

图 9-1 常见室间质量评价计划类型示例

物用于该类室间质量评价的物品应有足够的稳定性，如临床确诊的骨髓片、脱落细胞涂片、细菌的染色涂片等。

（二）同步参加计划

同步参加计划是从材料源中随机抽取子样，同时分发给参加者共同进行测定，如图 9-1 所示。有些计划中要求参加者自己抽取样品作为室间质量评价控制物，完成检测后，将结果返回室间质量评价提供者并与靶值比对，以表明单个参加者的能力和一组参加者整体的能力。室间质量评价提供者提出建议或有教育意义的评论反馈给参加者，目的在于促进（参加者）能力的提升。图 9-1 中的模式 2 是描述这类室间质量评价计划的典型例子，通常针对检测实验室。模式 3 介绍了一种经常与同步计划结合使用的解释性计划类型，用于监督或教育。

当前国内常见的室间质量评价活动方式主要是与 ISO/IEC 17043：2010 文件中规定的能力验证计划类型模式 2（同步）：制备/获取检测物品、确定指定值及结果的可接受范围、向参加者发放检测物品、接收参加者的结果和方法信息、将参加者的结果和方法信息与可接受范围进行比较、编制报告并发布咨询/教育性评议。这一模式在我国的发展已经相对成熟，评价方式主要为临床实验室检验中质量指标（如：百分差值或偏倚）。而对于检验前和检验后阶段中质量指标的评价和监测，由于其检测结果来源的特殊性，可采用 ISO/IEC 17043：2010 文件中模式 3 解释性室间质量评价模式：编制调查表、向参加者发放调查表、接收参加者的结果和解释、确定回答和解释的可接受准则、将参加者的结果和解释与准则进行比较、标准报告并发布咨询/教育性评议。这种调查方式目前在国内是少见的。此次国家卫生计生委临床检验中心组织的危急值和 TAT 质量指标的调查意在提高临床实验室工作人员对于检验全过程中差错的重视，并推广模式 3 解释性室间质量评价模式。

二、质量指标的室间质量评价

国家卫生计生委临床检验中心于 2015 年 5 月开始组织全国不同省级临床检验中心同步开展"临床检验专业医疗质量控制指标"的调查，并于 2016 年将其纳入正规室间质量评价计划中。2016 年全国省级临床检验中心同步开展"临床检验专业医疗质量控制指标"第 1 次室间质量评价于 2016 年 3 月启动。参加实验室覆盖各省级临床检验中心室间质量评价的医院检验科，临床质量指标的室间质量评价按照中华人民共和国国家标准 GB/T 27043—2012（ISO/IEC 17043：2010，IDT）模式 3 施行，通过 Clinet-EQA 下发调查表要求参与实验室统计要求月份或年份的数据，并通过 Clinet-EQA 在线回报结果。调查表发放和数据回报软件均由国家卫生计生委临床检验中心设计，北京某公司采用 Web 形式利用微软公司 ASP. NET 软件研发。

（一）调查表设计

为系统地了解质量指标的潜在影响因素，同时利于在相同或不同等级的医疗机构进行数据比对。质量指标的室间质量评价计划分为两个部分，第一部分为医院和实验室基本信息调查，包括：医院等级、医院类型、LIS 和 HIS 建设等问题。第二部分为危急值通报率等 15 项质量指标的具体调查。按照不同专业分别填写上报。

（二）数据分析

数据分析软件也由国家卫生计生委临床检验中心与北京某公司共同开发。按照不同专业分别统计以及不分组统计全部参与实验室危急值通报率、危急值通报及时率、检验前周转时间中位数、实验室内周转时间中位数的均值、中位值、第 5 百分位数（the 5th percentile，P_5）、第 25 百分位数（the 25th percentile，P_{25}）、第 75 百分位数（the 75th percentile，P_{75}）和第 95 百分位数（the 95th percentile，P_{95}）。软件还可以将危急值通报率等转化为西格玛度量，用西格玛度量来评价实验室质量。σ 度量值是将过程输出的平均值、标准差与顾客要求的目标值、规格界限相联系，是对过程满足顾客要求能力的一种度量。通常将 6σ 视为"一流的质量"，代表每百万有 3.4 个缺陷（3.4DPM），3σ 是最低可接受水平。σ 与 DPM 的转换可通过查询统计表格或 σ 计算器实现，表 9-1 提供了部分两者转换关系。

表 9-1　每百万缺陷数（DPM）（不合格率）与西格玛的转换关系

DPM	合格率	σ	DPM	合格率	σ	DPM	合格率	σ
3	99.99966	6.0	233	99.98	5.0	6,210	99.4	4.0
5	99.99946	5.9	337	99.97	4.9	8,198	99.2	3.9
9	99.99915	5.8	483	99.95	4.8	10,724	98.9	3.8
13	99.9987	5.7	687	99.93	4.7	13,903	98.6	3.7

DPM	合格率	σ	DPM	合格率	σ	DPM	合格率	σ
21	99.9979	5.6	968	99.90	4.6	17,864	98.2	3.6
32	99.9968	5.5	1,350	99.87	4.5	22,750	97.7	3.5
48	99.995	5.4	1,866	99.81	4.4	28,716	97.1	3.4
72	99.993	5.3	2,555	99.74	4.3	35,930	96.4	3.3
108	99.989	5.2	3,467	99.65	4.2	44,565	95.5	3.2
159	99.984	5.1	4.661	99.5	4.1	54,799	94.5	3.1

（三）调查结果的反馈方式

根据调查数据，国家卫生计生委临床检验中心设计了危急值和 TAT 等质量指标的室间质量评价成绩回报表。参与调查实验室可获取各专业相应质量指标报表，以了解实验室自身西格玛水平、实验室所在省份西格玛水平分布和全国西格玛水平分布。

（四）质量规范的设定

为帮助实验室评估自身性能，将质量指标调查结果的第 25 百分位西格玛值和第 75 百分位西格玛值设为初步的质量规范。即将有 25% 的实验室性能达不到此质量水平。

第二节 质量指标的室间质量评价计划参与
实验室一般情况调查

参加这两次"临床检验专业医疗质量控制指标"调查的实验室为参加各省级临床检验中心室间质量评价的医院检验科。这些实验室分布于全国 28 个省份或地区（北京、福建、广东、广西、贵州、海南、河南、湖北、湖南、江苏、江西、辽宁、内蒙古、山东、山西、陕西、四川、新疆、云南、浙江、重庆、上海、青海、吉林、天津、安徽、宁夏和河北）。2015 年和 2016 年分别有 6617 家和 8718 家医院检验科回报结果。回报实验室所在省份或地区分布见图 9-2A、B；医院等级、医院类型、医院床位数、信息系统建设情况分布见表 9-2。其中广东省、四川省、浙江省和山东省参与实验室较其他省份明显多；2015 年上海市、青海省、吉林省、天津市、安徽省和宁夏回族自治区参与实验室数量较其他省份明显少，但在 2016 年吉林省、安徽省和河北省参与实验室数量明显增多。参与这两次调查的实验室多来自二级医院（2015 年占 55.20%，2016 年占 57.30%），其次为三级医院（2015 年占 22.40%，2016 年占 21.70%）。医院类型大多为综合性医院（2015 年占 55.50%，2016 年占 53.5%），其次为中医医院（2015 年占 13.74%，2016 年占 14.43%）和专科医院（2015 年占 11.36%，2016 年占 10.46%）。大部分医院（2015 年占 71.47%，2016 年占 71.69%）床位数小于 500，也有少部分医院（2015 年占 9.80%，2016 年占 9.20%）床位数大于 1000。对于医院信息建设，大部分医院既有 LIS 也有 HIS（2015 年占 61.69%，2016 年占 62.49%），但还有部分医院既没有 LIS 也没有 HIS（2015 年占 18.17%，2016 年占 18.67%）。总的来说，这两年有些省份或地区参与实验室数量在增加，但按照医院等级、医院类型、床位数和信息系统建设分组，实验室构成比没有发生太大的变化。

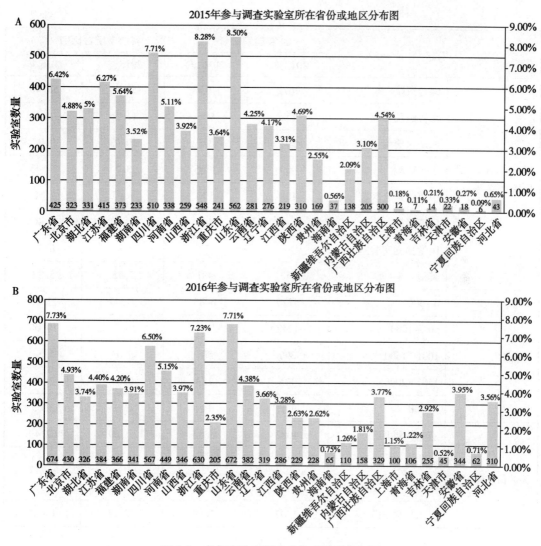

图 9-2　参与实验室所在省份或地区分布图

表 9-2　参与实验室医院等级、医院类型、床位数和信息系统建立情况分布表

分组		实验室数量		实验室所占比例（%）	
		2015 年	2016 年	2015 年	2016 年
医院等级	三级甲等	1016	1371	15. 35	15. 16
	三级乙等	464	595	7. 01	6. 58
	二级甲等	2721	3900	41. 12	43. 11
	二级乙等	931	1284	14. 07	14. 19
	其他	1485	1858	22. 44	20. 54

续表

分组		实验室数量		实验室所占比例（%）	
		2015 年	2016 年	2015 年	2016 年
医院类型	综合医院	3671	4836	55.48	53.46
	专科医院	752	946	11.36	10.46
	妇幼保健院	664	821	10.03	9.08
	中医医院	909	1305	13.74	14.43
	中西医结合医院	108	190	1.63	2.10
	民营医院	-	403	-	4.46
	医学独立实验室	-	52	-	0.57
	其他	513	481	7.75	5.32
床位数	0~500	4729	6485	71.47	71.69
	501~1000	1242	1719	18.77	19.00
	1001~1500	399	501	6.03	5.54
	1501~2000	135	183	2.04	2.02
	>2000	112	149	1.69	1.65
医院信息建设	有 LIS 和 HIS	4082	5653	61.69	62.49
	有 LIS，无 HIS	586	735	8.86	8.13
	无 LIS，有 HIS	747	960	11.29	10.61
	无 LIS 和 HIS	1202	1689	18.17	18.67

第三节　危急值质量指标的室间质量评价

一、危急值通报率

（一）数据分析

　　表 9-3 为生化、免疫、临检和微生物危急值总体通报率、通报率均值、中位值、P_5、P_{25}、P_{75} 和 P_{95}。图 9-3A~D 为某实验室生化专业危急值通报率报表，其中 A 图和 C 图分别为该实验室所在省份 2015 年和 2016 年生化专业危急值通报率西格玛水平分布图，B 图和 D 图分别为全国生化专业 2015 年和 2016 年危急值通报率西格玛水平分布图，图中黑点表示该实验室所处的西格玛水平。其中"总体"表示某专业全部参与实验室通报的危急值数之和除以同期该专业全部参与实验室危急值总数之和，反映了参与实验室的整体水平。

表 9-3 全国参与调查实验室危急值通报率不同专业结果分布（百分数/西格玛）

专业	年份	值	总体	平均值	P_5	P_{25}	中位数	P_{75}	P_{95}
生化	2015	百分数	98.93	99.16	97.78	100.00	100.00	100.00	100.00
		西格玛	3.8	5.8	3.5	6.0	6.0	6.0	6.0
	2016	百分数	97.09	98.21	96.27	100.0	100.00	100.00	100.00
		西格玛	3.4	5.8	3.3	6.0	6.0	6.0	6.0
免疫	2015	百分数	98.87	99.29	100.00	100.00	100.00	100.00	100.00
		西格玛	3.8	5.9	6.0	6.0	6.0	6.0	6.0
	2016	百分数	98.60	99.07	100.00	100.00	100.00	100.00	100.00
		西格玛	3.7	5.9	6.0	6.0	6.0	6.0	6.0
临检	2015	百分数	98.93	99.20	98.02	100.00	100.00	100.00	100.00
		西格玛	3.8	5.8	3.6	6.0	6.0	6.0	6.0
	2016	百分数	90.46	98.74	97.44	100.00	100.00	100.00	100.00
		西格玛	2.8	5.8	3.4	6.0	6.0	6.0	6.0
微生物	2015	百分数	99.42	99.59	100.00	100.00	100.00	100.00	100.00
		西格玛	4.0	5.9	6.0	6.0	6.0	6.0	6.0
	2016	百分数	99.05	99.20	100.00	100.00	100.00	100.00	100.00
		西格玛	3.8	5.9	6.0	6.0	6.0	6.0	6.0
全部专业	2015	百分数	98.72	98.94	95.19	100.00	100.00	100.00	100.00
		西格玛	3.7	5.7	3.2	6.0	6.0	6.0	6.0
	2016	百分数	98.25	97.85	94.19	100.00	100.00	100.00	100.00
		西格玛	3.6	5.7	3.1	6.0	6.0	6.0	6.0

从表 9-3 中可看出，不同专业危急值通报率各不相同，多数实验室危急值通报率在 99.00% 以上，西格玛水平则多在 6.0σ 水平。分析某实验室危急值通报率室间质量评价报表（见图 9-3）可得出，2015 年此实验室的危急值通报率达到 6.0σ 水平，该实验室在本省所处的西格玛分组（6σ）百分比为 88.80%，在全国的西格玛分组（6σ）比例为 92.40%；2016 年此实验室的危急值通报率也为 6.0σ 水平，该实验室在本省所处的西格玛分组（6σ）百分比增长为 94.40%，在全国所处的西格玛分组（6σ）比例增长为 95.00%。这些数据一方面揭示了实验室所处省份或地区危急值通报率情况，另一方面也显示了该实验室危急值通报率在本省或地区和全国的位置。进一步分析两年的数据也可看出，实验室所处省份或地区危急值通报率有所增高，全国危急值通报率也有所增高。

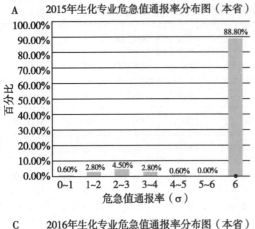

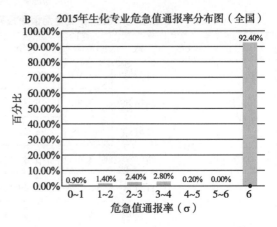

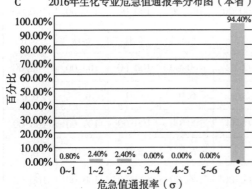

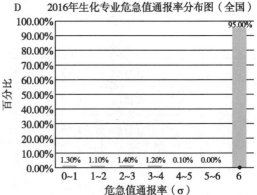

年份	你室 (%)	你室 (σ)	本省					全国				
			总体 (σ)	平均值 (σ)	中位数 (σ)	P_5 (σ)	P_{95} (σ)	总体 (σ)	平均值 (σ)	中位数 (σ)	P_5 (σ)	P_{95} (σ)
2015	100	6	3.8	5.6	6.0	2.5	6.0	3.8	5.8	6.0	3.5	6.0
2016	100	6	3.6	5.8	6.0	3.7	6.0	3.4	5.8	6.0	3.3	6.0

图 9-3　某实验室生化专业危急值通报率报表

（二）质量规范

以 2016 年危急值通报率调查结果的第 25 百分位西格玛值设为初步的质量规范。生化、免疫、临检和微生物专业危急值通报率的初步质量规范均为 6.0σ。

二、危急值通报及时率

（一）数据分析

表 9-4 为生化、免疫、临检和微生物危急值总体通报及时率、通报及时率均值、中位值、P_5、P_{25}、P_{75} 和 P_{95}。图 9-4A～D 为某实验室生化专业危急值通报及时率报表。其中 A 图和 C 图分别为该实验室所在省份 2015 年和 2016 年生化专业危急值通报及时率西格玛水平分布图，B 图和 D 图分别为全国生化专业 2015 年和 2016 年危急值通报及时率西格玛水

平分布图，图中黑点表示该实验室所处的西格玛水平。其中"总体"表示某专业全部参与实验室及时通报的危急值数之和除以同期该专业全部参与实验室通报的危急值总数之和，反映了参与实验室的整体水平。

表 9-4　全国参与调查实验室危急值通报及时率不同专业结果分布（百分数/西格玛）

专业	年份	值	总体	平均值	P_5	P_{25}	中位数	P_{75}	P_{95}
生化	2015	百分数	98.46	98.83	93.33	100.00	100.00	100.00	100.00
		西格玛	3.7	5.6	3.0	6.0	6.0	6.0	6.0
	2016	百分数	98.57	98.68	93.33	100.00	100.00	100.00	100.00
		西格玛	3.7	5.6	3.0	6.0	6.0	6.0	6.0
免疫	2015	百分数	98.26	98.60	91.67	100.00	100.00	100.00	100.00
		西格玛	3.6	5.7	2.9	6.0	6.0	6.0	6.0
	2016	百分数	99.27	98.33	91.01	100.00	100.00	100.00	100.00
		西格玛	3.9	5.7	2.8	6.0	6.0	6.0	6.0
临检	2015	百分数	98.93	99.20	98.02	100.00	100.00	100.00	100.00
		西格玛	3.7	5.7	3.0	6.0	6.0	6.0	6.0
	2016	百分数	98.47	98.77	94.15	100.00	100.00	100.00	100.00
		西格玛	3.7	5.7	3.1	6.0	6.0	6.0	6.0
微生物	2015	百分数	99.03	99.32	100.00	100.00	100.00	100.00	100.00
		西格玛	3.8	5.8	6.0	6.0	6.0	6.0	6.0
	2016	百分数	98.33	98.80	100.00	100.00	100.00	100.00	100.00
		西格玛	3.6	5.8	6.0	6.0	6.0	6.0	6.0
全部专业	2015	百分数	98.42	98.90	93.33	100.00	100.00	100.00	100.00
		西格玛	3.7	5.6	3.0	6.0	6.0	6.0	6.0
	2016	百分数	98.56	98.60	93.12	100.00	100.00	100.00	100.00
		西格玛	3.7	5.6	3.0	6.0	6.0	6.0	6.0

从表 9-4 中可看出，不同专业危急值通报及时率相差不大，多数实验室危急值通报及时率在 99% 以上，西格玛水平则多在 6.0σ 水平。分析某实验室危急值通报及时率室间质量评价报表（图 9-4）可得出，2015 年此实验室的危急值通报及时率为 93.70%（3.0σ 水平），该实验室在本省所处的西格玛分组（3~4σ）百分比为 11.10%，在全国的西格玛分组（3~4σ）百分比为 6.60%；2016 年此实验室的危急值通报及时率增大至 100.00%（6.0σ 水平），该实验室在本省所处的西格玛分组（6σ）百分比增长为 91.8%，在全国所处的西格玛分组（6σ）比例增长为 89.90%。这些数据一方面揭示了实验室所处省份或地区危急值通报及时率有所提高，另一方面也显示了该实验室危急值通报及时率在本省或地区和全国的位置。比如此实验室危急值通报及时率从 2015 年的西格玛分组：3~4σ 组变为 2016 年的西格玛分组：6σ 组。

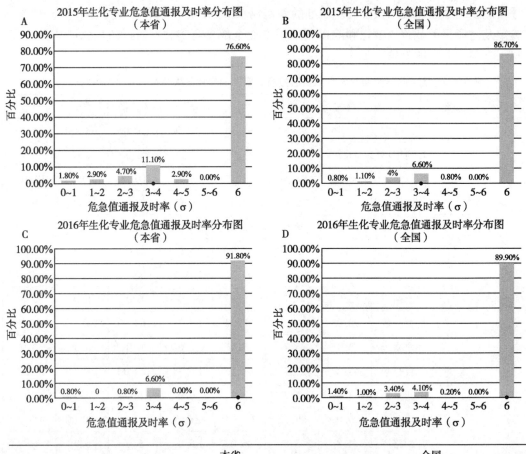

图 9-4 某实验室生化专业危急值通报及时率报表

年份	你室 (%)	你室 (σ)	本省					全国				
			总体 (σ)	平均值 (σ)	中位数 (σ)	P_5 (σ)	P_{95} (σ)	总体 (σ)	平均值 (σ)	中位数 (σ)	P_5 (σ)	P_{95} (σ)
2015	93.75	3.0	3.4	5.6	6.0	2.5	6.0	3.7	5.6	6.0	3.0	6.0
2016	100	6	3.9	5.6	6.0	3.3	6.0	3.7	5.6	6.0	3.0	6.0

（二）质量规范

以 2016 年危急值通报及时率调查结果的第 25 百分位西格玛值设为初步的质量规范。生化、免疫、临检和微生物专业危急值通报及时率的初步质量规范均为 6.0σ。

第四节　周转时间质量指标的室间质量评价

一、检验前周转时间中位数

（一）数据分析

表 9-5 为全国参与调查实验室急诊和常规检验前周转时间中位数不同专业结果分布表。图 9-5A~D 和图 9-6A~D 分别为某实验室生化专业常规和急诊检验前周转时间中位数

报表。其中 A 图和 C 图分别为该实验室所在省份 2015 年和 2016 年生化专业常规或急诊检验前周转时间中位数分布图，B 图和 D 图分别为全国生化专业 2015 年和 2016 年常规和急诊检验前周转时间中位数分布图，图中黑点表示该实验室所处的分组。

从表 9-5 中可看出，不管是急诊还是常规，不同专业检验前周转时间中位数的分布不同，其中三大常规的检验前周转时间中位数最短，其次是凝血，自动化免疫的检验前周转时间中位数最长。多数实验室常规检验前周转时间中位数在 30~60min，急诊检验前周转时间中位数在 10~30min。分析某实验室生化专业检验前周转时间中位数室间质量评价报表可得出，2015 年此实验室生化专业常规检验前周转时间中位数是 90min，在本省的质量水平如图 9-5A 图中 90~120min 组所示，在全国的质量水平如图 9-5B 图中 90~120min 所示，说明检验前周转时间高于大部分实验室，进一步看 2016 年常规检验前周转时间在本省和全国分布情况（图 9-5C、D），可知本省和全国处于图中右数前三组的实验室所占比例在降低，也就是检验前周转时间高于或等于 90min 的实验室所占比例在降低，但是该实验室的检验前周转时间 2016 年仍然是 90min，并没有改善，这样也提醒了相关实验室应该抓紧改善实验室质量，争取达到大部分实验室所能达到的水准。分析该实验室急诊检验前周转时间中位数报表，我们可以总结出该实验室急诊周转时间也处于本省和全国较低水平，到 2016 年此状态也没有改善。从图 9-6 可以明显地看出本省和全国急诊检验前周转时间中位数高于 30min 的组所占比例在显著降低，说明整体检验前周转时间中位数在向小于 30min 组靠拢，而该实验室的水平并没有提高。

表 9-5 全国参与调查实验室检验前周转时间中位数（min）不同专业结果分布

专业	年份	试验类型	平均值	P_5	P_{25}	中位数	P_{75}	P_{95}
生化	2015	常规	59.83	10.00	30.00	60.00	80.00	120.00
		急诊	20.14	5.00	10.00	15.00	30.00	45.00
	2016	常规	54.56	10.00	30.00	51.00	60.00	120.00
		急诊	20.67	5.00	10.00	16.00	30.00	50.00
自动化免疫	2015	常规	62.26	10.00	30.00	60.00	90.00	120.00
		急诊	21.27	5.00	10.00	15.00	30.00	60.00
	2016	常规	56.94	10.00	30.00	60.00	70.00	120.00
		急诊	22.15	5.00	10.00	20.00	30.00	60.00
三大常规	2015	常规	49.28	10.00	25.00	40.00	60.00	120.00
		急诊	17.47	5.00	10.00	15.00	28.00	32.00
	2016	常规	46.10	10.00	20.00	32.00	60.00	120.00
		急诊	18.24	5.00	10.00	15.00	28.00	40.00
凝血	2015	常规	51.87	10.00	30.00	45.00	60.00	120.00
		急诊	18.97	5.00	10.00	15.00	30.00	40.00
	2016	常规	49.32	10.00	30.00	40.00	60.00	120.00
		急诊	19.57	5.00	10.00	15.00	30.00	45.00

续表

专业	年份	试验类型	平均值	P_5	P_{25}	中位数	P_{75}	P_{95}
全部专业	2015	常规	55.59	10.00	30.00	60.00	61.00	120.00
		急诊	19.36	5.00	10.00	15.00	30.00	42.00
	2016	常规	51.47	10.00	30.00	45.00	60.00	120.00
		急诊	20.05	5.00	10.00	15.00	30.00	49.00

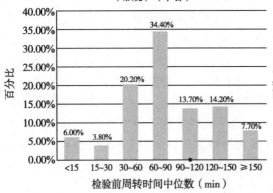

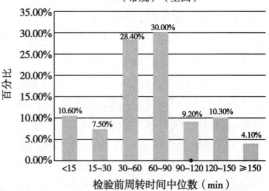

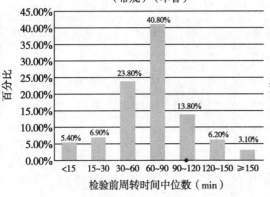

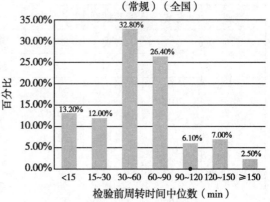

年份	试验类型	你室 (min)	本省				全国			
			平均值 (min)	中位数 (min)	P_5 (min)	P_{95} (min)	平均值 (min)	中位数 (min)	P_5 (min)	P_{95} (min)
2015	常规	90	75.95	60.0	20.0	180.0	59.83	60.0	10.0	120.0
2016	常规	90	63.40	60.0	20.0	120.0	54.56	51.0	10.0	120.0

图 9-5 某实验室生化专业常规检验前周转时间中位数报表

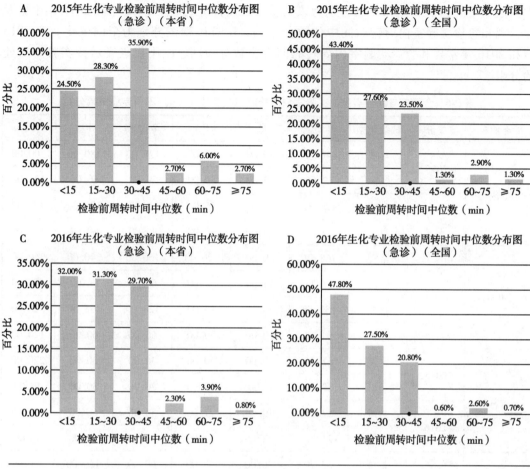

图 9-6 某实验室生化专业急诊检验前周转时间中位数报表

年份	试验类型	你室（min）	本省				全国			
			平均值（min）	中位数（min）	P_5（min）	P_{95}（min）	平均值（min）	中位数（min）	P_5（min）	P_{95}（min）
2015	急诊	30	25.90	25.0	5.0	60.0	20.14	15.0	5.0	45.0
2016	急诊	30	24.85	20.0	5.0	60.0	20.67	16.0	5.0	50.0

（二）质量规范

以 2016 年检验前周转时间中位数质量指标调查结果的第 75 百分位数设为初步的质量规范。常规生化、自动化免疫、三大常规和凝血专业检验前周转时间中位数的初步质量规范分别为 60min、70min、60min 和 60min；急诊生化、自动化免疫、三大常规和凝血专业检验前周转时间中位数的初步质量规范分别为 30min、30min、20min 和 30min。

二、实验室内周转时间中位数

（一）数据分析

表 9-6 为全国参与调查实验室急诊和常规实验室内周转时间中位数不同专业结果分

布表。图 9-7A～D 和图 9-8A～D 分别为某实验室生化专业常规和急诊实验室内周转时间中位数报表。其中 A 图和 C 图分别为该实验室所在省份或地区 2015 年和 2016 年生化专业常规和急诊实验室内周转时间中位数分布图，B 图和 D 图分别为全国生化专业 2015 年和 2016 年常规和急诊实验室内周转时间中位数分布图，图中黑点表示该实验室所处的分组。

表 9-6　全国参与调查实验室实验室内周转时间中位数（min）不同专业结果分布

专业	年份	试验类型	平均值	P_5	P_{25}	中位数	P_{75}	P_{95}
生化	2015	常规	146.75	30.00	90.00	120.00	180.00	300.00
		急诊	53.66	15.00	30.00	50.00	60.00	120.00
	2016	常规	129.77	30.00	75.00	120.00	180.00	300.00
		急诊	49.31	15.00	30.00	45.00	60.00	120.00
自动化免疫	2015	常规	168.91	30.00	120.00	160.00	240.00	360.00
		急诊	67.23	15.00	30.00	60.00	90.00	150.00
	2016	常规	151.58	30.00	90.00	120.00	198.50	320.50
		急诊	60.47	10.00	30.00	60.00	60.00	120.00
三大常规	2015	常规	61.86	10.00	30.00	30.00	60.00	220.00
		急诊	22.27	5.00	10.00	20.00	30.00	40.00
	2016	常规	57.54	10.00	27.00	30.00	60.00	180.00
		急诊	21.78	5.00	11.00	20.00	30.00	40.00
凝血	2015	常规	82.70	20.00	40.00	60.00	120.00	240.00
		急诊	35.55	10.00	28.00	30.00	40.00	60.00
	2016	常规	77.29	20.00	40.00	60.00	100.00	200.00
		急诊	34.30	10.00	25.00	30.00	40.00	60.00
全部专业	2015	常规	113.25	20.00	45.00	90.00	180.00	300.00
		急诊	43.85	10.00	25.00	30.00	60.00	120.00
	2016	常规	102.41	20.00	40.00	80.00	120.00	260.00
		急诊	40.50	10.00	20.00	30.00	60.00	120.00

从表 9-6 中可看出，不管是急诊还是常规，不同专业实验室内周转时间中位数的分布不同，其中三大常规的实验室内周转时间中位数最短，其次是凝血，自动化免疫的实验室内周转时间中位数最长。多数实验室常规实验室内周转时间中位数在 120～240min（除外三大常规大多数处在 30～60min），急诊实验室内周转时间中位数大多在 30～60min（除外三大常规大多数处在 10～30min）。分析某实验室生化专业实验室内周转时间中位数室间质量评价报表可得出，2015 年此实验室生化专业常规实验室内周转时间

中位数是 240min，在本省的质量水平如图 9-7A 图中 ≥240min 组所示，在全国的质量水平如图 9-7B 图中 ≥240min 所示，说明实验室内周转时间长于大部分实验室，进一步看 2016 年常规实验室内周转时间在本省和全国分布情况（图 9-7C、D），可知本省或地区和全国处于图中右数前三组的实验室所占比例在降低，也就是说实验室内周转时间高于或等于 150min 的实验室所占比例在降低，且该实验室本身实验室内周转时间中位数也在缩短，但其实验室内周转时间比本省或全国其他大多数实验室长。分析该实验室急诊实验室内周转时间中位数报表（图 9-8），我们可以得出此实验室 2015 年和 2016 年的实验室内周转时间均为 60min，处于本省或地区和全国中等水平位置。同样，2016 年本省或地区和全国实验室内周转时间大于或等于 60min 的组所占比例均在降低，有可能是因为那些实验室内周转时间过大的实验室通过整改，缩短了实验室内周转时间。

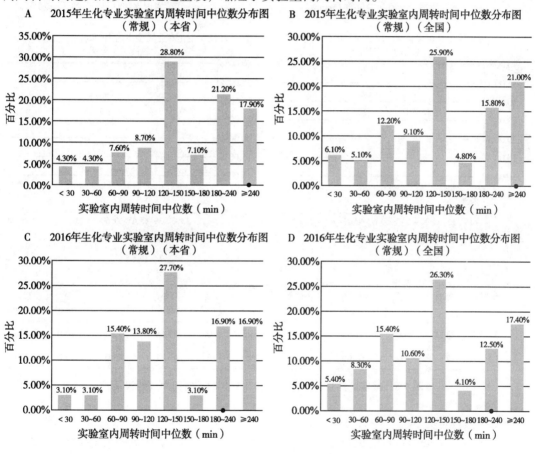

年份	试验类型	你室(min)	本省				全国			
			平均值(min)	中位数(min)	P5(min)	P95(min)	平均值(min)	中位数(min)	P5(min)	P95(min)
2015	常规	240	147.38	120.0	40.0	260.0	146.75	120.0	30.0	300.0
2016	常规	180	134.24	120.0	40.0	240.0	129.77	120.0	30.0	300.0

图 9-7　某实验室生化专业常规实验室内周转时间中位数报表

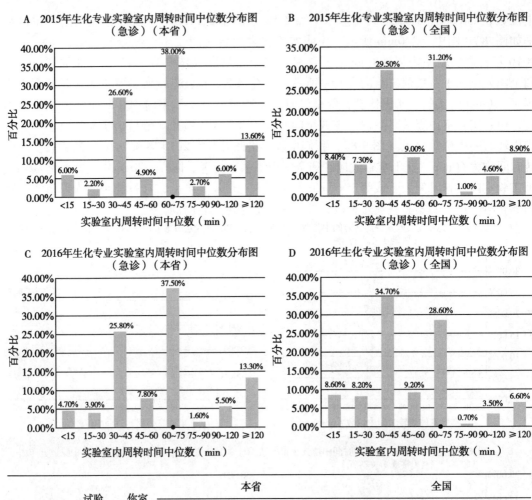

图 9-8 某实验室生化专业急诊实验室内周转时间中位数报表

年份	试验类型	你室(min)	本省				全国			
			平均值(min)	中位数(min)	P5(min)	P95(min)	平均值(min)	中位数(min)	P5(min)	P95(min)
2015	急诊	60	59.85	60.0	14.0	120.0	53.66	50.0	15.0	120.0
2016	急诊	60	60.09	60.0	25.0	120.0	49.31	45.0	15.0	120.0

（二）质量规范

以 2016 年实验室内周转时间中位数质量指标调查结果的第 75 百分位数设为初步的质量规范。常规生化、自动化免疫、三大常规和凝血专业实验室内周转时间中位数的初步质量规范分别为 180min、200min、60min 和 100min；急诊生化、自动化免疫、三大常规和凝血专业实验室内周转时间中位数的初步质量规范分别为 60min、60min、30min 和 40min。

第十章

国际血液学标准化委员会成年人血液学危急结果管理的标准化调查与建议

1972 年，Lundberg 首次将危急结果定义为如果临床不及时进行干预，可产生直接危及患者生命的实验室检测值。实验室有责任向临床医生通知危急结果，以便临床医生及时进行临床干预。由合格的实验室专业人员管理自动化和先进的信息技术显著改善了实验室的性能质量。然而，大量且快速的数据流会导致信息过载和通信故障，并因此增加医疗差错率。

众所周知危急结果报告是患者结局的决定因素，但是在已发表的文献中，关于某一具体参数及其危急结果的数值仍缺乏共识。术语和管理过程也存在差异。因此，关于血液学实验室危急结果管理的标准化实用指南将有益于良好实验室和临床实践以及实验室认可机构的使用。

国际血液学标准化委员会（International Council for Standardization in Haematology，IC-SH）于 2014 年发布了一份含 21 个问题的实践调查，目标是调查当前实践并为血液学危急结果管理的标准化提出建议。这也是首次关于血液学危急结果管理当前实践的国际性调查。

第一节　调查内容和范围

2014 年，ICSH 首次就血液学危急结果管理当前实践进行国际性调查。该调查的目的是深入了解这一过程并管理全血细胞计数（full blood count，FBC）的定量和定性危急结果。特殊人群（基于年龄、性别、种族和孕妇）的危急结果不包括在内。

一、背　　景

ICSH 将来自欧洲、美国、澳大利亚和亚洲的成员组成工作组，并借助于不同的国家/地区网络，通过 ICSH 危急结果管理方案工作组成员在国际上发布的一份含 21 个问题的实践调查，并通过 Survey Monkey（在线问卷调查网站）平台收集数据。该调查包含多项选择题和单项选择题，参加者可根据问题进行文本评论。实验室一般信息采集后，没有危急结果管理方案（critical results management protocol，CRMP）的参加实验室不纳入分析。调查项目为全血细胞计数（FBC）的定量和定性危急结果，包括 4 个检验项目的上和下危急结果警示阈值：血红蛋白浓度、白细胞总数、中性粒细胞计数和血小板计数，以及形态学的结果引起危急结果通知。

二、一般情况

共有 666 家实验室提交数据，参加实验室分布于全世界，包括欧洲（347，52.1%）、澳大利亚（119，17.9%）、东亚（89，13.4%）、东南亚（45，6.8%）、北美（25，3.8%）、非洲（23，3.5%）、中东（13，2.0%）和其他（5，0.8%）。参加实验室中，有 441（66.2%）家是公立医院，170（25.5%）家是私立医院，39（5.9%）家是非营利机构。16（2.4%）家为其他，包括公立和私立机构、科研机构、室间质量评价机构、军事或政府机构和血库。

551（82.7%）家实验室有 CRMP，大部分（479，86.9%）通过认可。115 家（17.3%）实验室没有 CRMP，其中，64.3%（74）通过认可。根据 CRMP 状态的实验室特点见表 10-1。

表 10-1 根据 CRMP 状态 666 家实验室的特点

CRMP	数量（%）	实验室类型	数量（%）	认可的数量（%）
有	551（82.7）	公立	362（65.7）	479（86.9）
		私立	147（26.7）	
		非营利	32（5.8）	
		其他	10（1.8）	
无	115（17.3）	公立	79（68.7）	74（64.3）
		私立	23（20.0）	
		非营利	7（6.1）	
		其他	6（5.2）	

所有参加实验室中，有 499 家实验室提交完整数据，包括 115 家没有 CRMP 的实验室。完整响应回报率为 74.9%。以下是提交完整数据且有 CRMP 的 384 家实验室的结果。

第二节　调查结果

一、全血细胞计数危急结果警示阈值

实验室提交 4 个检验项目的上和下危急结果警示阈值：血红蛋白浓度、白细胞总数、中性粒细胞计数和血小板计数。对所有 4 个检验项目，几乎没有实验室报告上警示阈值高于下警示阈值。62% 的实验室没有提供中性粒细胞计数的上警示阈值。75% 的实验室提供了白细胞总数的上警示阈值。

关于下警示阈值，374（97.4%）家实验室提供了血红蛋白的下警示阈值，267（69.5%）家实验室提供了白细胞的，295（76.8%）家实验室提供了中性粒细胞的，378（98.4%）家实验室提供了血小板的。关于上警示阈值，241（62.8%）家实验室提供了血红蛋白的上警示阈值，290（75.5%）家实验室提供了白细胞的，145（37.8%）家实验室提供了中性粒细胞的，274（71.4%）家实验室提供了血小板的。

每个检验项目最常见报告的警示阈值（众数）见表 10-2。此外，表 10-3、表 10-4 总结了已发表的调查或建议及本次调查结果的危急结果警示阈值。

表 10-2 384 家实验室的危急结果警示阈值

检验项目	众数	报告该值的实验室数/提供阈值的总实验室数（%）
下警示阈值		
白细胞 * （××胞⁹/L）	1.0	102/267 （38.2）
中性粒细胞 † （××粒⁹/L）	0.5	172/295 （58.3）
血红蛋白 ‡ （g/L）	70	127/374 （33.9）
血小板 § （×10⁹/L）	50	124/378 （32.8）
上警示阈值		
白细胞 * （××胞⁹/L）	30	93/290 （32.1）
中性粒细胞 † （××粒⁹/L）	不确定	~
血红蛋白 ‡ （g/L）	200	126/241 （52.3）
血小板 § （××板⁹/L）	1000	155/274 （56.6）

* 白细胞中，关于下警示阈值，其他 63/267（23.6%）实验室选择 2×10^9/L，41/267（15.4%）实验室选择 1.5×10^9/L；关于上警示阈值，65/290（22.4%）实验室选择 50×10^9/L，而 41/29（14.1%）实验室选择 20×10^9/L

† 中性粒细胞中，关于下警示阈值，其他 96/295（32.5%）实验室选择 1.0×10^9/L。上警示阈值不确定。3 个最常见的值是 20×10^9/L，30×10^9/L 和 50×10^9/L

‡ 血红蛋白中，测量单位不一致（g/L 和 g/dl）。最常见的下警示阈值是 70（g/L）或 7（g/dl），上警示阈值是 200（g/L）或 20（g/dl）

§ 血小板中，其他 97/378（25.7%）实验室选择 20×10^9/L 作为下警示阈值，而 66/378（17.5%）实验室选择 30×10^9/L

表 10-3 来自选定的调查和建议的下危急结果警示阈值

	ICSH 众数	Kost 1990 均数	美国 2002 中位数	美国 2007 中位数	克罗地 2015 CCMB	Emancipator 1997 中位数	意大利 2010 中位数	南非 2013 均数	IQMH 2015 中位数	英国 RCPath 2010
WBC （×10⁹/L）	1.0	2	2		2	2		2	2	
NUE （×10⁹/L）	0.5									0.5
Hb （g/L）	70	66	70	70	66	70	66	60	69	50-70
PLT （×10⁹/L）	50	37	40	31	20	40	30	41	50	30

WBC，白细胞；NEU，中性粒细胞；Hb，血红蛋白；PLT，血小板；ICSH，血液学国际标准化委员会；英国 RCpath，英国皇家病理学家学院；IQMHO，加拿大安大略医疗卫生质量管理研究院

表 10-4 来自选定的调查和建议的下危急结果警示阈值

	ICSH 众数	Kost 1990 均数	美国 2002 中位数	美国 2007 中位数	克罗地 2015 CCMB	Emancipator 1997 中位数	意大利 2010 中位数	南非 2013 均数	IQMH 2015 中位数	英国 RCPath 2010
WBC （×10⁹/L）	30	37	30		50	30		46	40	
NUE （×10⁹/L）	N*									50
Hb （g/L）	200	199	200	200	199	200	199	200	200	190
PLT （×10⁹/L）	1000	910	999	999	1000	999	900	1000	1000	1000

N*，不确定；WBC，白细胞；NEU，中性粒细胞；Hb，血红蛋白；PLT，血小板；ICSH，血液学国际标准化委员会；英国 RCpath，英国皇家病理学家学院；IQMHO，加拿大安大略医疗卫生质量管理研究院

二、形态学的结果引起危急结果通知

本次调查中形态学的结果引起危急结果通知见表 10-5。24 家有定量危急结果阈值的实验室选择"不适用"作为形态学结果的回答，其中 22 家实验室提交的回答中没有备注。其他 2 家实验室报告未检查血涂片。

80（20.8%）家实验室选择"其他"作为回答，其中 7 家实验室选择"其他"作为其唯一的回答。其他 73 家实验室提交了组合选择并在备注中列出以下形态学观察结果：血栓性血小板减少性紫癜（thrombotic thrombocytopenic purpura，TTP）/溶血性尿毒症综合征（hemolytic uremic syndrome，HUS），溶血，镰状红细胞，高黏血症，溶血、肝酶升高和低血小板计数［hemolysis，elevated liver enzymes and low platelet（count），HELLP］，幼稚细胞，其他主要血液学疾病，血液恶性肿瘤，异常淋巴细胞，不规则淋巴细胞，淋巴瘤，严重败血症，新生儿>50%细胞有毒性变化，严重的全血细胞减少，低于 15 岁的患者结果在正常参考范围之外，淋巴瘤、幼稚细胞或其他意料之外的发现，幼稚细胞>5%，佩尔杰（Pelger）异常症，中性粒细胞脱颗粒和不可归类的细胞。

表 10-5　384 家实验室中形态学结果引起危急结果通知

项目	实验室数量（%）
急性白血病	323（84.1）
疟疾	322（83.9）
浆细胞白血病	238（62.0）
其他寄生虫	193（50.3）
血涂片显示有裂红细胞	177（46.1）
血涂片显示有细菌	137（35.7）
其他	80（20.8）
不适用	24（6.3）

三、危急结果警示清单的特点

大多参加实验室使用多方面资源绘制危急结果警示清单（critical results alert list，CRAL）。最常引用的方法是实验室专家的经验（273，71.1%），其次是部门或内部审查（189，49.2%）、公开发表的文献（188，49.0%）、国际指南（138，35.94%）和国家指南（133，34.6%）。其他引用的资源还包括其他实验室方案（56，14.6%）和厂商建议（22，5.7%）。一小部分（23，6.0%）实验室的回答为"其他"，13（3.4%）家实验室不确定其绘制 CRAL 所使用的资源。

246（64.1%）家实验室编制 CRAL 时咨询过相应的临床医生。

关于将危急结果通知给相应的临床医生，115（29.9%）家实验室不允许例外。但是，196（51.0%）家实验室对于设定时间限内的重复危急结果允许例外，115（30.0%）家实验室针对特定患者群体允许例外，69（18.0%）家实验室针对特定病房，62（16.2%）家实验室针对特定医生群体，54（14.1%）家实验室针对医生申请和4（1.0%）家实验室针对指定工作允许例外。30（7.8%）家实验室选择"其他"作为允许例外的回答。

在174（45.3%）家实验室中使用 delta 检查来确定某一结果是否应被视为危急结果。

四、危急结果通知过程的特点

将危急结果通知给相应临床医生的方式主要是电话（377，98.2%），其次是传真（71，18.5%），邮件（41，10.7%），发送短信到移动设备（20，5.2%），纸质通知（14，3.7%）和其他（30，7.8%），主要是电脑通知。

被告知危急结果的人员包括：科学家（249，64.8%）、病理学家（226，58.9%）和技术助理（134，34.9%）。电话中心人员（22，5.7%），包括现场支持人员和文书职员的其他人员（6，1.6%）比较少见。

对于住院患者，主要与临床医生（367，95.6%）和护士（304，79.2%）交流危急结果。其他被认为适合接收危急结果的人员包括文书职员（47，12.2%）、医务辅助人员（41，10.7%）、医学生（31，8.1%）和其他（18，4.7%）。5家实验室的回答为"不适用"。

对于社区门诊患者，主要与临床医生（356，92.7%）和护士（239，62.2%）交流危急结果。其他被认为适合接收危急结果的人员包括文书职员（82，21.4%）、医务辅助人员（37，9.6%）、医学生（17，4.4%）和其他（15，3.9%）。21家实验室的回答为"不适用"。

298（77.6%）家实验室有回读政策，其中256（85.9%）家实验室有记录，而42（14.1%）家实验室没有记录。

当找不到合适的人员接收危急结果时，大部分实验室有处理流程。该过程变化很大，包括"继续联系直到结果传递出去"（201，52.3%），"通过并取决于病理学家的判断"（170，44.3%），"直接联系患者"（75，19.5%），"报警"（34，6.3%），"一段时间后放弃打电话"（13，3.4%）和其他（79，20.6%）。

184（47.9%）家实验室没有为危急结果的传递设定时间限，但在27家提交备注的实验室中有25家备注"尽快"（ASAP）。相比之下，53（13.8%）家实验室设定为15min，43（11.2%）家实验室设定为30min，51（13.3%）家实验室设定为1h，10（26.0%）家实验室设定为2h，6（1.6%）家实验室设定为3h。36（9.4%）家实验室的回答为"其他"，大部分在备注中提及 ASAS/立刻。

五、危急结果管理方案的维护特点

CRMP 的评审频率有所差异。大部分参加实验室每年评审一次（155，40.4%）或每两年评审一次（86，22.4%）。26（6.8%）家实验室三年评审一次，96（25%）家实验室不确定。选择"其他"作为回答的20（5.2%）家实验室提交的备注包括"按要求""未规定""没有"或"按指南"。

246（64.1%）家实验室审核 CRMP。

第三节　建　　议

本次调查后 ICSH 达成一致的建议包括：

一、一 般 建 议

实验室必须有清晰的关于危急结果管理的书面政策，包括以下几点：①试验的危急结果定义。②当指定的试验结果超过已建立的警示阈值时有紧急通知负责患者医疗的临床人员的程序。③持续进行的审核和评审过程。

该政策须保证真实性，并根据关键利益相关方的反馈书写。关键的利益相关方包括但不限于实验室工作人员、病理学家和临床医生。

二、危急结果和警示清单的建议

实验室必须有明确的书面政策规定哪些试验必须在警示清单中以及什么样的结果必须立即与负责该患者医疗的临床人员进行沟通。

警示清单必须包括：①试验名称；②测量单位；③警示阈值；④通知的时限。

危急结果应由实验室主任与患者的相关临床医生协商后共同定义。警示清单应参考已有的标准或发表的文献，并记录具体的来源。如果应用时进行了修改应记录修改的依据及其来源。

实验室必须有相关程序以在危急结果发布前排除可能出现的检验前和检验中差错。

实验室应使用数据检查寻找在一定时间限内发生变化的检测结果。

实验室应与相关医生协商后针对特定患者群体（如化疗患者、住院患者与门诊患者）建立不同的危急结果。警示清单须对此有明确的规定，还应记录相关的理由。

实验室应建立处理重复危急结果的政策。实验室应定义总是需要立即联系的危急结果和只有在第一次出现时需要紧急联系的危急结果。实验室与相关临床医生协商后必须确定"第一次"出现的合适时间限。这在警示清单中应有明确规定，还应记录相关的理由。

不允许对患者负责的临床工作人员拒绝接收危急结果。

实验室人员根据自己的判断选择是否与临床交流其他异常检测结果。

实验室应确保所有利益相关方熟悉该警示清单及其责任。该清单应及时提供给所有用户。

三、危急结果警示清单建议

只用于建立本实验室 CRAL 的指南须满足本地患者人群和临床的需求，其中可能包括其他显著异常结果的紧急通知。详见表 10-6。

表 10-6 危急结果警示清单建议

	下警示阈值	上警示阈值
白细胞（$\times 10^9$/L）	2.0	100
中性粒细胞（$\times 10^9$/L）	0.5	50
血红蛋白（g/L）	70	200
血小板（$\times 10^9$/L）	20~50	1000

续表

	下警示阈值	上警示阈值

形态学观察触发危急结果通知

急性白血病（幼稚细胞>20%）* 和急性早幼粒细胞白血病*

寄生虫病包括疟疾*

血涂片提示血栓性微血管性贫血*

血涂片显示有细菌*

* 血液学实验室对这些情况也要求紧急通知

<h3 style="text-align:center">四、通知过程的建议</h3>

实验室必须及时地发放危急结果建立的文件化程序，包括发放结果的人员等详细信息。

实验室必须建立一个可靠的过程，以便相关人员明确危急结果，同时还应建立一个系统以明确危急结果通知是否已发放。

实验室应确定危急结果紧急通知人员。可以是申请医生或被授权负责患者的医疗保健专业人员，也可以是第三方团体如护士或传达员，如果机构能证明对于检测结果的获得不会有显著延迟。

实验室应有危急结果通知自动防故障的交流形式，包括口头或非口头形式的交流。实验室应明确危急结果通知交流的偏好形式。

实验室必须定义危急结果报告的及时性。一般情况下，无法在 1h 内成功完成危急结果通知时应由实验室发起检查。时间限可由机构自己定义。

实验室必须建立文件化的程序，通过电话提供危急结果，应包括以下内容：①报告人，该人员应该是合格的卫生医疗人员或经实验室认可的有能力解释结果的人员；②接收人；③报告人和接收人互相确定患者信息的方式，至少应包括 2 个患者标识符；④标本采集的日期和时间；⑤异常试验结果及其测量单位和参考范围；⑥结果的紧急性或意义必须明确；⑦通过"回读"确认结果是否正确传递；⑧维护保密性；⑨口头提供的结果，应附有纸质或电子报告。

实验室必须根据各自的交流标准建立提供危急结果的电子文件化流程，包括患者隐私政策。将危急结果进行电子传递后，在一定时间限内必须有确认回执。在一定时间限内收到的回执中没有确认信息或没有收到确认回执时必须立即采取措施，通过其他通知方式传递报告，如打电话。实验室必须熟练使用各种通知形式。

若申请医生要求，则实验室应建立文件化程序以与危急结果医疗代理服务的联系。报告危急结果时，实验室员工应提供以下额外信息：①申请医生的姓名；②尽可能丰富的病史，包括过去相关检查的结果；③患者的联系地址和电话号码。

实验室必须建立文件化程序以应对不能在规定时间限内联系申请医生或其他认可的负责患者医疗的卫生保健人员的情况。包括实验室直接联系患者。在这种情况下该程序必须定义结果如何传递给患者以及由谁传递，以避免过度的焦虑和压力。在正常工作时间内应将危急结果尽早打电话报告给申请医生。

实验室应有一个程序以确保能从病理学家或医学科学家处获得关于结果的解释和建议。实验室人员必须始终能够联系到上一级工作人员。

申请医生有责任确认联系信息是否清晰明确，同时也鼓励提供下班后的联系方式或做好合适的移交准备。实验室应记录这些联系信息并定期更新。

申请医生有责任在申请单上提供充分的患者信息。实验室在采集时应确认这些患者信息。

五、文件化建议

实验室必须保存危急结果紧急通知的相关记录。

这些记录应包括：①口头交流时，应记录结果报告人的身份。②结果接收人的身份。③患者的身份。④标本采集的日期和时间。⑤检查项目。⑥异常结果及其测量单位和参考范围。⑦危急结果通报的日期和时间或确认结果接收的日期和时间。⑧其他相关信息，如结果传递过程中遇到的问题或口头交流结果时是否有"回读"。

实验室必须根据当地认可规定对这些记录保存一定的时间。理想情况下，记录应以电子形式保存在数据库中以便统计分析。

六、评审和审核建议

实验室应每2年审核和更新 CRMP 或如果建议的时间点改变的话可以更早一点。

实验室应在计划的时间间隔内进行内部审核，以确定管理体系的所有活动是否都包含：①确认实验室建立的要求；②有效实施和维护包括电子通知系统在内的检测。

至少每年进行一次。不需要每年都包括内部审核和管理体系的所有元素。

一些质量指标可以测量实验室对危急结果通知程序的依从性，包括：①要求交流的危急结果中没有交流的危急结果所占的百分比。②危急结果报告的平均时间（从结果第一次获得的时间开始）。③口头交流危急结果时有"回读"的百分比。④实验室没有记录的危急结果通知的百分比。

实验室应确保当有明确不符合时及时采取适当的纠正措施，以及从内审中获得的其他相关结果应用于改善管理体系。

第十一章

识别危急-风险结果的警示阈值

当医学实验室产生一个试验结果说明是处于危及生命情况时，实验室的标准做法是立即告知负责患者的医生以便采取适当的措施。目前已有各种术语来命名这些重要的实验室结果。美国临床和实验室标准化研究院（CLSI）也采用"危急-风险结果"术语，其关注的是这种结果的核心属性，即患者安全的风险。为了防止危急-风险结果被忽视，大多数实验室须列一份警示清单，即一份检验项目列表，每个项目都具有上或下结果阈值，当超过这些阈值时，表明具有高风险的死亡率（或严重的发病率）。单个实验室服务特定群体且具有不同临床需求（例如，基于社区患者与医院住院患者，儿童，虚弱的老年患者与强壮的年轻患者，特定疾病更为普遍的亚群），以及实验室之间由于缺乏标准化的方法而导致的试验结果之间的不一致性。在危急结果管理性能方面审查更加仔细的国家，其实验室及医院管理者可能青睐于不保守的警示阈值以避免与沟通失败有关的惩罚。因此，实现警示阈值的一致化往往受到质疑。另一方面，存在临床和患者需求，且在法律上也有必要提供普遍的且基于证据的警示阈值，其可适当地预测并对患者健康的潜在危害发出信号。由于没有普遍的共识或客观的证据，对实验室来说，为检验项目建立并维护自己的可操作警示阈值清单是一个重大挑战。已经开展了各种全国性的调查，试图探索当前的技术水平。这些调查显示当实验室在创建他们自己的警示清单时通常参考文献及同行的成果。理想情况下，在该清单投入使用之前，实验室应该咨询他们的临床用户以确定该列表参数在当地环境下的适用性。遗憾的是，国家调查显示，在美国以外的实验室与临床医生协商建立警示清单是不常见的做法。

警示阈值的系统性文献综述对于实验室准备他们的警示清单来说是有用的资源，在与使用者合作后，可以对其进行改良以适应他们当地的环境。据我们所知，这样的综述并不存在。因此，我们的目的是对实验室检验项目的警示阈值进行系统性的文献综述，并提供这些阈值背后明确分级的证据源。

第一节　文献检索方法

进行文献的系统性综述可以识别出报告临床化学、血液学及内分泌学检验项目的成人危急-风险结果警示阈值的文章。

一、文 献 研 究

使用三种数据库执行文献检索：使用 Ovid 检索 Medline 和 Embase，使用 EBSCOhost 检索 CINAHL。使用谷歌学术搜索执行网页搜索以定位没有索引的文章。

在检索中使用反映传统术语的关键词语，即："警示限""警报值""危急报警""危急限""危急结果""危急值"以及"恐慌值"。术语"警报值"和"危急警报"应从检索算法中删掉，因为发现它们指的是床旁医疗监测设备而不是实验室结果。最近提出的有助于威胁生命结果实验室管理一致化的术语（即："危急-风险结果""重大-风险结果""高风险结果""警示阈值"）并不包含在检索算法中，因为其没有足够的时间渗入。由于这些关键术语在所感兴趣的领域并非十分特异，所以将检索限制在相关医学主题词列表中。

文献检索仅限于在过去 20 年内发表的论文（即 1995—2014）以捕获足够多的数据同时避免反映过时的实验室检验方法的阈值。为了获得国际化的观点，故对发表文章的语言没有限制。Medline 与 Embase 的最新检索是 2015 年 1 月 29 日。CINAHL 和谷歌学术的最新检索是 2015 年 2 月 1 日。

负责起草 CLSI《危急及重大-风险结果管理》指南的文件制定委员会于 2012 年进行了一项调查，其被用于确定哪些国家具有危机风险结果管理国家指南，但没有在杂志上发表。该项调查发放到 38 家欧洲及 16 家中南美洲国家的检验医学学会。通过联系受访者或互联网上搜索报告的国家资源来确定警示阈值的专业建议，这些建议来自报告指南可用性的国家（或与危急-风险结果管理有关的其他文件）。

二、选 择 标 准

对已确定的文章标题与摘要进行相关性评估。保留基于临床结果研究、协商一致化过程，当前实践或专家观点调查报告警示阈值数据，以及实验室或组织机构阈值的文章。由于大部分的阈值数据来源于成人或者没有年龄特异性，所以排除只对婴幼儿及儿童特异的警示阈值。来源于会议论文集发表的摘要包含在内，以防万一没有后续的杂志文章呈现同样的数据。当遇到多篇文章发表同一数据时，该综述只包括最原始的出版物。

三、数据提取与分析

当一篇文章为同一分析物分别提供通用阈值及有条件限制的阈值时（例如，"肿瘤"或"肝素"），只有通用阈值才能用于简化分类。在分析物被提供不同的住院与门诊阈值的情况下，只能使用住院阈值；优先选择住院阈值而非门诊阈值，因为在门诊环境下的医疗更依赖于实际的医疗体系。对于从调查中提取的警示阈值，在中位数和平均值均被提供的情况下，一般采用中位数而不是平均值。前 30 种（即从文献中提取的阈值数量最多的分析物）发表数最多的分析物已被确定，并从数据集中删除所有其他分析物及相关的阈值。

本文中已经被确认的这 30 种分析物具有一致化的参考区间［在北欧国家，英国，澳大利亚］，用来决定哪个阈值最不可能会受到分析方法差异的影响。文章根据发表的年份进行分组以确定研究趋势。警示阈值根据作者居住的洲进行分类，这样每种分析物在每个大洲的中位数及区间范围可以进行比较，用于发现地区差异性。

四、警示阈值证据的关键性评价及等级

美国医学会杂志（JAMA）用户指南的一篇关于损害的文章被用来评估来源于临床结果研究的警示阈值的支持证据强度。由两位独立的评审员（CC 和 ARH）采用 1 至 7（强烈的不同意到强烈同意）评分量表的 AGREE Ⅱ（Appraisal of Guidelines，Research and Evaluation，指南、研究和评价的评估）工具审慎地评估专业机构建议的方法质量。没有对实验室或临床医生的调查，以及个别机构报告的阈值进行正式的关键性评估。这种研究通常缺乏方法细节，并且通常无法追溯调查数据来源的质量。

根据支持警示阈值的证据水平可以将其进行分级。为了促进此项工作，使用改编的设置检验医学分析性能规范的 1999 年斯德哥尔摩共识层次模型及其在医学决定限方面的应用，从而创建了二维等级系统。

等级系统的第一个维度讨论警示阈值的来源。个别机构报告的警示阈值排名最低为 4 级，因为它们最容易受到有偏倚的个人意见的影响。来源于实验室或医生调查的中位数阈值代表了当前技术水平，因此等级较高排名为 3 级。专业机构推荐的阈值排名为 2 级，因为专业机构：①更有权威给出建议；②更有可能对现有的证据进行全面的专家分析；③更可能提出基于更广泛和更正式的协商一致化过程的阈值。警示阈值的最佳证据被认为是来自于精心设计并执行的临床结果研究，其实验室结果与发病率指标及死亡率有联系。因此，从健康结果研究所建立的阈值在等级系统中排名为 1 级。

根据用于有效沟通危急-风险结果的 CLSI 指南《危急及重大-风险结果管理》，实验室及其临床用户应该一致认为其使用的警示阈值会可靠地识别出面临严重伤害风险的患者。因此，对于等级系统的第二个维度，根据阈值的来源分为三个亚类：实验室（c. 最低）、医生（b. 中等），或二者兼具（a. 最高）。因为是由医生决定是否对实验室结果采取措施，所以来源于医生定义的阈值比来源于实验室的具有更高的级别。然而，医生通常关注于自己的专业，如此过于专注可能会导致在实验室结果整体应用与解释方面的观点较为狭隘。因此，最高级别的亚级是来源于医生与实验室合作而得出的阈值。对于每个亚级内的每种分析物，都要计算其警示阈值的中位数和范围。

第二节　文献综述结果

通过四个数据库进行文献检索共检索出 3500 篇相关文献。在进行相关性评估后，只有 108 篇包含生化、血液或内分泌学检验的成人警示阈值。将数据集严格限制到最常见的 30 种分析物的阈值，文章的数量减少到 92 篇。欧洲及南美洲国家的危急-风险结果管理调查揭示了 4 种关于成人警示阈值的国家建议，该内容也被包含在该综述中。

图 11-1 显示的是文献中报道的发表文章数量最多的前 30 种分析物成人警示阈值的频率。发现其中的 21 种分析物至少在一个国家有一致的参考区间。刚好排在前 30 种后面的分析物包括苯巴比妥、渗透压、血涂片中出现幼稚细胞、胆红素（注意已排除新生儿胆红素）、庆大霉素及肌酸激酶。

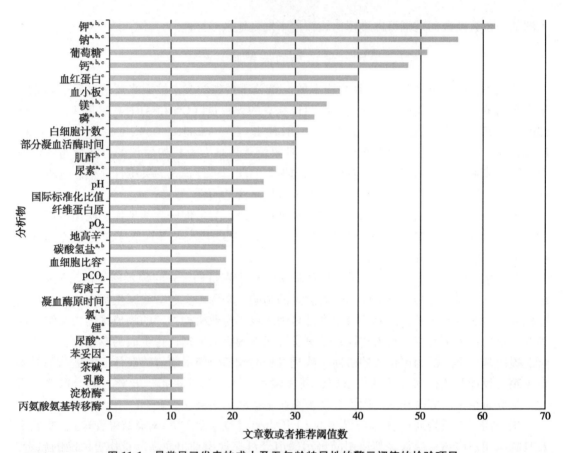

图 11-1 最常见已发表的成人及无年龄特异性的警示阈值的检验项目

[a] 检验项目在英国具有一致性的参考区间；[b] 检验项目在澳大利亚具有一致性的参考区间；
[c] 检验项目在北欧具有一致性的参考区间

警示阈值数据文献大部分来源于北美洲（53%，n=49）、欧洲（23%，n=21）及亚洲（16%，n=15），然而非洲、澳大利亚及南美洲共同仅贡献了9%的证据。综述涉及的92篇文献中的52%发表于2010年到2014年之间，10%在2000到2005年之间，14%在1995到1999年之间。92篇文献中的42%是参考由Kost于1990年发表的美国医学中心的警示阈值调查，或者是美国病理学家学会1992年Q-探索研究，其中10篇文献承认将以上一种调查或两者都作为他们警示阈值的来源。

一、不同大洲的警示阈值

30种分析物中大多数的阈值在北美洲、欧洲及亚洲相似（表11-1）。钠、葡萄糖、pH、碳酸氢盐、血细胞比容、PCO₂及钙离子的上下阈值中位数在三大洲完全相同或相似。白细胞计数、磷及纤维蛋白原下阈值中位数在三大洲保持一致。总钙、血红蛋白、血小板及尿酸上阈值中位数在三大洲几乎相等。然而，北美洲钾的上阈值（中位数=6.0mmol/L；范围=5.5~6.3mmol/L）与欧洲（中位数=6.25mmol/L；范围=6.0~7.0mmol/L）及亚洲（中位数=6.5mmol/L；范围=6.0~7.0mmol/L）相比存在明显的差异。北美洲肌酐上阈值［中位数=398μmol/L；范围=150~654μmol/L］与亚洲［中位数＝546μmol/L；范围＝442～670μmol/L〕之间也存在明显的不同。

表 11-1　世界不同地区所使用的警示阈值

分析物	北美		欧洲		亚洲	
	下阈值，中位数（范围）[n]	上阈值，中位数（范围）[n]	下阈值，中位数（范围）[n]	上阈值，中位数（范围）[n]	下阈值，中位数（范围）[n]	上阈值，中位数（范围）[n]
钾，mmol/L	2.8 (2.0～3.2) [24]	6.0 (5.5～6.3) [27]	2.65 (2.0～3.0) [18]	6.25 (6.0～7.0) [18]	2.6 (2.5～3.0) [11]	6.5 (6.0～7.0) [13]
钠，mmol/L	120 (105～125) [23]	160 (150～165) [20]	120 (115～125) [18]	160 (150～165) [17]	120 (110～121) [10]	160 (155～160) [10]
葡萄糖，mmol/L	2.5 (1.67～4.0) [20]	24.9 (18～44.4) [20]	2.5 (1.9～3.0) [15]	25 (16.7～55.0) [19]	2.5 (2.2～2.8) [10]	24.45 (22.0～44.3) [10]
钙，mmol/L	1.50 (1.25～1.75) [15]	3.25 (2.99～3.80) [17]	1.65 (1.50～1.80) [15]	3.25 (2.70～3.53) [16]	1.545 (1.40～1.75) [8]	3.29 (3.00～3.50) [9]
血红蛋白，g/L	70 (50～75) [15]	200 (199～200) [8]	66 (50～80) [17]	199 (190～200) [9]	60 (50～70) [7]	200 (184～200) [3]
血小板，×10⁹/L	40 (5～50) [16]	999.5 (910～1000) [10]	20 (10～40) [13]	1000 (900～1500) [9]	40 (10～50) [7]	1000 (700～1000) [5]
镁，mmol/L	0.41 (0.29～0.50) [15]	2.02 (1.69～2.88) [13]	0.48 (0.40～0.50) [11]	2.225 (1.89～5.00) [8]	0.46 (0.41～0.51) [3]	2.11 (1.93～3.25) [3]
磷，mmol/L	0.32 (0.25～0.52) [13]	2.725 (1.78～3.20) [6]	0.32 (0.30～0.39) [12]	2.90 (2.87～2.91) [5]	0.35 (0.32～0.40) [4]	2.81 (2.58～2.91) [3]
白细胞，×10⁹/L	2 (0.5～3) [12]	33.5 (20～100) [12]	1.75 (0.5～2) [8]	50 (40～50) [7]	1.5 (1～2) [7]	30 (20～50) [7]
部分凝血活酶时间，s	18 (12～19) [3]	90 (50～200) [15]		85 (75～120) [8]	20 (20～20) [1]	80 (7～180) [5]
肌酐，μmol/L	18 (18～18) [1]	398 (150～654) [10]		481 (177～657) [14]	18 (16～27) [3]	546 (442～670) [4]

续表

分析物	北美		欧洲		亚洲	
	下阈值，中位数（范围）[n]	上阈值，中位数（范围）[n]	下阈值，中位数（范围）[n]	上阈值，中位数（范围）[n]	下阈值，中位数（范围）[n]	上阈值，中位数（范围）[n]
尿素，mmol/L	1.1 (1.1~1.1) [1]	29.9 (10.4~42.8) [10]		35.6 (16.7~77.0) [11]	1.65 (0.7~4.0) [4]	31.3 (28.6~46.9) [5]
pH	7.20 (7.10~7.25) [10]	7.60 (7.55~7.70) [9]	7.20 (7.10~7.20) [6]	7.60 (7.60~7.70) [6]	7.20 (7.15~7.44) [4]	7.60 (7.58~7.60) [3]
国际标准化比值	1.5 (1.5~1.5) [3]	5.0 (3.0~7.0) [12]		5.0 (4.5~7.0) [8]		4.0 (3.5~5.0) [3]
纤维蛋白原，g/L	1.0 (0.6~1.0) [10]	8.0 (7.75~8.0) [3]	1.0 (0.5~2.29) [9]	7.5 (7.0~8.0) [2]	1.0 (1.0~1.0) [2]	7.0 (7.0~7.0) [1]
氧分压，mmHg	40 (35~60) [11]	111 (111~111) [1]	43 (40~50) [4]		40 (40~44) [3]	93 (93~93) [1]
地高辛，nmol/L		2.5 (2.0~4.0) [7]		2.25 (2.0~3.6) [8]		2.4 (2.4~2.4) [1]
碳酸氢盐，mmol/L	10 (10~14) [14]	40 (34~50) [10]	11 (9~15) [3]	41 (39~50) [3]	10.5 (10~11) [2]	39.5 (39~40) [2]
血细胞比容，%	20 (14~30) [12]	60 (54~61) [8]	20 (18~20) [3]	60 (60~61) [3]	20 (20~20) [1]	60 (60~60) [1]
二氧化碳分压，mmHg	20 (10~25) [8]	68.5 (45~70) [8]	20 (19~20) [6]	67 (60~70) [5]	20 (20~20) [3]	70 (69~75) [3]
钙离子，mmol/L	0.80 (0.60~0.88) [8]	1.58 (1.50~1.75) [9]	0.79 (0.75~0.80) [6]	1.60 (1.54~1.65) [5]		
凝血酶原时间，s	8.5 (8~9) [2]	30 (25~37) [10]		35 (30~40) [2]	9 (9~9) [1]	30 (28~60) [5]
氯，mmol/L	75 (75~92) [5]	125 (120~130) [5]	75 (75~85) [7]	125 (115~125) [7]	80 (80~80) [3]	120 (115~121) [3]

续表

分析物	北美		欧洲		亚洲	
	下阈值，中位数（范围）[n]	上阈值，中位数（范围）[n]	下阈值，中位数（范围）[n]	上阈值，中位数（范围）[n]	下阈值，中位数（范围）[n]	上阈值，中位数（范围）[n]
锂，mmol/L		2.0 (2.0~2.0) [4]		1.5 (1.4~2.0) [5]		2.0 (2.0~2.0) [1]
尿酸，μmol/L	59 (59~59) [1]	773 (761~892) [4]		773 (595~774) [8]		
苯妥因，μmol/L		30 (20~40) [5]		27 (25~30) [5]		20 (20~20) [1]
茶碱，μmol/L		25 (20~25) [5]		21.5 (20~25) [4]		20 (20~20) [1]
乳酸，mmol/L	0.06 (0.06~0.06) [1]	3.7 (0.44~5.0) [8]		5.0 (4.0~5.0) [3]		
淀粉酶，U/L		305 (110~500) [2]		400 (200~1000) [8]		200 (200~200) [1]
丙氨酸氨基转移酶，U/L		189 (75~500) [3]		1000 (100~1500) [8]		

注[a]：n=作为数据来源所使用文章数量

二、个别机构报告的阈值（4 级）

92 篇文章中的 64 篇（70%）包含个别机构报告的警示阈值，因此在证据等级系统里定为 4 级（表 11-2）。13 篇文章提供的阈值划分为 4a 级（即：实验室和医生）。这些阈值通常来源于该机构医学委员会认可的实验室警示清单。12 篇文章包含的阈值仅仅是由来自某个别机构的临床医生决定的，因此划分为 4b 级（即临床医生）。划分到 4c 级（即实验室）的阈值来自 39 篇文章。4c 级阈值也主要来自于实验室警示清单，但没有得到临床医生的认可。

表 11-2 4 级证据——由个别机构报告的警示阈值[a]

分析物，单位	4a. 实验室与临床医生		4b. 临床医生		4c. 实验室	
	下阈值，中位数（范围）[n]	上阈值，中位数（范围）[n]	下阈值，中位数（范围）[n]	上阈值，中位数（范围）[n]	下阈值，中位数（范围）[n]	上阈值，中位数（范围）[n]
钾，mmol/L	2.75 (2.0~3.2) [12]	6.25 (6.0~7.0) [12]	2.5 (2.0~3.0) [7]	6 (5.5~7.0) [7]	2.8 (2.0~3.0) [21]	6.05 (5.9~7.0) [22]
钠，mmol/L	120 (115~125) [12]	160 (150~160) [12]	120 (105~125) [7]	157.5 (150~165) [6]	120 (110~125) [18]	160 (150~160) [17]
葡萄糖，mmol/L	2.5 (1.9~2.8) [11]	25 (16.7~44.34) [13]	2.41 (1.67~4.0) [6]	24.55 (18.0~44.4) [6]	2.5 (2.2~3.0) [17]	25.0 (20.0~55.0) [17]
钙，mmol/L	1.50 (1.50~1.65) [8]	3.25 (2.70~3.50) [10]	1.375 (1.25~1.50) [2]	3.50 (3.25~3.75) [2]	1.615 (1.50~1.80) [14]	3.25 (2.80~3.53) [15]
血红蛋白，g/L	62.5 (50~80) [8]	199.5 (199~200) [4]	66 (50~75) [3]	199 (199~199) [1]	66 (50~70) [15]	200 (199~200) [5]
血小板，×10^9/L	20 (10~40) [9]	1000 (999~1000) [5]	10 (5~50) [3]		40 (10~50) [13]	1000 (800~1000) [8]
镁，mmol/L	0.41 (0.31~0.50) [5]	2.06 (1.93~2.88) [3]	0.49 (0.49~0.49) [1]		0.41 (0.29~0.55) [13]	2.46 (1.93~5.00) [10]
磷，mmol/L	0.32 (0.32~0.48) [6]	2.89 (1.78~2.91) [4]	0.52 (0.52~0.52) [1]		0.32 (0.30~0.55) [8]	3.05 (2.90~3.20) [2]
白细胞，×10^9/L	1.5 (0.5~3) [7]	50 (30~100) [6]			1.5 (0.5~2) [13]	50 (20~100) [11]
部分凝血活酶时间，s	12 (12~12) [1]	82.5 (50~110) [6]		50 (50~50) [4]	19 (19~19) [1]	85 (75~200) [13]
肌酐，μmol/L		319.5 (177~653) [4]		178.5 (150~654) [4]		500 (265~657) [6]
尿素，mmol/L		35.7 (12.5~77.0) [4]		12.35 (10.4~14.3) [2]	0.71 (0.71~0.71) [1]	32.85 (28.6~50.0) [6]

分析物，单位	4a. 实验室与临床医生		4b. 临床医生		4c. 实验室	
	下阈值，中位数（范围）[n]	上阈值，中位数（范围）[n]	下阈值，中位数（范围）[n]	上阈值，中位数（范围）[n]	下阈值，中位数（范围）[n]	上阈值，中位数（范围）[n]
pH	7.20 (7.15~7.20) [5]	7.595 (7.58~7.60) [4]			7.20 (7.10~7.20) [10]	7.60 (7.59~7.70) [8]
国际标准化比值		4.75 (3.5~7.0) [4]	1.5 (1.5~1.5) [1]	4.25 (3.0~5.0) [4]	1.5 (1.5~1.5) [2]	4.9 (3.5~7.0) [12]
纤维蛋白原, g/L	1.0 (1.0~1.0) [2]	7.0 (7.0~7.0) [1]	1.0 (0.75~1.5) [3]		0.95 (0.5~1.0) [8]	7.5 (7.0~8.0) [2]
氧分压, kPa	5.3 (5.3~5.3) [4]				5.3 (5.3~6.7) [7]	
地高辛, nmol/L		3.8 (2.49~5.1) [5]				3.0 (2.6~3.2) [8]
碳酸氢盐, mmol/L	12 (12~12) [3]	38 (36~40) [2]	14 (14~14) [1]	34 (34~34) [1]	10 (9~15) [7]	40.5 (40~50) [6]
血细胞容, 体积分数	0.20 (0.15~0.24) [4]	0.60 (0.60~0.60) [2]	0.145 (0.14~0.15) [2]		0.20 (0.18~0.30) [7]	0.58 (0.54~0.60) [6]
二氧化碳分压, kPa	2.7 (2.7~3.3) [5]	9.3 (8.0~10.0) [5]			2.7 (1.3~2.7) [7]	8.9 (6.0~10.0) [7]
钙离子, mmol/L	0.75 (0.75~0.75) [1]	1.615 (1.58~1.65) [2]			0.80 (0.75~0.80) [7]	1.54 (1.50~1.75) [7]
凝血酶原时间, s	8 (8~8) [1]	30 (25~30) [3]				33 (30~60) [8]
氯, mmol/L	75 (75~75) [1]	125 (125~125) [1]	92 (92~92) [1]	120 (120~120) [1]	75 (75~80) [5]	122.5 (115~130) [4]
锂, mmol/L		1.75 (1.49~2.0) [4]				2.0 (1.5~2.0) [5]

续表

分析物，单位	4a. 实验室与临床医生		4b. 临床医生		4c. 实验室	
	下阈值，中位数（范围）[n]	上阈值，中位数（范围）[n]	下阈值，中位数（范围）[n]	上阈值，中位数（范围）[n]	下阈值，中位数（范围）[n]	上阈值，中位数（范围）[n]
尿酸，μmol/L		773 (595~774) [4]				773 (773~773) [2]
苯妥因，μmol/L		120 (120~120) [2]				113 (80~160) [6]
茶碱，μmol/L		110 (110~110) [2]				110 (110~140) [4]
乳酸，mmol/L		3.4 (3.4~3.4) [1]				4.0 (3.4~5.0) [5]
淀粉酶，U/L		300 (110~400) [4]				200 (200~200) [2]
丙氨酸氨基转移酶，U/L		100 (75~1500) [3]		189 (189~189) [1]		1000 (1000~1000) [2]

注[a]：n=作为数据来源所使用文章数量

考虑到所收集的临床医生数据量较少，对实验室及医生来源的警示阈值（来自个别机构）的比较判断须谨慎。来源于实验室与临床医生的钠、葡萄糖及血红蛋白的上下阈值都一致，同时钾的上阈值以及纤维蛋白原的下阈值在两者之间也保持一致。实验室在设置钾、钙、血小板及血细胞比容的下限阈值时比医生更加保守。临床医生在设置肌酐、尿素和国际化标准比值（INR）时比实验室更加保守。

三、来源于代表当前水平调查的阈值（3级）

92 篇文章中的 17 篇（18%）所包含的警示阈值是基于实验室（n=15）或者医生（n=2）的调查，这在证据等级系统里位于 3 级（表 11-3）。实验室调查（3c）包括 12 家国家实验室、1 省省级实验室、1 家市级实验室及 1 家医学中心网络调查。医生调查（3b）包含来自大学附属医院各个专业的专科医生，以及重症监护室医生的国家调查。在大多数情况下，大学附属医院的医生选择的阈值比实验室选择的阈值更加异常。相反，由国家重症监护医生调查（低血红蛋白阈值）所提供的唯一阈值比相应的实验室中位数警示阈值更加接近参考限。

表 11-3　3 级证据——来源于实验室或临床医生调查的警示阈值ᵃ

分析物，单位	3b. 临床医生		3c. 实验室	
	下阈值，中位数 （范围）［n］	上阈值，中位数 （范围）［n］	下阈值，中位数 （范围）［n］	上阈值，中位数 （范围）［n］
钾，mmol/L	2.5 （2.5~2.5）［1］	6.0 （6.0~6.0）［1］	2.8 （2.6~2.9）［11］	6.2 （6.0~6.5）［11］
钠，mmol/L	120 （120~120）［1］	160 （160~160）［1］	120 （120~125）［10］	159 （155~160）［10］
葡萄糖，mmol/L	2.5 （2.5~2.5）［1］	30 （30~30）［1］	2.5 （2.2~2.78）［9］	23.2 （20~26.9）［9］
钙，mmol/L	1.3 （1.3~1.3）［1］	3.8 （3.8~3.8）［1］	1.6 （1.4~1.18）［11］	3.22 （3~3.5）［11］
血红蛋白，g/L	90 （90~90）［1］		67.5 （53~75）［8］	200 （184~200）［8］
血小板，×10⁹/L			40 （30~50）［8］	999 （700~1000）［8］
镁，mmol/L	0.4 （0.4~0.4）［1］		0.435 （0.33~0.51）［8］	2 （1.69~3.25）［8］
磷，mmol/L	0.25 （0.25~0.25）［1］		0.385 （0.32~0.4）［8］	2.81 （2.58~3）［7］
白细胞，×10⁹/L			2 （2~2）［6］	33.5 （25~46）［6］
部分凝血活酶时间，s			19 （18~20）［3］	87.5 （68~110）［8］
肌酐，μmol/L			18 （16~27）［4］	456 （300~670）［9］
尿素，mmol/L			1.65 （1.1~4）［4］	31.3 （27~76）［9］
pH	6.90 （6.90~6.90）［1］	7.70 （7.70~7.70）［1］	7.205 （7.20~7.44）［4］	7.595 （7.55~7.60）［4］
国际标准化比值				5.5 （5.0~6.0）［2］
纤维蛋白原，g/L			1 （0.88~1）［3］	7.875 （7.75~8）［2］
氧分压，kPa	4.7 （4.7~4.7）［1］		5.8 （5.3~8.0）［4］	13.6 （12.4~14.8）［2］
地高辛，nmol/L				3.0 （2.6~3.8）［3］

续表

分析物，单位	3b. 临床医生		3c. 实验室	
	下阈值，中位数（范围）[n]	上阈值，中位数（范围）[n]	下阈值，中位数（范围）[n]	上阈值，中位数（范围）[n]
碳酸氢盐，mmol/L	10（10~10）[1]		11（10~15）[6]	40（39~40）[6]
血细胞比容，体积分数			0.20（0.18~0.24）[3]	0.60（0.60~0.61）[3]
二氧化碳分压，kPa			2.7（2.5~2.7）[3]	9.0（8.0~9.3）[4]
钙离子，mmol/L	0.6（0.6~0.6）[1]	1.7（1.7~1.7）[1]	0.8（0.75~0.82）[3]	1.55（1.5~1.58）[3]
凝血酶原时间，s			9（9~9）[2]	28（25~37）[5]
氯，mmol/L			80（75~85）[6]	120.5（115~126）[6]
锂，mmol/L				1.5（1.4~2.0）[3]
尿酸，μmol/L			59（59~59）[1]	767（700~773）[4]
苯妥因，μmol/L				100（100~120）[3]
茶碱，μmol/L				130（130~140）[3]
乳酸，mmol/L			0.06（0.06~0.06）[1]	3.4（0.44~5）[3]
淀粉酶，U/L				388（350~470）[3]
丙氨酸氨基转移酶，U/L				750（500~1000）[2]

注[a]：n=作为数据来源所使用文章数量

四、专业机构推荐的阈值（2级）

92篇文章中的2篇（2%）包含的阈值建议来源于专业机构，这在证据等级系统里位于二级（表11-4）。美国临床病理学家学会（American Society of Clinical Pathologists，ASCP）于1997年发表了一篇来自1992美国病理学家学会Q-探索调查警示阈值的文章。2005年，马萨诸塞州共识组（Massachusetts consensus group，MCG）代表实验室、心脏病学、放射学专业人员以及医生和护士建立了初始的一套警示阈值。

表 11-4　2级证据——由专业机构推荐的警示阈值[a]

分析物常用单位	2b. 实验室与临床医生		3c. 实验室	
	下阈值, 中位数（范围）[n]	上阈值, 中位数（范围）[n]	下阈值, 中位数（范围）[n]	上阈值, 中位数（范围）[n]
钾, mmol/L	2.5 (2.5~2.8) [3]	6.2 (6.0~6.5) [3]	2.8 (2.8~2.8) [3]	6.2 (6.0~6.2) [3]
钠, mmol/L	120 (120~120) [3]	155 (150~160) [3]	120 (120~120) [3]	160 (160~160) [3]
葡萄糖, mmol/L	2.64 (2.5~2.78) [2]	23 (22.2~25.0) [3]	2.22 (2.2~2.5) [3]	24.75 (22.2~27.8) [3]
钙, mmol/L	1.80 (1.75~1.80) [3]	3.25 (3.20~3.50) [3]	1.65 (1.50~1.75) [3]	3.25 (3.00~3.50) [3]
血红蛋白, g/L	70 (70~70) [2]	190 (190~190) [1]	70 (66~70) [3]	200 (199~200) [3]
血小板, ×10^9/L	25 (20~30) [2]	1250 (1000~1500) [2]	40 (20~40) [3]	1000 (999~1000) [3]
镁, mmol/L	0.45 (0.40~0.50) [2]	2.05 (2.0~2.10) [2]	0.41 (0.4~0.41) [3]	3.455 (1.91~5) [2]
磷, mmol/L	0.31 (0.3~0.32) [2]		0.32 (0.30~0.32) [4]	2.90 (2.87~2.90) [4]
白细胞, ×10^9/L	1.5 (1.5~1.5) [1]	100 (100~100) [1]	2 (2~2) [3]	40 (30~50) [3]
部分凝血活酶时间, s				78 (75~120) [3]
肌酐, μmol/L		400 (354~400) [3]		442 (350~654) [3]
尿素, mmol/L		35.7 (30.0~40.0) [3]		28.6 (16.7~35.6) [3]
pH	7.20 (7.20~7.20) [1]	7.60 (7.60~7.60) [1]	7.20 (7.20~7.20) [2]	7.60 (7.60~7.60) [2]
国际标准化比值		6.25 (6.0~6.5) [2]		5.0 (5.0~5.0) [1]
纤维蛋白原, g/L			0.8 (0.8~1.0) [3]	8.0 (8.0~8.0) [1]
氧分压, kPa	8.0 (8.0~8.0) [1]		5.5 (5.3~5.7) [2]	
地高辛, nmol/L		3.2 (3.2~3.2) [1]		2.6 (2.6~2.6) [1]

续表

分析物常用单位	2b. 实验室与临床医生		3c. 实验室	
	下阈值，中位数（范围）[n]	上阈值，中位数（范围）[n]	下阈值，中位数（范围）[n]	上阈值，中位数（范围）[n]
碳酸氢盐，mmol/L	15（15~15）[1]		10（10~10）[1]	40（40~40）[1]
血细胞比容，体积分数			0.20（0.18~0.20）[3]	0.60（0.6~0.61）[3]
二氧化碳分压，kPa			2.6（2.5~2.7）[2]	9.1（8.9~9.3）[2]
钙离子，mmol/L	0.84（0.80~0.88）[2]	1.55（1.50~1.60）[2]	0.78（0.78~0.78）[1]	1.60（1.60~1.60）[1]
凝血酶原时间，s				35（30~40）[2]
氯，mmol/L			77.5（75~80）[2]	122.5（120~125）[2]
锂，mmol/L		1.5（1.5~1.5）[1]		
尿酸，μmol/L				773（773~773）[1]
苯妥因，μmol/L		100（100~100）[1]		
茶碱，μmol/L		140（140~140）[1]		
乳酸，mmol/L		5.0（5.0~5.0）[1]		5.0（5.0~5.0）[1]
淀粉酶，U/L		500（500~500）[1]		1000（1000~1000）[1]
丙氨酸氨基转移酶，U/L		587.5（500~675）[2]		800（600~1000）[2]

注[a]：n=作为数据来源所使用文章数量

　　29 个欧洲国家及 5 个中南美洲国家对调研警示阈值国家指南的可获得性的调查做出了回应［回应率分别为 76%（29/38）与 31%（5/16）］。该项调查确定 2 级证据来源有 4 种之多（见表 11-4）。2006 年，克罗地亚医学生物化学家委员会（Croatian Chamber of Medical Biochemists，CCMB）认可 Lothar Thomas 发表的警示阈值，该阈值基于 1990 年 Kost 调查及他本人作为检验医师的个人经验。2010 年在英国，皇家病理学家学院（Royal

College of Pathologists，RCPath）发表了关于报告要求采取紧急临床措施的实验室结果的建议，并有推荐的"初始设置"，这是与微生物学、病毒学、免疫学及血液学领域的专业咨询委员以及皇家全科医生学院协商得出的。2010 年，波兰实验室诊断学学会（Polish Society of Laboratory Diagnostics，PSLB）发表包括警示阈值"初始设置"的危急结果管理建议，这是在实验室诊断专家研讨会上达成的。2013 年，挪威医学生物化学学会（Norwegian Society for Medical Biochemistry，NSMB）与全科医生协会理事会协商，建立了危急警示清单作为挪威实验室通知院外医生的指南。

由于 MCG、RCPath 及 NSMB 的初始设置都是由病理学家与临床医生协商而设计出的，所以它们划分在 2a 的较高级别。使用 AGREE Ⅱ 工具对 2 级指南进行关键性评估，产生整体质量等级从高到低为：NSMB、MCG、RCPath、PSLB、CCMB。

五、通过临床结果研究建立的阈值（1 级）

92 篇文章中的 9 篇（10%）包含的阈值是通过结果研究进行评估的（表 11-5）。这些研究覆盖了以下主题：

1. 血清总钙上警示阈值的确定，最可靠地识别出需要治疗的患者；
2. 当及时报告危急高血钾浓度时，高钾血症对于临床决策的影响及对恢复的影响；
3. 输血指征与血红蛋白下警示阈值是否应该相等的考虑；
4. 钙和钠的上下警示阈值的适当性；
5. 对严重高钾血症患者进行快速反应小组干预的有效性；
6. 升高的乳酸在确定重症患者的重要意义；
7. 8 种常见的分析物的警示阈值与住院患者死亡率之间的关系（注意检测的 8 种分析物，只有钾的上阈值与钠的下阈值被认为处于合适的环境）；
8. 最初的纤维蛋白原浓度与急诊创伤医疗结果的关系。

表 11-5　1 级证据——由临床结果研究建立的警示阈值[a]

分析物，单位	1a. 实验室与临床医生		1b. 临床医生		1c. 实验室	
	下阈值，中位数（范围）[n]	上阈值，中位数（范围）[n]	下阈值，中位数（范围）[n]	上阈值，中位数（范围）[n]	下阈值，中位数（范围）[n]	上阈值，中位数（范围）[n]
钾，mmol/L		6.2 (6.2~6.2) [1]		6.3 (6.3~6.3) [1]		7.0 (7.0~7.0) [1]
钠，mmol/L	120 (120~120) [2]	155 (155~155) [1]				
钙，mmol/L	1.75 (1.75~1.75) [1]	3.00 (3.00~3.00) [1]				2.99 (2.99~2.99) [1]

续表

分析物，单位	1a. 实验室与临床医生		1b. 临床医生		1c. 实验室	
	下阈值，中位数（范围）[n]	上阈值，中位数（范围）[n]	下阈值，中位数（范围）[n]	上阈值，中位数（范围）[n]	下阈值，中位数（范围）[n]	上阈值，中位数（范围）[n]
血红蛋白，g/L	70 (70~70) [1]					
纤维蛋白原，g/L			2.29 (2.29~2.29) [1]			
乳酸，mmol/L		4.0 (4.0~4.0) [1]				

注[a]：n=作为数据来源所使用文章数量

以上所有的研究都将死亡率作为结果指标。其中 2 项也度量住院时长，1 项使用治疗后病情的改善作为额外的结果指标。7 项结果研究提供了研究群体的临床特征（例如，特定疾病的发生率），但是只有其中的 4 项将这些临床特征用于他们的分析。6 项结果研究测量对危急-风险结果回应的处理，但是只有其中的 2 项证实处理与结果之间的关系。

结果研究的关键性评估揭示了在研究设计上的局限性。半数以下的研究对混淆因素做出了解释；例如，选择合适的具有类似的病情和死亡风险但不具有危急-风险结果的比较组，或用文件记录每个比较组的临床特征。出现危急-风险结果到死亡之间的时间要么未被测量，要么被不适当地测量，或者大多数研究中存在不适当的持续时间。只有两项研究进行了相对风险或比值比的测量。一些研究没有规定获得危急-风险结果所使用的分析方法，尽管这些研究中只有 1 项对于一种分析物没有一致化的参考区间。

六、没有资格排为 1 级的结果研究

有几项危急-风险结果的研究没有充分地检验警示阈值设置的适当性，因此划分为 4a 到 4c 级（即个别机构使用的阈值）。3 项研究为一组分析物提供单一死亡率图，因此没有评估每个单独阈值在预测死亡率方面的有效性。2 项进一步的结果研究关注于影响因素而非阈值的适用性：1 项评估同一分析物危急-风险结果的多重发生的影响，另一项评估危急-风险结果交流的自动化。3 项研究分析危急-风险结果对诊断和（或）治疗决策的影响（作为一种代理的结果衡量的指标）而没有测量健康结果。

七、结果的关键改变

在选择文章的过程中，每当遇到使用关键 δ 值（即是在预先定义的时间段内结果的关键改变）作为警示阈值的实例时就记录下来。表 11-6 显示所收集的 δ 值的列表。

表 11-6 警示阈值的差值（δ）

检验项目	结果的关键改变	参考文献
肌酐	之前样品的结果>97μmol/L 且当前样品的结果已超过 20%	Mathew et al.
	最初结果>50μmol/L，随后在 90 天内出现升高>50μmol/L	Flynn and Dawnay
血细胞比容	<26%，在 24h 内下降了 10%；或者<26%及已下降 6%，以每小时大于 0.4%的速度下降	Kuperman et al.
血红蛋白	6 天内：Hb 为 60~130g/L 时下降大于 30%；Hb 为 130-180g/L 时下降大于 40g/L	Piva and Plebani
	社区患者每年筛查：与上一年的结果相比减少超过 32.9g/L 或者增加超过 29.9g/L	Tran et al.
血小板	对于药物诱导的血小板减少症的检出：与之前的结果相比减少大于 50%；或者连续三次采血持续减少，总的下降值大于 25%	Harinstein et al.
钾	<3.2mmol/L 且 24h 内已下降 1mmol/L	Kuperman et al.，Kuperman et al
	<3.0mmol/L 且 24h 内已下降 1mmol/L	Lordache et al.
钠	<130mmol/L 且 24h 内已下降 15mmol/L	Kuperman et al.，Kuperman et al.，Lordache et al.
白细胞计数	之前样品的结果>11×10^9/L 且当前样品的结果升高超过 20%	Mathew et al.

第三节　文　献　分　析

在本章中所确定的警示阈值很少附有支持性证据来证明它们的选择。文献中发现的大部分阈值是由个别机构报告，且没有详细阐述为什么或如何建立这些阈值。虽然来源于国家实验室调查的中位数要比来源于个别机构（已过滤掉极端的个人偏好）的更为可靠，但是它们无法溯源到可以证明其适当性的决定性论证或证据。一些专业机构很少投入精力研究警示阈值，相反他们专注于为危急结果报告建立安全程序。MCG、RCPath 及 NSMB 关于警示阈值的推荐是建立在病理学家与临床医生的合作基础上（2a 级），这可能是当前可用于设定警示阈值的最好的官方来源。特别是挪威的建议清晰详细地提供了关于他们如何确定警示阈值的方法。

关于警示阈值的临床结果研究少之甚少，且通常无法处理混杂因素。例如，Lum 发现 11 位钙浓度超过 3.0mmol/L 的患者中有 9 位在 6 个月内死亡；然而，这 9 名患者都患有恶心肿瘤，处理高钙血症不可能改善这些不良后果。

很多文章（综述的 92 篇中的 46%）都引用了 20 世纪 90 年代初的美国国家调查，要么作为他们自己机构的阈值的来源，要么为了强调当前不同机构所采用的阈值的异质性。

事实上，直到 2002 年才发表的 1992 年美国病理学家学会 623 家机构的质量探索调查结果可能会误导实验室相信这些数据的年份较近。医学实验室观察者（Medical Laboratory Observer）杂志每年发表的表格使用 1990 Kost 成人阈值调查，一些机构在参考时可能忽略了这些数据的年份。高频率地引用该珍贵而过时的数据恰恰反映出该领域缺乏开展新的调查研究。

理想情况下，警示阈值应该基于精心设计的临床结果研究。研究应该关注特定临床条件，其感兴趣的分析物浓度是已明确知道的影响或是结果的主要指标。该研究要回答的主要问题应该是什么样的浓度可以使分析物预测不良结局。既然设定警示阈值的目的是降低死亡率，结果研究也应该测量治疗的反应以确定在什么分析物浓度下干预仍然是有用的。

我们的综述评估了两个证据维度，即数据的实际来源以及建立警示阈值所涉及的利益相关者。对于一些分析物，由实验室设置的警示阈值与源于临床医生的明显不同。在实验室与医生讨论并就警示阈值达成共识的情况下，一致性水平反映在实际的阈值设置中，这种阈值处于二者之间或者更加倾向于实验室的优先选择。这表明实验室与临床专业人员之间需要更多的讨论以建立更好的定制的危急值通知系统。

除了北美洲使用的钾与肌酐的阈值更加保守以外，其他各大洲之间的警示阈值是相似的。我们可以合理地假设所有大洲的相似性可能是使用相同的文献资源设定他们的警示阈值的结果。个别实验室的标本类型偏好可能有助于各大洲之间钾阈值的差异形成，由于血清钾与血浆钾浓度的平均估计差值是 0.36（0.18）mmol/L。遗憾的是，无法探索标本类型对钾阈值的影响，因为这类信息在所综述的文献中几乎没有详细陈述。

在大多数检索到的文章中，没有提供方法特异性的警示阈值，这使得发表数据的可移植性困难。因此，本章中所呈现的警示阈值数据可能代表了非标准化与非一致化检验方法的混合。然而，测量及检验结果的报告一致化的全球行动正在进行中，这样从不同实验室获得的结果就具有可比性。基于对在多种自动化平台上进行广泛的分析偏倚研究的专家回顾，在英国、北欧国家及澳大利亚已经为常规生化分析物建立了全国统一的参考区间。因此，由于该研究中确定的 21 种分析物在至少一个国家建立了统一的参考区间，用于建立警示阈值的方法证据可能不重要。

展望未来，实验室首先应该保证其正在使用可溯源的校准物质以使得方法偏倚最小化。在建立警示清单时，实验室应该考虑其方法产生的结果与用于创建警示阈值证据所采用的方法是否具有可比性。对于通常由特异性存在差异的分析技术检测的试验（例如，用免疫方法或液相色谱检测皮质醇），实验室应该只使用基于他们分析方法的警示阈值。

文献中报道最频繁的具有警示阈值的分析物（即钾、钠、葡萄糖、钙、血红蛋白及血小板）与临床上最重要的危急-风险结果相吻合。然而，本章中分析的大部分文章所呈现的警示阈值仅仅是他们机构警示清单中的一部分。因此，实验室不应该将该综述没有选择某分析物作为将其从他们警示列表中移除的证据。

要确定哪些分析物应包含在警示清单中，CLSI 指南《危急及重大-风险结果管理》建议执行风险评估过程。风险评估应该确定与提出与警示阈值相关伤害的可能性及严重性，干预是否能降低危害的风险，以及常规报告不允许及时干预的可能性。常规报告是否能及时采取干预取决于组织因素。例如，常规报告的结果与专人提交的结果相比更有可能被医生所忽略。因此，没有其他保障措施的机构为防止由于错过而产生可诉讼的结果，那么它可能需要将引起较不紧急的干预的分析物包含在其清单中。

一、局 限 性

描述危急-风险结果的术语尚未标准化。因此，一些证据可能由于作者使用不太常见的术语而被漏掉。不常用术语包括异常结果、临床上有意义的结果、显著异常的结果及明显的异常结果。然而，将这些术语并入检索会使得信息由于几乎没有相关性而无法被处理。如果数据库检索主题词尚未引用这些术语，则相关的文章也会被漏掉。

通常不在同行评审期刊上发表最佳实践指南，指南是国家指南档案库运作的组织进行传播的。事实上，本文章描述的一半专业机构建议是通过对来自欧洲与南美洲检验医学学会的一项有针对性的调查的跟踪响应。考虑到几个国家没有做出响应，亚洲及非洲国家未被邀请参加该项调查，可能我们的灰色文献的检索漏掉专业机构的警示阈值建议。

二、结 论

文献中缺乏证据和明确的推理来支持选择通知危急-风险实验室结果的警示阈值。文献中发表的大部分警示阈值来源于个别机构或国家调查，至多代表当前的水平。大部分警示阈值可追溯到一些比较旧的调查或出版物。当前能获得的指导实验室设置警示阈值的最佳文献资源是基于医生与实验室专业人员一致同意的推荐，这些医生与实验室专业人员来自于马萨诸塞州小组、英国皇家病理学家学院及挪威医学生物化学学会。需要设计良好的结果研究与临床审核来检验及验证所提出的阈值设置。

当前应用的阈值可能具有预后价值，但是证明危急值确实能改善生存的证据十分有限。将危急-风险实验室结果与有害的后果如发病率和死亡率相联系是重要而有用的信息，但是未来的结果研究应调查能引起采取已知医疗措施的阈值以帮助改善患者的生存。在获得更高级别的证据之前，我们建议如下：

1. 鼓励在该领域发表文章的实验室与研究员明确地描述警示阈值的方法学、来源，以及警示阈值适用的患者群体、标本类型和检验分析方法；

2. 专业学会为一致化危急-风险提出建议时，应该开展更广泛的临床调查并与临床利益相关者协商从而评估临床需求；

3. 实验室应该评估证据的质量和影响力，以及在采用已发表的警示阈值前寻求临床医生的建议。

我们相信呈现在本系统性综述里的当前可获得证据即使力度微弱，其将支持利益相关者开展后续研究，最终将支持医学实验室改善患者的生存。

第十二章

临床实验室信息系统

实验室信息系统（laboratory information systems，LIS）是临床实验室运作的重要部分。然而，尽管临床实验室产生信息的复杂性与日俱增，而且随着新的高通量和大规模的实验室检测的应用，实验室产生的信息快速扩张，LIS 的功能明显落后于目前硬件和软件科技水平。从广泛意义上来讲，LIS 对于临床科室、患者和实验室之间的信息交流是至关重要的。

目前，越来越多的改进实验室操作质量的工作重点从检验过程转移到检验前和检验后过程，在检验过程，特别是对于高度自动化仪器执行的测试，目前显示出很少的问题。差错绝大部分出现在检验前和检验后过程。质量指标能对传统质控无法涉及的检验前和检验后过程差错进行定量监测，从而改进实验室服务质量。然而随着医疗水平的不断增高，实验室标本量也飞速增长。人工收集和计算质量指标数据显然是一项庞大且几乎不可能完成的工作。因此，LIS 将会在质量指标的监测中发挥重大的作用。利用 LIS，实验室可以简单、快速且准确地统计质量指标、绘制相应"质控图"。

本章列出来自实验室实践专业人员的观点设计或者改进具备最先进技术的 LIS 的想法，重点在于优化临床实验室操作、通过实验室信息的智能化管理改善临床医疗以及利用实验室信息系统进行质量指标的监测。

第一节 信息安全

医院信息系统必须防止未经授权的内部和外部访问，并且要根据适用的法律和规章保护健康档案的机密性，同时不阻碍合法用户的功能性。例如医疗提供者应该能够获取他们全部患者的相关信息，但是不能获得其他患者的信息（除非他们作为会诊医生）。涉及评估医疗质量的人员应该可以访问全部患者的某些信息。可以提供不同的安全级别，而且系统应该允许使用者利用用户规定的功能来建立工作小组并且存取资料，正如表 12-1 中所列举的。

表 12-1　实验室信息系统（LIS）使用者种类

信息管理者	完全访问所有功能，包括该系统的低层次的过程，设计脚本和程序为本地需求定制功能的能力
医疗提供者	申请试验，附上申请意见，界定警戒和观察结果，同时有能力根据他们的需要制订报告和解释信息
技术人员	处理申请和标本，执行检测，记录结果，对结果附上解释，执行质量和其他实验室管理活动
管理者	制作和审核报告以及统计学量，人员管理活动，货存清单，编写和审查程序和其他文件
实验室责任人	有能力设计和检查他或者她的领域的全部活动，包括有权使用患者信息，质量管理数据，文件检查与管理和代表性的报告
患者	依据机构政策，系统（LIS 或者 HIS）应该为患者提供直接访问实验室结果、报告和患者解释性意见，例如通过一个可靠的基于网络的浏览器界面

HIS：医院信息系统

　　LIS 的安全接口应该包括先进的登录能力，例如，通过生物识别或者射频识别（RFID）装置，能够把按键和登录时间降到最低，同时在离开工作区时提供快速自动注销。在某些可靠的场所，系统应该有能力连续显示实验室检测的实时结果（例如，在实验室"STATs"时间内的或者手术室内的患者结果）而不需要多重登录要求。系统应该有远程登录和访问申请以及报告系统，例如，通过一个安全的网络浏览器，允许提供者和实验室工作人员在任何地点，从任何移动和手持设备进入 LIS。系统应该允许灵活的、可靠的、能提供信息的电子签名，以便鉴定数据和文件。

第二节　检验前过程与质量指标

一、检　验　申　请

　　检验申请是最适合的干预步骤，目的是提高实验室资源的合理使用（实验室利用）。检验申请系统连接到智能决策支持系统，具有减少周转时间和停留时间的潜力，同时可以指导提供者利用优化试验，当然也可以是 LIS 或者 HIS 的一个功能，处于 LIS 和 HIS 之间的边界。不管使用哪一个系统，都应该给用户提供及时的反馈。正如其他情况下在实验室和临床实践的接口中，临床医生和实验室人员的同时参与对于引导实验室使用的政策和规则的发展是很重要的。最有用的系统是那些要求医疗提供者直接进入系统申请，从而提供系统和提供者（计算机化的提供者）申请进入计算机化医生医嘱录入系统（computerized physician order entry，CPOE）之间合作的可能性。CPOE 系统成功的一个重要考虑是恰当的设计使其最可用并且与提供者使用的日常工作流程相匹配。下面列出的是在检验申请系统中理想的功能列表。

　　1. 系统应该从 HIS 或者申请提供者（当信息在 HIS 中是难以获取的或者不正确的）

接收输入的数据，包含以下内容：

（1）申请提供者：姓名（强制的）；专业；地址（如果在不同的地点）；与认证和权限的数据库接口是希望提供最新的提供者的信息，用于常规通知的联系方式（电子邮箱，固定或者移动电话，寻呼机号码等）（强制的）；危急结果通知联系信息（寻呼机，手机和非工作时间代理联系），包括连接机构通知级联/电话安排一个合适的特定患者（强制的）；另外，提供者/提供者团队或其他合法委托人或医疗提供者希望的人员接收结果。

进一步的通知要求（例如，当获得结果时，或者当结果超出参考范围、危急限值或自定义的阈值限时进行通知）由机构、部门或者其他政策小组有能力建立通知标准。有能力选择通知媒介，包括 HIS 最重要的警报，HIS 在患者记录上的警报，电子邮件，短信服务（SMS）文本消息，自动电话通话，寻呼机，电传和其他。对于某些重要地区，例如，手术室，新的有意义的结果应该引发一个可以听见的警报。某些通知（例如，危急的结果）必须有一个确保安全的通知机制，返回确认已收到消息并且允许未答复的通知根据预建立的协议逐步升级。

（2）患者信息：患者识别（姓和名、或者社会保险号码）或者如果需要的话进行唯一加密审计跟踪（例如，研究或者环境标本）；患者人口特征，包括出生日期/年龄，性别（男性，女性），种族，种族特点和曾用名；患者地址（固定地址和如果住院现行位置）；编纂的诊断（诊断相关小组做出的初步诊断，适当时，按国际疾病分类（ICD-9 或者 ICD-10）和其他相关临床信息（"研究的原因"）；编纂的非实验室检测结果；身高，体重，重要特征；药物史（剂量和执行的日期/时间）；中药和其他补充剂；饮食和用餐时间（来决定空腹时间）；对患者实施的医疗程序，包括外科干预和放射程序；妇产科信息；其他相关的临床信息。

（3）申请信息：要求的试验；要求的标本来源；申请日期/时间；要求采集的日期/时间（开始，结束）；重复频率（对于固定的申请，如果从制度上允许）；特定患者准备指南；试验的紧迫性（根据制度需求制订类别）；采集的职责（患者的邮件、床旁检测、病房或护理单元、常规抽血路线、实验室采集等）；给实验室其他的自由文本注释和说明。

2. 专家系统使用患者信息、以前的检测结果和临床医生的输入（例如，一系列可能的诊断）来建议适当的试验、检测频率和解释标准。

更简单的系统可能用一种机制来指导提供者从一系列标准的诊断和临床情况中进行选择以及获得相应的指南和临床路径，从而容易申请到适当的试验。

（1）系统具有用户友好界面显示试验目录（包含外部参考实验室执行的检测），并有可获取的可选择的分组，例如，按字母顺序、按实验室学科、按临床表现。此目录必须与现行通用目录一致、完整并且定期更新，而且在 HIS 与 LIS 接口处要使用标准的专业术语。每个进入检测目录的信息应该显示不同使用者选择的种类和复杂程度，包括表 12-2 中显示的项目。

（2）系统根据地点、诊断、提供者专业等，对某些试验具有限制允许申请的能力。

（3）系统允许例如由临床医生和实验室专家要求批准的试验进行定义。此批准系统应该融入一个下游的连接数据库，自动通知批准者和申请提供者有等待批准的试验。

表 12-2　试验目录条目包含的项目

1. 试验名称和同义词
2. 适当的标本并有超链接采集方法
3. 患者准备要求，例如，空腹，饮食，避免药物
4. 适当的采集时间（一天中的时间，与进餐、使用药物的相关时间，等等）
5. 医院管理决定的检测费用（视情况而定，不同种类患者不同水平）
6. 执行实验的部门
7. 链接试验性能特征

（4）系统有能力区别研究与患者医疗的标本，而且有能力提供不同计费程序（即使是同一标本上的不同检测）。研究申请应该被附在研究管理系统中，包括可以获得不同方案和研究报告的链接。

（5）一个恰当的申请专家系统要有如表 12-3 中列出的功能。

表 12-3　恰当的申请专家系统的理想功能

1. 系统显示之前相关试验结果（图表的，如果需要）和待定相关申请，让提供者有机会再次意识到这类信息后取消申请
2. 系统建立和制订医学必要性审核和接受或拒绝准则，包括不同情况下，例如，病人位置，诊所，专家，诊断，最大恰当申请频率准则
3. 系统合并或取消落在预先设定的标准冗余的申请（机构或国家建立的）。例如，如果两个提供者在同一周内申请促甲状腺素检测，申请合并且两个提供者将会收到结果。如果一个提供者在系统中有可获取的结果后的一个月申请了一个 HbA1c 的检测，此申请就要被取消，如果需要推翻的话，通知提供者给实验室打电话进行说明
4. 系统使用现有的临床和实验室输入来确定是否合适。例如，如果患者性别是女性而申请检测前列腺特异性抗原，此申请会被标记取消。如果患者接受纳巴霉素和环孢素治疗，而只申请环孢素，那么系统会询问提供者是否也需要测量纳巴霉素
5. 系统有能力强制性取消标记的申请来阻止不适合的工作规则，同时提供一个机制让申请提供者证明此例外是有理由的，例如，通过让提供者给实验室打电话来忽视规则。一些申请类型，例如，与研究方案有关的申请，应该通过政策免除遵守适当条款
6. 专家申请适当系统应该能够暂停与适当诊断代码不相关联的申请（例如 ICD-9 或 ICD-10）

ICD：国际疾病分类

（6）申请系统应该具有从不同的接口系统中接替申请的能力，例如，在另一个机构或参考实验室的另一个 LIS，而无需人工干预，以便在一个设施里申请的试验可以允许在另一个地点或机构进行标本的采集和登记。理想情况下，申请提供者可在线获得参考实验室的目录，以及申请、检测和报告实施机构性的限制和批准过程。对于送出的检测，系统应该能够生成一个清楚的有运输者、接收者和运输信息的运输单。

（7）申请系统应该接收来自 LIS 的实时反馈并且通知申请提供者申请的状况，包括以

下步骤：①实验室申请确认；②标本采集；③标本登记；④实验室启动登记；⑤分析完成；⑥结果验证；⑦结果报告；⑧申请完成。

（8）系统具有分割实验室申请的能力，即一个申请可能包含多种测试需要多种标本和登记。系统应该具有跟踪进展并且报告一个申请里的每个独立部分状况的能力。

二、标本采集、登记和处理

适当的标本采集和处理是保证实验室结果质量的基础，遵从著名原则"输入的是垃圾，得到的也是垃圾"。一个理想的 LIS 应该具有优化标本采集和处理的功能，包括以下内容：

1. 标本采集目录视机构运作情况而定。例如，对于一个地点的每轮采血，系统产生要采血的患者的适合目录，以及事先打印的登记标签。此目录应该指出每个患者最有效的到达途径，并且考虑到要求优先的测试。

2. 系统用在线或者打印的恰当标本采集指南指导标本采集者，指南中有与全部程序相关的简单的一步一步的格式。

3. 系统有能力为采集者提供待定实验室申请的清单，并生成唯一的条码或者射频识别（RFID）或电子标签在床旁扫描患者识别腕带或者其他独特的物理患者标识符。在采集点生成的标签应该包括至少两个患者标识符，以及采集日期和时间，采集者身份，申请的紧迫性，以及尽可能要求试验的缩写名称。使用二维条形码或 RFID 标签允许大量的信息附加到标本上。标本到达实验室，系统应该能够通过扫描标本采集器上附加的标签识别标本，且无须进一步的人为干预启动试验，例如，在机器人样品加工自动线。

4. 除了自动记录患者信息、位置、采集日期和时间、采集者身份，系统应该允许采集者输入编纂或自由文本形式的相关信息，从而用于某些实验室试验的适当性能和解释，正如表 12-4 所示。

表 12-4　标本采集者输入的信息可用于某些实验室试验的适当性能和解释

1. 一系列标本的标本号和采集时间
2. 特定采集地点
3. 空腹或餐后，末次进食时间
4. 妇科和一些内分泌试验，末次月经
5. 上次用药日期/时间/剂量（如果从 HIS 中得不到）
6. 标本采集困难，例如长时间使用止血带，静脉通路的存在
7. 其他相关临床信息（定制试验，系统提示）

HIS：医院信息系统

5. 系统应该能够支持用于患者识别、标本登记和床旁检测便携式设备的双向接口，包括用于数据传输的无线连接能力。床旁检测结果应该与主要分析仪器结果整合在一起，同时要确定这些结果的来源。

6. 床旁检测管理系统应该能够获取跟踪仪器、试剂、质量控制、用户身份、培训和能力的记录。

7. 系统应该分别记录标本登记（如，申请与实物标本吻合），实验室标本接收和启动

标本分析。例如，采血者扫描加患者条形码腕带及选择一个适当的待定申请，系统记录采集时间和登记标本，及采血者携带的便携装置打印出一个登记标签。标本被采集，标签在患者面前贴在标本容器上。到达实验室接收台后，标本登记标签扫描由实验室确认接收，然后运送到实验室的分析单元。当标本放入到自动机器人标本处理线时，再次扫描标签且启动分析。或最后两步合并，标本可能在放入机械轨道后首先进行扫描并且启动分析。在这种情况中，实验室周转时间就分化成从申请到采集到登记到接收到启动到报告。最后一部分（启动到报告）是分析时间，而前面的部分就是分析前。区别不同部分的周转时间很重要，因为通常只有从接收到报告过程是在实验室完全控制之下。使用这些时间点，"未完成清单"可以集中在待定申请，实验室标本接收，或者只在进行分析的登记准备上。

8. 系统应该根据机构的政策允许以上描述的标本处理结果的偏离，例如：

（1）实验室接收到没有申请或正式加入的标本，但是有适当的患者标识符。系统承认实验室接收到的这类标本，等待到来适当的相应的申请。在规定的情况下，实验室人员应该具有在系统中输入一个文件或者口头的申请。

（2）在实验室接收到的适当识别的标本具有纸质的或电子的申请单，但是没有正式加入的标签。实验室承认及验证申请和标本的适当性，然后标本的正式加入和应用适当的标签或 RFID 标签。

（3）系统应该有能力正式加入和处理非患者标本，例如，与患者无关的动物、研究或者环境标本，质控和验证材料，及最为重要的能力验证材料。系统应该允许特定的人员来给能力验证材料分配唯一虚拟的患者身份，这样执行测试的分析人员不知道标本是能力验证材料。

9. 系统应该有能力识别和编纂用于研究目的的标本，并具有包括生物样本库和组织库的数据库管理能力。

10. LIS 应该与实验室自动化管理软件接口来确保在申请过程中规定所有分析前的要求（如，离心的速度、时间、分样的数量、自反性检测）发送到了标本处理系统。

11. 系统应该能在检验前、检验中、检验后过程跟踪标本位置，包括运送到实验室不同的部门或者外部场所，以及标本的储存管理。后者包括容易检索到精确的标本储存位置和定期报告以便标本按批处理的功能。

12. 系统应该能够生成能被扫描的多个分样标本的标签来执行与每个分样有关的适当的试验。

三、质量指标

实验室信息系统应该能够识别并记录错误的申请单，包括检测名称错误、检测项目遗漏、检测项目增加、患者信息错误、患者信息缺失等。信息系统中应有统计相关质量指标的模块，每日记录申请单错误数，每月统计各个原因造成的申请单错误率，以月为横坐标，申请单错误率（或转换为西格玛度量）为纵坐标绘制差错"质控图"。监测申请单错误率变化趋势，寻找改进措施。也可按照不同的临床科室进行分类统计，若某临床科室差错发生率较高，可通知临床科室并协助其寻找原因，进行相关培训。

实验室信息系统应该能够通过手工输入，或者下拉菜单的形式记录患者标本类型错误、标本容器错误、标本采集量错误、血培养污染和抗凝标本凝集等检验前差错和采取的相应措施。信息系统应能按月统计出标本类型错误率、标本容器错误率、标本采集量错误率、血培养污染率和抗凝标本凝集率。以时间为横坐标、这些率或其西格玛度量值为纵坐标绘制差错"质控图"，分析变化趋势，寻找根本原因并采取改进措施。

实验室应该可以利用实验室信息系统，通过条码系统记录标本采集时间和实验室接收标本时间。在实验室信息系统中计算出每个标本的检验前 TAT、各个检测项目每月检验前 TAT 中位数和第 90 百分位数，并以月份为横坐标，当月 TAT 中位数或第 90 百分位数为纵坐标绘制相应的"质控图"。同时，实验室在咨询用户后，应为每项检验确定反映临床需求的周转时间且应定期评审是否满足其所确定的周转时间。应该可以在实验室信息系统中设定实验室内 TAT 目标，计算超出目标的标本比例和相应的西格玛值，从而对超出规定时间的标本进行监测。

以检验前周转时间监测为例，绘制监测"质控图"见图 12-1、图 12-2：

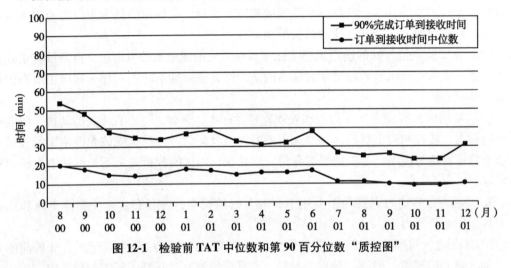

图 12-1　检验前 TAT 中位数和第 90 百分位数"质控图"

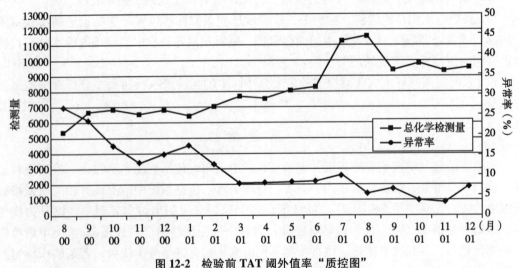

图 12-2　检验前 TAT 阈外值率"质控图"

第三节 检验中过程与质量指标

检验中过程已经成为大多数医学实验室科学技术发展的焦点。除了与标本处理和分析仪器软件（通常称为中间件）接口来合理地处理分析请求——包括有能力依据工作量直接分配到适当仪器检测，召回要重复检测的标本，直接标本稀释，执行自反性检测——LIS应提供以下的功能：

1. 跟踪和联系特定检测，记录检测所需的全部要素，特别是手工分析和那些与实验室建立的试剂相关的方法。关于试剂和其他试验要素的信息应包含如表 12-5 所示的信息中。

表 12-5 与试剂和其他试验要素相关有用的信息

1. 要素的名称
2. 制造商
3. 目录号
4. 批号
5. 实验室接收日期/时间
6. 打开并且使用的日期/时间
7. 最初体积/测试数量
8. 目前体积/剩余测试数量
9. 有效期
10. 储存要求

2. 文件控制系统（如下）管理每个检测（特别是手工分析）适当的标准化操作程序，根据分析人员的要求很容易显示或打印。

3. 对每个患者的测试记录检测仪器。分析仪器记录应该包括表 12-6 中的信息并且提供链接到在线预防性维护和服务记录，并有能力提示用户定期的维护和服务。如果实验室要求，也应自动地通知仪器制造商。

表 12-6 与每个实验室分析仪器有关的有用信息

1. 仪器名称
2. 制造商
3. 系列号
4. 开始运转日期
5. 预期寿命
6. 校准研究（通过检测）
7. 维护和修理记录

4. 系统应该产生实验室具体工作量的清单（"工作清单"）便于人工和自动化检测批处理和结果，同时跟踪还没有完成的申请。如果额外的标本在工作清单创立以后到来，工作清单应该通过扫描增加标本的条形码或者 RFID 标签进行清单扩增。

5. 试验中"未完成清单"是已得到正式加入但是还没有完成的测试，要强调那些超出了申请种类规定时间的测试，应该在要求时被显示，如果非常需要，也应该在连续报告屏幕上显示。类似的，未完成或者无法履行的申请清单应该在需要时可获取。未完成清单应该有能力包括送往参考实验室的测试。未完成测试显示有重要临床影响的一个例子是在大屏幕上连续展示没有在规定时间内完成的急诊申请，可能是按照颜色编码和（或）通过年龄要求进行整理，来提示工作人员调查并且处理有风险超出可接受周转时间临界值的申请或标本。

一、质量管理

在目前的医疗经济环境下，机构越来越注重改善患者医疗的质量和结果来提高他们的财务状况并且获得竞争优势。临床实验室质量管理包括确保实验室操作全方面质量的计划。更严格来说，质量控制（QC）指的是定期分析已知反应或者分析浓度的样本来评估分析准确度和精密度。一个现代的 QC 计划应该旨在通过最大限度检出失误和最小化假不合格测试来改善实验室结果的准确度和可靠性。此质量管理模块应该支持认可要求，包括 CAP、CLIA'88 和 ISO 15189：2012 标准，以及包含以下功能：

1. 质控方案和报警机制应该使用依据源于生物变异导出的总的可接受误差的概念和监管要求的可接受的界限。用户应该依据建立的生物变异数据库和对与临床决策相关的不同测试使用特定仪器执行检测得到的测量不精密度来制订 QC 方案。

2. 每个检测系统的质量控制文件应该记录以下内容：

（1）特定质控品的信息（所描述检测成分，包括批号，有效期）。

（2）对每个有关检测系统的制造商或者实验室指定的控制值。

（3）有关每个控制物和每个分析仪器的一系列质控检测结果。

3. 每个患者检测结果应该在一个容易检索的记录中链接到相关质控结果。

4. 系统安排自动地运行质控或者作为选择提醒适当的人员来执行 QC 任务。

5. 系统应该指导用户考虑检测系统的总可接受误差和分析性能（精密度和偏倚）来选择 QC 规则。

6. 起作用的 QC 规则和报告应该通过试验、试验组、分析仪器类型、实验室地点和轮班工作来制订。

7. 先进的用户规定的 QC 结果的显示应该包括 Levey-Jennings 图和用户选择的规则违背的交互显示，例如 Westgard 规则。

8. 包含 Levey-Jennings 质控图的质控报告应该是容易解释的以便员工可以迅速做出关于测试可接受性的重大决定。违反质控的故障维修和纠正措施指导应该是在使用者选择范围内可以得到的。

9. 使用者应该能够定制日期间隔和时间范围，并且能够合计，分割或者比较多重 QC 水平，QC 批号，测试组，试剂盒，试剂批号，分析仪器，实验室单元和多个实验室。

10. 应该可以连接第三方销售商获取 QC 数据的自动上载并且可以获取同行性能数据的实时下载。

11. 系统应该有能力来实时记录 QC 失败后的纠正措施。

12. 系统应该能够依据恰当的统计学参数和使用者的输入内容从 QC 计算结果中剔除

离群值和不正确的结果。

13. 对于用户规定的某些试验批，系统应该在 QC 失败的情况下自动地中断分析或者自动验证，并且指导工作人员进行适当的调查和决策的选择。

14. 系统应该有能力批量处理 QC 结果，因此用户不用不断地转变屏幕去验证 QC。

15. 同行比较统计量应该包括范围、平均值、中位数、标准差、标准差指数、变异系数、Youden 图和基于时间的绘制图和直方图。系统应该能够从外部实验室间计划输入这些参数。

16. 可代替质量控制方法应该是可得到的，包括正常值、全部结果或者用户指定的准则的移动平均值法。如果使用所有的结果，应该以中位数表示。另一个用于质量监测有价值的报告是显示根据试验和不同患者特点的结果直方图，并带有规定的强调标识与历史的频率分布的偏离。

17. 系统提供用户制订的 QC 总结报告以便监督人员和管理人员回顾，并有能力记录审核和改正措施的功能。

18. 系统应该有接口连接仪器性能数据，温度监测系统，水质参数，环境测量，有关良好实验室实践和认可需要的周期性记录的其他数据。

19. 系统应该管理能力验证（PT）计划，从 PT 物质的存货清单控制到记录 PT 结果和调查 PT 失败，并可以让适当的管理人员在线回顾和确认 PT 结果。理想情况下，与外部 PT 计划提供者的接口应该保证 PT 数据准确无误的传输。

20. 系统管理认可在线要求，包括准备适当的文件，例如，通过合并清单和问卷调查，此资料是从官方认可机构的数据库中得到的，数据库允许追踪和记录清单问题的答案和调查结果，并包含连接到相关政策、程序和其他能作为依从证据的电子记录。系统应该能够捕获和控制认可机构如 CAP 或者 ISO 15189 需要的全部数据。

21. 系统应该有用户友好的事件、差错和过程改善追踪机制，并具有尖端的数据库，查询和报告功能。系统应该允许任何用户开启实时的事件和差错报告，并可以选择匿名方式。

二、检验中过程质量指标

实验室信息系统应该能够统计室内质控项目开展率、室间质量评价项目参加率、室间质量评价项目不合格率、实验室间比对率。同时，还应能够计算各个项目的室内质控变异系数，统计室内质控项目不合格率。记录标本接收和发送报告的时间，计算实验室内周转时间，实验室信息系统对实验室内 TAT 的监测与检验前 TAT 类似，具体可参见利用实验室信息系统监测检验前 TAT。

第四节　检验后过程与质量指标

一、结果的输入和验证

LIS 不仅应该作为分析过程得出的实验室结果库，而且应该指导分析者提供准确的、可复现的和适用于临床情况的高质量结果。结果输入和验证的理想功能包括以下内容：

1. 以不同的格式记录结果的能力，包括数字，包含扩展字符的文本和图像，通过一个灵活的数据储存方法以使数据大小不受限制。

2. 在有接口或非接口分析仪器上执行的试验以及手工检测结果的自动和手工输入和修正，并使用适当的安全级别。结果输入应该包括单独结果输入、批量结果输入、除外的批量输入、修正结果、添加结果及中间的和最终结果的选项。可以通过个别检测、或者小组、使用自定义小组结构来输入结果。

3. 系统应该允许不同水平的结果证明，有能力扣留结果的发放直到更高级用户的批准，例如，技术主管。

4. 为了电子记录中所有实验室结果的无缝集成，系统应该能够接收来自其他实验室，包括通过电子接口外部参考实验室如表格和图形的不同形式的结果。这种数据整合非常可取的一个实例是对于白血病的诊断，其临床信息连同血液学、血液病理学、分子的和流量数据通常需要用来做出准确的诊断。

5. 系统应该可以使用先进的专家决策支持来进行结果自动验证。自动验证避免了实验室结果证明中的人为干预，而且是促使实验室运转效率改善的主要动力。越高级的系统用于执行自动验证，报告错误结果的概率就越低，就有更多的时间允许专家来检查异常的结果。用于达到自动验证决策的输入包括以下内容：

（1）与患者记录中从前的检测结果比较［时间上的差值（delta）检查］。

（2）与相同或者密切相关的标本其他相关试验的结果比较（横向检查）。一个例子就是肌酐和尿素。

（3）根据溶血、脂血、黄疸的预先确定界限来检查标本。

（4）临床信息，包括人口特征、地点（住院患者与门诊患者，诊所类型）、诊断、用药程序。

（5）外部和内部质控结果。

（6）结果分布的统计数据。

6. 执行时间上的差值（delta）检查的能力应该包括分析时间上的数据和计算变化率以及绝对变化值，可以与预先确定的界限值进行比较，此界限值可能由于患者临床信息，例如人口特征、诊断、治疗不同而呈现不同。

7. 专家系统应该有能力根据分析结果和临床数据申请自反性检测，其可由机构或实验室政策进行规定，以及由申请提供者制订，并与标本处理和分析系统接口，以及对结果增加适当的代码或解释。

二、结 果 报 告

系统应该能够提供不同形式的患者医疗报告，包括根据试验、试验组、日期、数据范围、申请提供者或提供者小组、诊所或专业、按次序的或列表的累积工作单组成标准和自定义的报告，以及以下附加的功能：

1. 除了实际的检测值，数字的试验结果应该包括以下显示的内容（选择的或强制的，视情况而定）：

（1）测量单位。

（2）适当参考人群的参考区间（通过不同临床输入用户设定的，包括走动的与躺着的、性别、年龄、种族、体重、孕龄、月经周期）。

（3）应显示个性度量来指导参考范围的解释。对于高个性的试验，其个体内变异性远低于个体间变异性，应该增加一个说明：基于个体的参考范围要比基于人群的参考区间更为适当。对于有高个性的试验和有足够记录数据的患者，系统应该能计算和显示出特定个体的参考范围，例如，以前结果中央90%，并有能力让用户或者专家系统从明显与疾病相关的计算结果中排除。

（4）结果的置信区间，基于在相应水平上观察到的分析变异。

（5）此外，参考改变值（RCV），即结果的区间，是分析不精密度、个体内生物变异和执行重复检测的数量的结果。应该允许用户通过选择置信度阈值（例如，95%）和涉及单侧（例如，增加）与双侧（增加或降低）决定的适当的 Z 值的改变来定制参考改变值区间。

（6）结果相关的标志，如表12-7所示，由用户预先规定临界值。

（7）分析人员添加的有关解释。

表 12-7　与实验室检测结果有关的有用的标志

1. 参考区间外的结果，有上或下参考界限倍数的指示
2. 置信区间外的结果，由于分析的或者生物变异引起改变可能性的指示
3. 超出医学相关不同水平临界值的结果，包括多层次意义和危急结果。后者应该链接到自动通知提供者
4. 与以前结果的动态的改变（delta）超出用户规定的临界值，例如，超出 RCV 区间。对不同水平改变的概率可以编码标志，例如，"可能"为 $P>0.80$，"较可能"为 $P>0.90$，"很可能"为 $P>0.95$，和"事实上确定"为 $P>0.99$

RCV：参考改变值

2. 生成的报告是灵活的，并由用户设定，包括试验的生产者（实验室人员）和接收者（提供者、患者）的信息。

3. 提供各种报告的选择，包括用户定制的自动安全传真、电子邮件和其他电子文本传输机制。

4. 复杂图形的实验室结果，理想情况下，要融合其他适当临床信息，例如生命体征、生物计学、用药剂量/时间。图形功能应该与目前技术水平绘图程序匹配并且允许在（坐标）轴和刻度、柱状图、条件格式、彩色编码、用户规定计算结果的公式和多维数据显示的动态改变。彩色显示更好。

5. 能够将结果评论超链接到包含进一步试验信息的页面，包括分析参数、毒素的半衰期、药物和某些其他分析物、计算器、临床指南、跟踪建议、参考文献和其他相关数据来帮助提供者解释结果和在临床医疗中使用信息。

6. 系统应该依据 HIS 或用户的输入内容，通过显示选择诊断阳性和阴性的似然比来连接检测前和检测后诊断信息。在选择特定临床条件下，系统应该显示适当的贝叶斯统计资料，包括敏感度、特异性、准确度、阳性和阴性预测值和受试者工作曲线。

7. 所有可能的明显干扰和异常试验结果的原因的方便显示，包括疾病、中药补品、药物。如果在 HIS 可得到资料中抽出此信息，那么应该对此信息进行标记，而且完整的列

表应该可被用户通过链接选择来进行显示。

8. 由患者相关事件启动智能的累积报告，例如出院或者门诊就诊，以方便快捷的临床医疗。例如，用决策支持来避免由于已描述未知的或未解决的临床意义的实验室结果导致的不适当的出院。

9. 专家系统应该能够添加对试验结果适当的解释性的评论，其考虑不仅是检测结果本身，而且是其他相关试验和在 HIS 和一个随当地信息更新的知识数据库中可得到的临床信息，例如，疾病流行性。存在的模式也应该考虑，特别是治疗药物监测和临床有用的药代动力学参数计算，例如，集中曲线下面积和评估消除半衰期。

三、通 知 管 理

对于某些结果（例如"危急值"）应结合机构的政策来制定结果分发到最终用户手中以及对常规报告用户选择通知机制（例如，打印出来、传真、电子邮件、HIS 提示）。一个基于规则的系统应该用来选择通知用户适当的机制和时机（见上述"试验申请"）。通知管理系统应该具有以下功能：

1. LIS 应该有先进的"有意义结果"通知系统。系统应该包括对重要结果通知的多层次的紧迫性。例如，防止医疗差错。马萨诸塞州同盟建立了三个水平的通知：红色、橙色和黄色。"红色"结果是说明如果没有快速采取行动就有死亡或者发病危险的结果。这些与美国联合委员会（JC）和美国病理学家学会（CAP）定义的"危急的试验结果"相一致，而且强制地直接通知医疗提供者并在机构内政策规定的最大时间框架内（通常为 15～60min）有能力对患者的医疗进行干预，并且要求对接收到的信息进行确认或者"复述"过程。实例就是钾水平为 2.5mmol/L。"橙色"结果是具有高度警示意义结果，但是不会立即威胁到患者而且在通知前可以等待数小时（目标，6～8h）。"橙色"结果包括，例如，高度升高的肌酐、淀粉酶、脂肪酶和转氨酶水平。通知提供者应该通过一个高度优先过程来进行，例如，通过一个高度优先 HIS 警告要求接收者进行确认收到，并且如果适当的提供者难以获得时，要有替代通知的级联过程。最后，"黄色"水平结果是那些如果诊断和治疗没有适时进行的话可能有显著的患病率和死亡率，但是没有立即威胁到生命的结果。黄色结果要求 3 天内通知，并且可能包括被动的方法，如 HIS 警告或者图表标记，并有强制性确认收到和跟踪。实例包括高促甲状腺素（TSH）或高铅水平，或者新诊断癌症或者 HIV 感染。

2. 意义重大结果的通知应该使用人工智能和专家决策支持系统使得更能鉴定出真阳性（例如，威胁生命的）结果，同时把假阳性信号（例如，预期结果）降到最低。专家系统应该使用先前描述的各种各样的输入内容来执行申请输入和自动验证系统。即使没有专家系统的干预，动态规则应该用来决定结果是否是危急的。例如，对于低血红蛋白水平的单一临界值是不恰当的，因为慢性贫血比急性贫血具有更好的耐受性。一个动态的临界值检出血红蛋白急速降低将与临床更加相关，而且会识别出使用固定临界值时病情可能不被认为严重的实际有危险的患者。

3. 除了在申请输入步骤规定提供者和代理者外，系统使用基于规则通知适当的第三方，如传染病控制或公共卫生部门，其视实验室结果而定。

4. 实验室结果的任何改变或有待改正应该快速与提供者交流，与 HIS 接口的报告应该是正确无误的并且是完全更新的。

5. 系统应该给最终用户提供询问实验室试验、标本接收、获取结果的能力，如果需要更进一步的信息应该可以链接适当的在线信息和实验室人员的信息。搜索引擎应该使用最先进水平的科技，允许检索项同义词、拼写错误和先进的布尔组合。实验室管理者应该可以获得用户活动报告以便进行过程改进。

四、检验后过程质量指标

实验室信息系统应该能够识别和记录检验报告不正确，即实验室已发出的报告，其内容与实际情况不相符，包括结果不正确、患者信息不正确、标本信息不正确等。统计检验报告不正确率，并对不正确类型进行分类统计。绘制"质控图"对检验报告不正确率进行长期监测。

另外，实验室信息系统应该可以识别出危急值的出现，记录危急值出现时间并向实验室人员发出警报。记录危急值确认时间和危急值报告时间，最好能与 HIS 联通，对确认的危急值进行自动报警并向临床申请确认回执。实验室信息系统软件应能统计危急值报告率，设定危急值报告规定时间并统计危急值报告及时率。计算危急值报告时间，统计各专业危急值报告时间中位数和第 90 百分位数，从而对危急值报告进行长期监测。

在本章节中我们列出了在未来 LIS 中相当多的需要功能，旨在通过尽可能优化临床实验室操作和优化医疗提供者和临床实验室之间的接口，来改善患者医疗质量和成本效率。随着医疗水平的不断增高，实验室标本量也飞速增长。人工收集和计算质量指标数据显然是一项庞大且几乎不可能完成的工作。因此，LIS 将会在质量指标的监测中发挥重大的作用。利用 LIS，实验室可以简单、快速且准确的统计质量指标、绘制相应"质控图"，从而对检验全过程进行精准控制。另外，LIS 应该能与质量指标室间质量评价软件对接，以实现质量指标数据的自动采集，方便临床实验室上报数据。

参考文献 ...

1. 曾蓉，王治国. 临床实验室质量指标体系的建立. 中华医院管理杂志，2011，27（3）：211-214.

2. 曾蓉，王薇，王治国. 临床检验质量控制指标的现状分析. 中国医院，2011，15（6）：30-33.

3. 曾蓉，王治国. 美国临床实验室质量跟踪计划的经验与启示. 中国医院，2011，15（11）：57-60.

4. 曾蓉，王薇，王治国. 临床实验室关键过程的质量指标和规范. 中国医院管理，2012，1：49-51.

5. 曾蓉，王薇，王治国. 临床实验室危急值报告制度的建立. 中华检验医学杂志，2012，35：380-381.

6. 曾蓉，王薇，王治国. 临床检验全局性和支持性过程中的质量指标和规范. 国际检验医学杂志，2012，33：380-381.

7. 曾蓉，王薇，王治国. 临床实验室报告周转时间的监测. 临床检验杂志，2012，30：301-302.

8. Zeng R，Wang W，Wang Z. National survey on critical values notification of 599 institutions in China. Clin Chem Lab Med，2013，51：2099-2107.

9. 康凤凤，杨雪，曾蓉，等. ISO 15189：2012 与临床实验室质量指标. 临床检验杂志，2013，31（8）：609-611.

10. 康凤凤，王薇，王治国. 临床实验室质量指标的一致化. 检验医学，2014，29（9）：982-985.

11. 费阳，王薇，王治国. 临床实验室信息系统的基本要求. 中国医院管理，2014，34（12）：36-38.

12. 费阳，王薇，王治国. 临床检验检验前阶段室间质量评价方案的设计. 中国医院管理杂志，2014，35（4）：29-32.

13. Yang Fei，Rong Zeng，Wei Wang，et al. National survey on intra-laboratory turnaround time for some most common routine and stat laboratory analyses in 479 laboratories in China. Biochemia Medica，2015，25（2）：213-221.

14. Yang Fei，Fengfeng Kang，Wei Wang，et al. Preliminary probe of quality indicators and

quality specification in total testing process in 5753 laboratories in China. Clinical Chemistry and Laboratory Medicine (CCLM), 2016, 54 (8): 1337-1345.

15. 王治国, 费阳, 康凤凤, 等. 国家卫生计生委发布临床检验专业 15 项医疗质量控制指标 (2015 年版) 内容及解读. 中华检验医学杂志, 2015, 38 (11): 777-781.

16. 费阳, 王薇, 王治国. 国际临床化学和检验医学联合会质量指标及监测平台的建立. 中华检验医学杂志, 2015, 38 (11): 789-792.

17. 张路, 王薇, 王治国. 临床检验全过程检验前及检验后阶段的管理. 中国医院管理, 2015, 35 (8): 34-36.

18. 费阳, 王薇, 王治国. 医学检验质量指标: 质量和患者安全的基本工具. 现代检验医学杂志, 2015, 30 (4): 1-5.

19. 费阳, 王薇, 王治国. 临床检验前阶段质量指标及其质量规范. 临床检验杂志, 2015, 33 (8): 626-629.

20. 费阳, 王薇, 王治国. 临床检验危急结果报告的规范化. 现代检验医学杂志, 2015, 30 (6): 1-6.

21. 章晓燕, 王薇, 赵海建, 王治国. ISO 15189: 2012 与六西格玛级别. 临床检验杂志, 2015, 33 (11): 846-848.

22. 王治国, 费阳, 王薇, 等. 理解临床检验质量指标, 抓质量从实验室内部做起. 中华检验医学杂志, 2016, 39 (01): 4-6.

23. 张路, 何法霖, 王薇, 等. 临床检验检验前质量指标的一致化. 现代检验医学杂志. 2016, 31 (1): 158-160.

24. 王治国, 康凤凤. 临床检验风险管理, 北京: 人民卫生出版社, 2015.

25. 王治国. 临床检验质量控制技术 (第 3 版). 北京: 人民卫生出版社, 2014.

26. 王治国. 临床检验 6σ 质量控制设计与控制. 北京: 人民卫生出版社, 2012.

27. 曾蓉, 王薇, 王治国. 临床实验室心肌损伤标志物检测回报时间的调查. 临床检验杂志, 2012, 30 (11): 922-923.

28. ISO 15189: 2012. Medical laboratories-requirements for quality and competence. Geneva, Switzerland: International Organization for Standardization, 2012.

29. Nevalainen D, Berte L, Kraft C, et al. Evaluating laboratory performance on quality indicators with the six sigma scale. Arch Pathol Lab Med, 2000, 124 (4): 516-519.

30. Plebani M, Astion ML, Barth JH, et al. Harmonization of quality indicators in laboratory medicine. A preliminary consensus. Clin Chem Lab Med, 2014, 52: 951-958.

31. CAP. About Q-PROBES [EB/OL] (2013). http://www.cap.org/apps/cap.portal?_ nfpb = true&cntvwrPtlt_actionOverride =% 2Fportlets% 2FcontentViewer% 2Fshow&_ windowLabel = cntvwrPtlt&cntvwrPtlt% 7BactionForm.contentReference% 7D = q_probes% 2Fqprobes_desc.html&_state=maximized&_pageLabel=cntvwr.

32. Ricós C, Biosca C, Ibarz M, et al. Quality indicators and specifications for strategic and support processes in laboratory medicine. Clin Chem Lab Med, 2008, 46 (8): 1189-1194.

33. Plebani M, Astion ML, Barth JH, et al. Harmonization of quality indicators in laboratory medicine. A preliminary consensus. Clin Chem Lab Med, 2014, 52 (7): 951-958.

34. Hawkins R. Managing the pre-and post-analytical phases of the total testing process. Ann Lab Med, 2012, 32 (1): 5-16.

35. Hanna D, Griswold P, Leape LL, et al. Communicating critical test results: safe practice recommendations. Jt Comm J Qual Patient Saf, 2005, 31 (2): 68-80.

36. Kost G, Hale KN. Global trends in critical values practices and their harmonization. Clin Chem Lab Med, 2011, 49 (2): 167-176.

37. Tillman J, Barth JH. A survey of laboratory 'critical (alert) limits' in the UK. Ann Clin Biochem, 2003, 40 (Pt. 2): 181-184.

38. Lippi G, Giavarina D, Montagnana M, et al. National survey on critical values reporting in a cohort of Italian laboratories. Clin Chem Lab Med 2007; 45 (10): 1411-3.

39. Wagar EA, Friedberg RC, Souers R, et al. Critical values comparison: a College of American Pathologists Q-Probes Survey of 163 clinical laboratories. Arch Pathol Lab Med, 2007, 131 (12): 1769-1775.

40. Valenstein PN, Wagar EA, Stankovic AK, et al. Notification of critical results: a College of American Pathologists Q-Probes study of 121 institutions. Arch Pathol Lab Med, 2008, 132 (12): 1862-1867.

41. Piva E, Sciacovelli L, Laposata M, et al. Assessment of critical values policies in Italian institutions: comparison with the US situation. Clin Chem Lab Med, 2010, 48 (4): 461-468.

42. Sirisali K, Manochiopinij S, Leelahakul P, et al. Critical value of the clinical laboratory test in Thailand. J Med Assoc Thai, 2010, 93 (Suppl. 6): S22-27.

43. CLSI/NCCLS. Development and Use of Quality Indicators for Process Improvement and Monitoring of Laboratory Quality; Approved Guideline. GP35-A. Wayne, PA: NCCLS, 2010.

44. Howanitz PJ, Cembrowski GS, Steindel SJ, et al. Physician goals and laboratory test turnaround times: A College of American Pathologists Q-Probes study of 2763 clinicians and 722 institutions. Arch Pathol Lab Med, 1993, 117 (1): 22-28.

45. Steindel SJ, Howanitz PJ. Physician satisfaction and emergency department laboratory test turnaround time. Arch Pathol Lab Med, 2001, 125: 863-871.

46. Steindel SJ, Howanitz PJ. Changes in emergency department turnaround time performance from 1990 to 1993. A comparison of two College of American Pathologists Q-probes studies. Arch Pathol Lab Med, 1997, 121: 1031-1041.

47. Vollmer RT. Analysis of turnaround times in pathology: an approach using failure time analysis. Am J Clin Pathol, 2006, 126: 215-220.

48. Fernandes CM, Worster A, Eva K, et al. Pneumatic tube delivery system for blood samples reduces turnaround times without affecting sample quality. J Emerg Nurs, 2006, 32: 139-143.

49. Steindel SJ, Jones BA, Howanitz PJ. Timeliness of automated routine laboratory tests: a College of American Pathologists Q-Probes study of 653 institutions. Clin Chim Acta, 1996, 251: 25-40.

50. Zarbo RJ, Jones BA, Friedberg RC, et al. Q-Tracks: A College of American Pathologists Program of Continuous Laboratory Monitoring and Logitudinal Performance Tracking. Arch Patho Lab Med, 2002, 126: 1036-1044.

51. 邓德耀, 李增安, 黄红兵, 等. 影响实验室生化结果回报时间的因素探讨. 中国实验诊断学, 2008, 12 (9): 1136-1137.

52. Barth JH. Clinical quality indicators in laboratory medicine. Ann Clin Biochem, 2012 (Pt1), 49: 9-16.

53. Kirchner MJ, Funes VA, Adzet CB, et al. Quality indicators and specifications for key processes in clinical laboratories: a preliminary experience. Clin Chem Lab Med, 2007, 45 (5): 672-677.

54. Ricós C1, García-Victoria M, de la Fuente B. Quality indicators and specifications for the extra-analytical phases in clinical laboratory management . Clin Chem Lab Med, 2004, 42 (6): 578-582.

55. Mathew G, Kho A, Dexter P, et al. Concept and development of a discharge alert filter for abnormal laboratory values coupled with computerized provider order entry: a tool for quality improvement and hospital risk management . J Patient Saf, 2012, 8 (2): 69-75.

56. 邱骏, 顾国浩, 许斌, 等. 临床实验室信息管理系统规范化建设. 中华检验医学杂志, 2013, 36 (10): 869-872.

57. 费阳, 康凤凤, 王薇, 等. 2015 年全国临床检验质量指标室间质量评价. 中华检验医学杂志, 2016, 39 (6): 433-437.

58. 王治国, 费阳, 康凤凤. 临床检验质量指标. 北京: 人民卫生出版社, 2016.

附录 · · ·

附录 1 危急和重大-风险实验室结果使用的不同术语

目前意味着即刻的严重或重大患者危害风险的实验室结果的术语在国际上并没有达成共识。常见的术语包括"危急结果""危急值""恐慌值""危急警报"或"警报值"。本文使用术语"危急-风险结果"而不是"危急值",是因为概念上应该包含定性结果以及定量或半定量值,并且重点应该在患者伤害的风险上而不是结果的实际的值。不鼓励使用术语"警报"和"恐慌",因为实验室和医疗机构期望能有仔细计划和设计良好的系统以有组织的方式管理构成危急和重大患者风险的结果。发表文献中的术语与本文中应该使用的规范化术语比对见附表 1-1。

附表 1-1 发表的术语汇总

危急-风险结果	重大-风险结果	警示阈值
危急结果或值	重要结果或值	危急界限
恐慌结果或值	橙色或黄色区域的结果或值	
	临床意义的结果	
红色区域的结果或值	有意义的,意外的诊断(解剖病理学)	
紧急诊断(解剖病理学)		

附录 2 来自美国病理学家学会的基准数据

美国病理学家学会(College of American Pathologists,CAP)在其质量-探索(Q-Probes)和质量-跟踪(Q-Tracks)计划中已开展了实验室自愿调查。来自这些调查和其他调查的基准数据在建立报告危急-风险结果的地方政策、过程和程序上是有用的。

1. 建立警示清单和警示阈值　参与 Q-Probes 分析的 163 家实验室在规模和类型上各部相同，证实用于定义危急-风险结果的方法上存在显著差异。最常见的方法是发表的文献和医务人员建议的综述。其他的方法包括内部研究、实验室间比对或厂家的建议。凝血试验项目（以激活部分凝血活酶时间为例）的危急-风险结果多来源于内部研究，可能反映了这些试验项目用于当地抗凝监测方案。

这个相同的 Q-Probes 研究提供了在危急-风险结果政策中包含被测量的基准数据（附表 2-1），以及选定被测量在成人和儿童人群中的下和上警示阈值（附表 2-2）。这些数据有助于建立医疗和行政人员在政策上的共识。

附表 2-1　警示清单中包含的常见被测量的基准数据

被测量	机构所占百分比 （%）	被测量	机构所占百分比 （%）
钾（血清或血浆）	98.8	镁（血清或血浆）	81.5
钠（血清或血浆）	97.5	锂（血清或血浆）	74.7
钙（血清或血浆）	97.5	革兰染色	66.7
血小板（全血）	96.9	纤维蛋白原（血清或血浆）	64.8
血红蛋白或血细胞比容	95.1	磷（血清或血浆）	64.2
激活部分凝血活酶时间（血浆）	94.4	pH（血气）	56.2
白细胞计数（全血）	92.0	pCO_2（血气）	56.2
凝血酶原时间（血浆）	90.7	pO_2（血气）	56.2
血培养	87.7	肌酐（血清或血浆）	53.1
胆红素（血清或血浆）	94.6	疟疾涂片	49.4
二氧化碳（血清或血浆）	84.0	肌钙蛋白（血清或血浆）	48.8

附表 2-2　选定的被测量的警示阈值

成人警示阈值	下警示阈值（百分位数）				上警示阈值（百分位数）			
被测量	机构数	5th	50th	95th	机构数	5th	50th	95th
钾（血清或血浆）（mmol/L）	162	2.5	2.9	3.1	162	5.9	6.0	6.5
钙（血清或血浆）（mmol/L）	160	1.50	1.52	1.78	161	3.00	3.25	3.50
镁（血清或血浆）（mmol/L）	124	0.35	0.40	0.55	125	1.25	2.05	2.90
血红蛋白（男：全血）（g/L）	157	50	70	80	115	180	200	230
血红蛋白（女：全血）（g/L）	155	50	70	80	113	180	200	230
血小板计数（全血）（$\times 10^9$/L）	162	20	31	70	131	700	999	1000
激活部分凝血活酶时间（s）	17	5	18	22	154	42	90	150

续表

儿童警示阈值	下警示阈值（百分位数）			上警示阈值（百分位数）			
被测量	机构数	5th	50th	95th	机构数	5th	50th	95th
钾（血清或血浆）（mmol/L）	144	2.5	2.9	3.1	143	5.9	6.0	6.5
钙（血清或血浆）（mmol/L）	142	1.50	1.52	1.78	143	3.00	3.25	3.50
镁（血清或血浆）（mmol/L）	109	0.35	0.40	0.55	109	1.25	2.00	3.05
血红蛋白（男：全血）（g/L）	143	50	70	81	98	180	200	250
血红蛋白（女：全血）（g/L）	143	50	70	81	99	180	200	250
血小板计数（全血）（×10^9/L）	146	20	40	71	115	600	999	1000
激活部分凝血活酶时间（s）	16	5	18	22	135	42	90	150

2. 报告危急-风险结果的性能基准　一项自愿的多年 CAP Q-Tracks 研究评估了 180 家不同规模和类型的机构队列中未报告危急-风险结果的频率。本研究采用持续监测，以识别机构与改进危急-风险结果通知相关的实践（见附表 2-1）。在第一年的监测中，沟通失败（危急-风险结果没有被记录报告给负责患者的医务人员）率的中位数是 0.2%～0.3%。门诊患者发生率要高于住院患者。

几个因素与较高的成功通知率有关。在过去两年里由美国血库协会（American Association of Blood Banks，AABB）检查过的实验室有更好的表现（$P = 0.010$），这可能反映出 AABB 认可有要求的质量管理体系。在没有授权单元秘书或行政人员接收住院危急-风险结果报告（$P = 0.004$），以及规定要求报告来自同一患者多次出现危急-风险结果（$P = 0.010$）的机构中观察到较高的通知率。

3. 危急-风险结果通知实现的时间间隔　另一项 CAP Q-Probes 调查评估了 121 家实验室小组报告危急-风险结果的时间区间。大多数实验室（75%）能够在中位数时间为 8min 内沟通危急-风险结果（附表 2-3）。在 96% 的报告中出现了"回读/验证"记录。89% 的危急-风险结果报告是针对具有执业资格负责患者的医务人员。

附表 2-3　机构危急-风险结果报告的及时性

	百分位数				
	10th	25th	50th	75th	90th
从实验室识别出结果到将报告给医务人员的时间百分位数（min）	13.5	8	5	1.5	0

注：较高的百分位数等级表示更好的相对性能。第 50 百分位数的机构从实验室识别危急-风险结果到报告的时间中位数是 5min

4. 危急-风险结果报告管理　基准研究包括 CAP Q-Probes 和 Q-Tracks 研究，为危急-风险结果的管理提供了有用的指导，并且已被用来确定关键的做法，建议其用于改进质量和患者安全。

第一种推荐的做法是制定明确的文件：在一项调查中仅有 56% 的自愿参与者有报告危急-风险结果现行的政策或程序。调查发现建立政策和程序的一些有用的资源，包括基准数据、发表的危急-风险结果、医务人员建议、实验室间比对和内部研究。特别是，建议政策和程序的设计和批准要有医务人员的参与。共识可能是贯穿整个组织为了患者安全报告危急-风险结果的重要性的理解。

第二种推荐的做法是通知负责患者的医务人员而行政人员。在多年的 Q-Tracks 调查中，住院和门诊中分别有 27% 和 48% 的参与实验室允许通知行政人员。然而，这种做法与随着时间推移报告性能改进较少有关。

第三种推荐的做法是创建报告危急-风险结果的质量监测。实验室监测过程多年降低了未记录危急-风险结果的比例。

附录 3 与危急和重大-风险结果报告相关的样本文件

许多大型医学实验室维护管理危急和重大-风险结果的过程，并且这些过程可在互联网上免费提供。鼓励组织机构搜寻政策和程序的示例。

示例 1：危急-风险结果回拨清单政策示例

危急和重大-风险结果定义为如果不及时处理就可能会危及生命或将患者置于严重风险中的结果。危急和重大-风险结果是标本经过分析得到确定为"危急-"的结果，而不管标本是常规还是急诊标本。

危急和重大-风险结果政策包括：①从危急和重大-风险结果在实验室内得到开始，实验室需要在 40min 内将此结果报告给负责患者的医务人员。②实验室与监测中涉及的部门或服务合作，应该监测从危急-风险结果确定到它报告给具有执业资格医务人员的时间。持续的组织机构努力应着眼于改进危急-风险结果报告的及时性。

附表 3-1 提供了需要进行临床回拨的项目值清单示例。

附表 3-1 危急-风险结果回拨清单示例

医疗政策委员会批准：××/××/××

实验室	检验项目	值
血气	钙（离子）	<0.8 或>1.54mmol/L
	血红蛋白	<65g/L
	pCO_2（动脉、静脉、未知）	<20 或>75mmHg，首次（过去 24h 内）
	pH（动脉、静脉、未知）	<7.10 或>7.59units，首次（过去 24h 内）
	pO_2（动脉、静脉、未知）	<40mmHg
生化	胆红素（总）	>250μmol/L（0~3 个月） >340μmol/L（4~6 个月）
	二氧化碳（总）	<1.6 或>3.5mmol/L
	葡萄糖（脑脊液）	<11 或>40mmol/L
	葡萄糖（血浆）	<2.2mmol/L
	乳酸	<2.2 或>28mmol/L

实验室	检验项目	值
生化	锂	>1.8mmol/L
	镁	<0.5 或>2.4mmol/L
	渗透压（血浆或血清）	<250or>335mOsm/kg 水
	磷	<0.36mmol/L
	钾	<2.8 或>6.0mmol/L
	钠	<120 或>160mmol/L
血液	初始血细胞比容	>56%（30 天内）
	分类	30 天内最初涂片中存在幼稚细胞
	初始血细胞比容	≤20%（30 天内）
	初始血小板计数	<40×10^9/L 或>999×10^9/L（30 天内）
	初始白细胞计数	<1.5×10^9/L 或>50×10^9/L（30 天内）
	国际标准化比值（INR）	INR≥5.0
	部分促凝血酶原激酶时间	>100（s）
	血小板计数	小于 20 岁，血小板计数<20×10^9/L
免疫	黏度	>3 相对黏度单位
微生物	血液和脑脊液培养	细菌、真菌、酵母或抗酸生物培养阳性
	革兰染色	所有急诊申请
毒理学/治疗药物监测	对乙酰氨基酚	>331μmol/L
	地高辛	>3.2mmol/L
	异丙醇	>1.66mmol/L
	甲醇	>3.1mmol/L
	苯巴比妥	>300μmol/L
	苯妥英	>120μmol/L

示例 2：危急和重大-风险结果停机通知样表

在信息系统停机期间强烈推荐报告危急和重大-风险结果的程序和表格。以下的表格示例列表数据可以考虑在信息系统停机时用于记录危急和重大-风险结果（附表 3-2）。本表格中列出的项目可以进行修改以满足医疗机构、实验室或当地临床因素的要求。

附表 3-2　危急和重大-风险结果停机通知样表

组织机构名称：									
危急和重大-风险结果停机通知									
患者（姓名和病历号）	标本标识号	检验项目（被测量）	结果	警示阈值*	报告接收人（指明医师，护士等）	报告人	结果时间	报告时间	回读验证
文档控制编号：									

* 警示阈值应针对特定机构

附录 4　监管和认可要求

ISO 15189 是报告需要紧急临床处理的实验室结果的国际标准。此文件包含了对保证落入建立的"警示"或"危急"区间的检验结果立即报告给授权的医疗专业人员并维持记录对报告结果采用措施的程序要求。

在美国，临床实验室改进修正法案（CLIA）法规提供管理临床实验室的基本标准。由政府机构承认 CLIA 豁免州的法规及实验室和医疗认可机构的标准来达到或超过 CLIA 要求。CLIA 标准要求立即将危急和重大-风险结果报告给申请试验的个人或申请调查的实体，以及如果适用，应该报告给负责利用结果的个人。实验室必须维持记录结果报告日期、时间、结果和报告接收人。

1. 国际标准和认可要求　报告危急和重大-风险实验室结果的国际标准和认可要求汇总在下面的表格中。附表 4-1、附表 4-2 包含了从文献检索得到的数据，以及向欧洲 38 家国家级检验医学学会（应答率为 76%）和中部和南美洲 16 家国家级学会（应答率为 31%）就以下问题开展调查获得补充信息的数据：

①您的国家认可机构是否有与危急和重大-风险结果相关的任何解释或额外的认可准则作为实施 ISO 15189 标准的强制性要求？

②您的科学学会或专业组织是否发布处理到危急和重大-风险结果及其管理的任何指南或其他相关文件？

③在您的国家是否有关于报告危急和重大-风险结果实际做法的任何地方或国家调查数据？

从国家认可文件和一些国家提供非监管的指南中获得的额外信息汇总在附表 4-1 中。

附表 4-1　与医学实验室报告危急和重大-风险结果相关的国际标准和认可要求（强制性要求）

标准	ISO 15189	美国（CLIA）	新西兰	比利时*	英国	匈牙利*	澳大利亚
Ⅰ. 确定需要警示清单和警示阈值							
警示清单	+†	‡		+			
危急和重大-风险结果和（或）警示阈值							
不同临床环境有不同警示阈值			+				
与临床医生的共识						+	
Ⅱ. 报告危急和重大-风险结果							
建立报告程序	+			+	+	+	−
建立报告时间框架		+					
授权人员 - 由谁报告		+			+	+	+［7］
授权人员 - 向谁报告		+			+		+［7］
故障安全沟通程序		+				+	+［8］
回读					+		
Ⅲ. 记录和归档报告的危急和重大-风险结果							
记录报告危急和重大-风险结果的程序				+	+	+	+［7］
接收证据							+［8］
在患者病历中的记录							
在实验室质量系统记录中记录（用于审核）							
记录保留时间							
Ⅳ. 监测和更新							
使用质量指标进行评估、监测和采取措施							
与临床医生就危急和重大-风险结果管理达成共识重新定义或重新评估的时期							

*提供的参考只有本国语言

†阳性标志（+）指的是在各自的项目中找到认可要求

‡阴影单元格指的是没有找到相应项目的信息（即，标准不包括这些问题的任何细节）

缩写：CLIA，美国临床实验室改进修正案；ISO，国际标准化组织

2. 非监管指南　报告危急和重大-风险结果的良好实践指南在表述和内容方面都是可变的。附表 4-2 提供了可以在文献检索和调查国家中得到的关键指南简单记录。

附表 4-2　医学实验室危急和重大-风险结果报告的良好实践指南和建议（非强制性要求）

标准	美国			美国 CAP 质量-跟踪（Q-Tracks）计划	英国皇家病理学家学院（UK RCPath）
	国家质量论坛（NQF）	检验医学最佳实践（LMBP）	美国临床病理学学会（ASCP）		
I. 确定需要警示清单和警示阈值					
警示清单	*		+†	+	+
危急和重大-风险结果和（或）警示阈值			+	+	
不同临床环境有不同警示阈值					+
与临床医生的共识					+
II. 报告危急和重大-风险结果					
建立报告程序					+
建立报告时间框架				+	
授权人员-由谁报告			+	+	
授权人员-向谁报告	+	+	+		+
故障安全沟通程序	+	+	+	+	+
回读					
接收证据					
III. 记录和归档报告的危急和重大-风险结果					
记录报告危急和重大-风险结果的程序					+
在患者病历中的记录					
在实验室质量系统记录中记录（用于审核）			+	+	
记录保留时间					
IV. 监测和更新					
使用质量指标进行评估，监测和采取措施					+
与临床医生就危急和重大-风险结果管理达成共识重新定义或重新评估的时期					

标准	克罗地亚	意大利*	荷兰*	波兰*	土耳其
Ⅰ. 确定需要警示清单和警示阈值					
警示清单	+†	+	+	+	‡
危急和重大-风险结果和（或）示阈值	+	+	+	+	
不同临床环境有不同警示阈值				+	
与临床医生的共识		+	+	+	
Ⅱ. 报告危急和重大-风险结果					
建立报告程序		+		+	
建立报告时间框架	+	+		+	
授权人员-由谁报告	+	+		+	+
授权人员-向谁报告	+	+		+	
故障安全沟通程序		+		+	
回读		+		+	
Ⅲ. 记录和归档报告的危急和重大-风险结果					
记录报告危急和重大-风险结果的程序		+		+	+
接收证据					
在患者病历中的记录					
在实验室质量系统记录中记录（用于审核）		+		+	
记录保留时间					
Ⅳ. 监测和更新					
使用质量指标进行评估，监测和采取措施				+	+
与临床医生就危急和重大-风险结果管理达成共识重新定义或重新评估的时期				+	

* 提供的参考只有本国语言

† 阳性标志（+）指的是在各自的项目的指南中找到报告危急和重大-风险结果的良好实践指南和建议

‡ 阴影单元格指的是在各自的项目的指南中没有找到报告危急和重大-风险结果的良好实践指南和建议（即：文件不包括这些问题的任何细节）

附录 5　升级方案过程示例

升级过程应该在广泛的临床环境中进行描述。示例包括：①住院患者医疗；②门诊患者医疗（工作和下班后）；③出院/转诊；④医疗和（或）护理人员的升级过程。

附图 5-1 提供了在本文中讨论的升级过程流程图的示例。

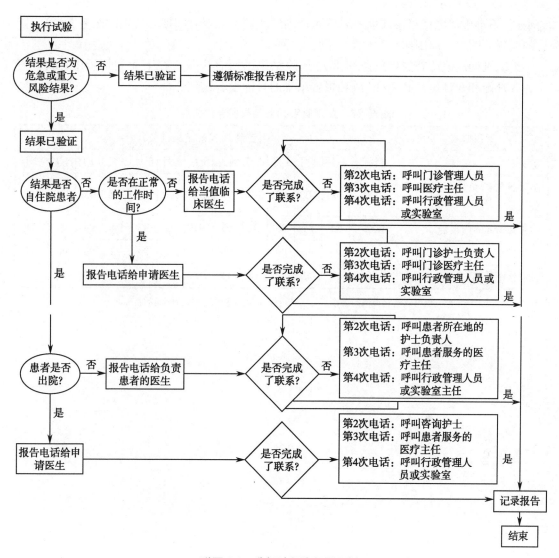

附图 5-1　升级过程流程图示例

附录 6　危急和重大-风险结果管理的质量监测工具实例

　　组织机构应该建立危急和重大-风险结果报告的性能指标。指标可以包括在期望时间内将结果报告给负责医务人员的百分比和（或）报告结果需要时间的统度量（附表 6-1 使用报告时间的中位数）。性能应定期进行监测，例如每月或每季度。实验室应在多次失败后进行正式的性能改进活动以实现性能目标。

　　下面的例子显示每月监测危急-风险结果（附图 6-1，见文末彩图）。相同的方法可用来显示每月监测重大-风险结果。可靠性可以用报告百分比度量，不考虑时间框架。及时性则以在最佳或可接受时间（分别为 15min 或 60min）内报告的百分比和报告时间的中位数度量。在 1 月份到 3 月份，该机构未能达到报告时间中位数在 15min 内进行报告的目标，虽然它达到了在 60min 内进行报告的目标。通过根本原因分析评估这种性能的原因

（例如，不准确的电话目录或联系号码可能导致实验室耗费时间搜寻负责的医务人员）。随后的监测表明根本原因纠正后性能得到了改善。

组织机构应该调查报告危急和重大-风险结果的所有失效。在下面的例子中，失效发生在 3 月份和 5 月份，其 100% 成功报告结果的目标没有达到。

附表 6-1　监测危急-风险结果报告的表格 *

质量监测	报告危急-风险结果（%）												
定义	目标	1 月	2 月	3 月	4 月	5 月	6 月	7 月	8 月	9 月	10 月	11 月	12 月
结果报告给负责患者的医务人员	100%	100	100	99	100	99	100	100	100	100	100	100	100
结果在 15min 内报告	90%	85	84	88	92	93	91	93	92	94	94	93	94
结果在 60min 内报告	98%	99	98	99	99	98	98	99	99	98	99	98	99
及时性中位数（min）	<10min	18	17	15	13	11	10	10	9	9	10	10	9

  * 重大-风险结果监测也可以建立类似的表格，可以进行修改以反映出不同报告时间的目标

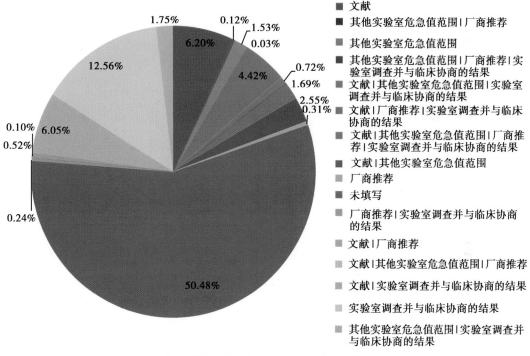

图 2-13　危急值界限来源分布图（室间质量评价用户调查）

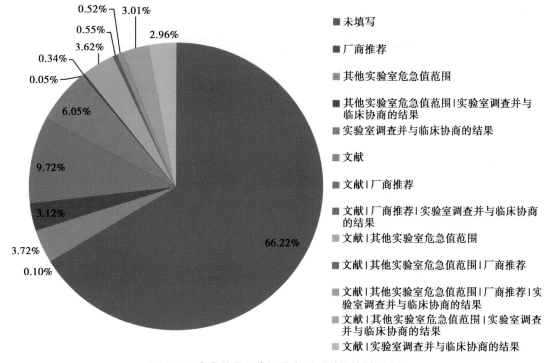

图 2-14　危急值界限来源分布图（随机抽样调查）

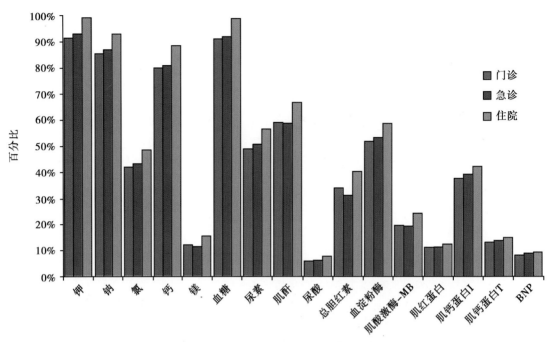

图 3-2　参与调查实验室生化项目危急值清单中各项目比例

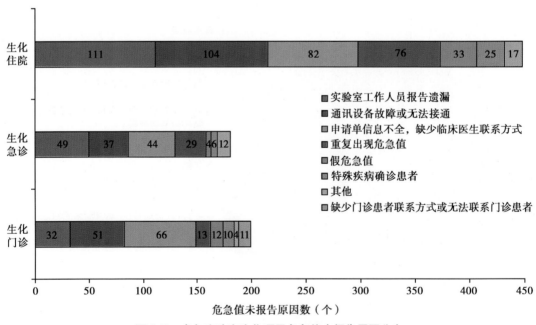

图 3-10　参与实验室生化项目危急值未报告原因分布

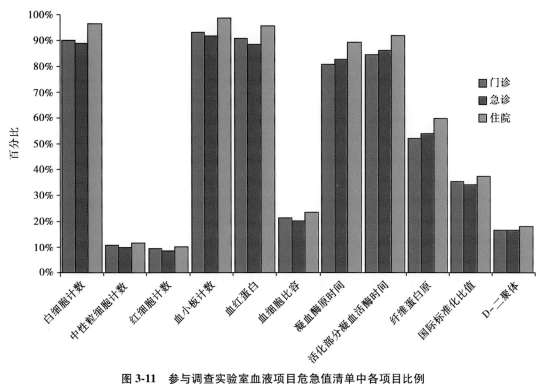

图 3-11　参与调查实验室血液项目危急值清单中各项目比例

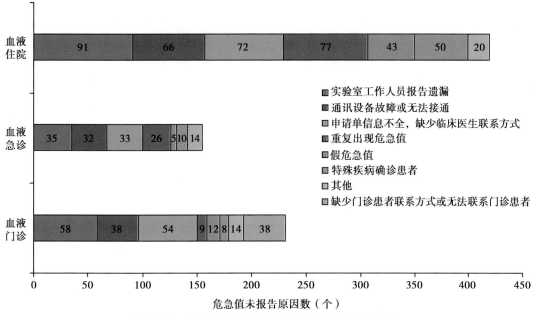

图 3-19　参与实验室血液项目危急值未报告原因分布

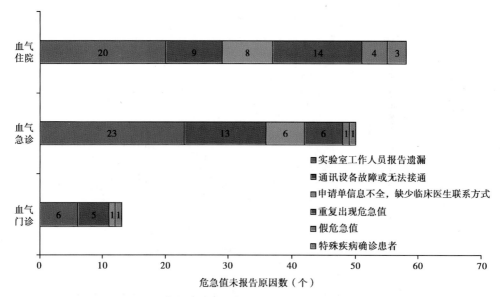

图 3-28 参与实验室血气项目危急值未报告原因分布

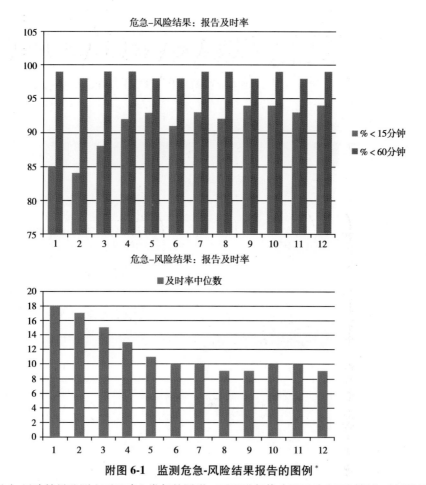

附图 6-1 监测危急-风险结果报告的图例 *

* 重大-风险结果监测也可以建立类似的图形，可以进行修改以反映出不同报告时间的目标